手足按摩圖典

陳谷超　郭修兵　高玉偉——編著

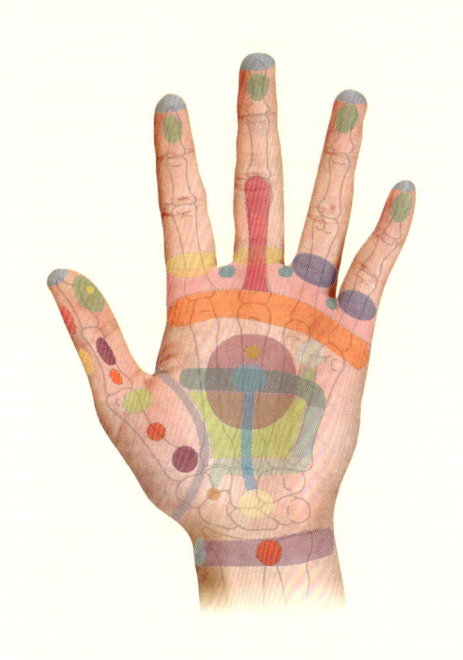

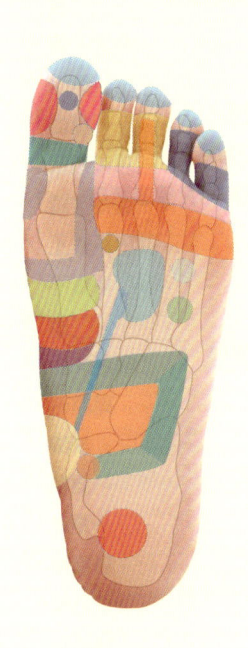

晨星出版

7 增強免疫力

手部按摩

① 推按腎、膀胱、輸尿管反射區各20～30次，以局部有輕度脹痛為宜。

② 拇指指腹按揉心、肝、肺、腦下垂體、脾反射區各20～30次，力度以被按摩者耐受為度。

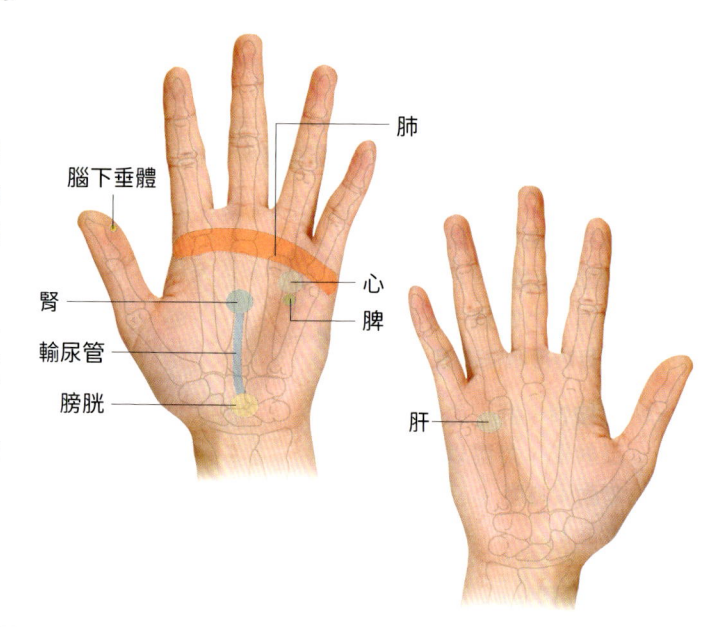

標註：腦下垂體、肺、腎、心、脾、輸尿管、膀胱、肝

足部按摩

① 食指近側指間關節推壓甲狀腺、腹腔神經叢反射區各10次，以局部有痠脹感為宜。

② 拇指指腹按揉腦下垂體、腎反射區各20次。

③ 食指、中指近側指間關節推壓頸椎、頸項反射區各10分鐘，每分鐘20～40次。

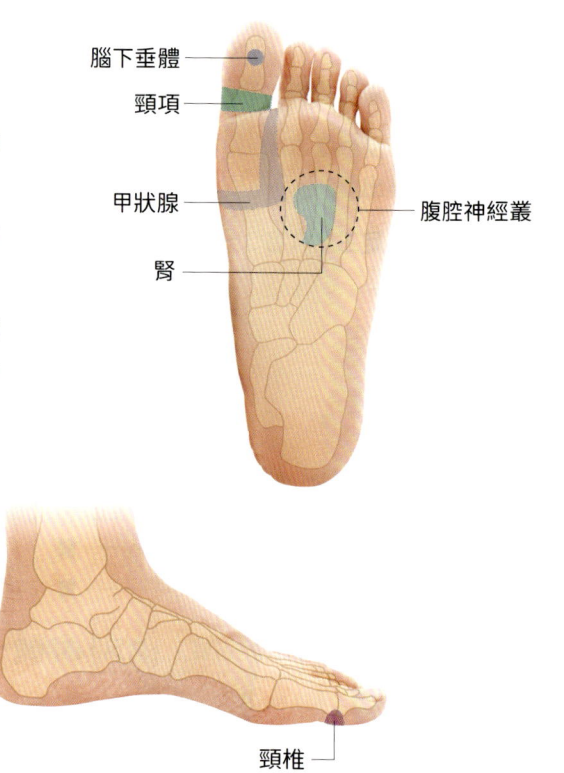

標註：腦下垂體、頸項、甲狀腺、腎、腹腔神經叢、頸椎

8 落枕

手部按摩

拇指從上到下推壓頸椎反射區5～7次。

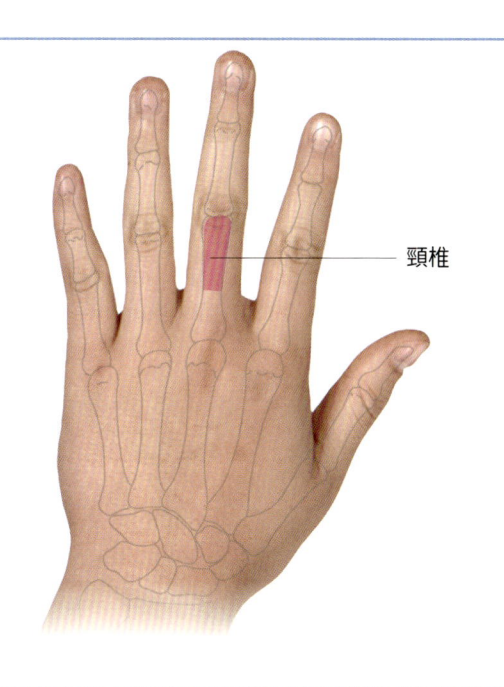

頸椎

足部按摩

① 手握住腳板固定，搖轉足拇趾10次，順時針和逆時針方向交替進行。

② 拇指按壓頸項反射區10次，由足小趾側往足拇趾側推壓。

③ 雙手拇指指腹從腳趾至腳跟方向，推壓肩胛骨反射區約5～7次，以透熱為度。

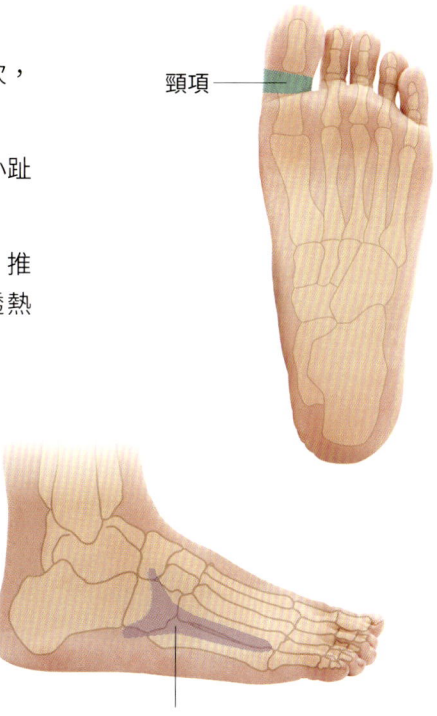

頸項

肩胛骨

⑨ 頸椎病

足部按摩

① 點按頸椎、頸項反射區各5～10次，按摩力度以局部脹痛為宜。

② 食指推壓或以雙指鉗按摩肩、肘、膝反射區各10～20次。

③ 食指刮壓或拇指推壓腹腔神經叢反射區3～5次。

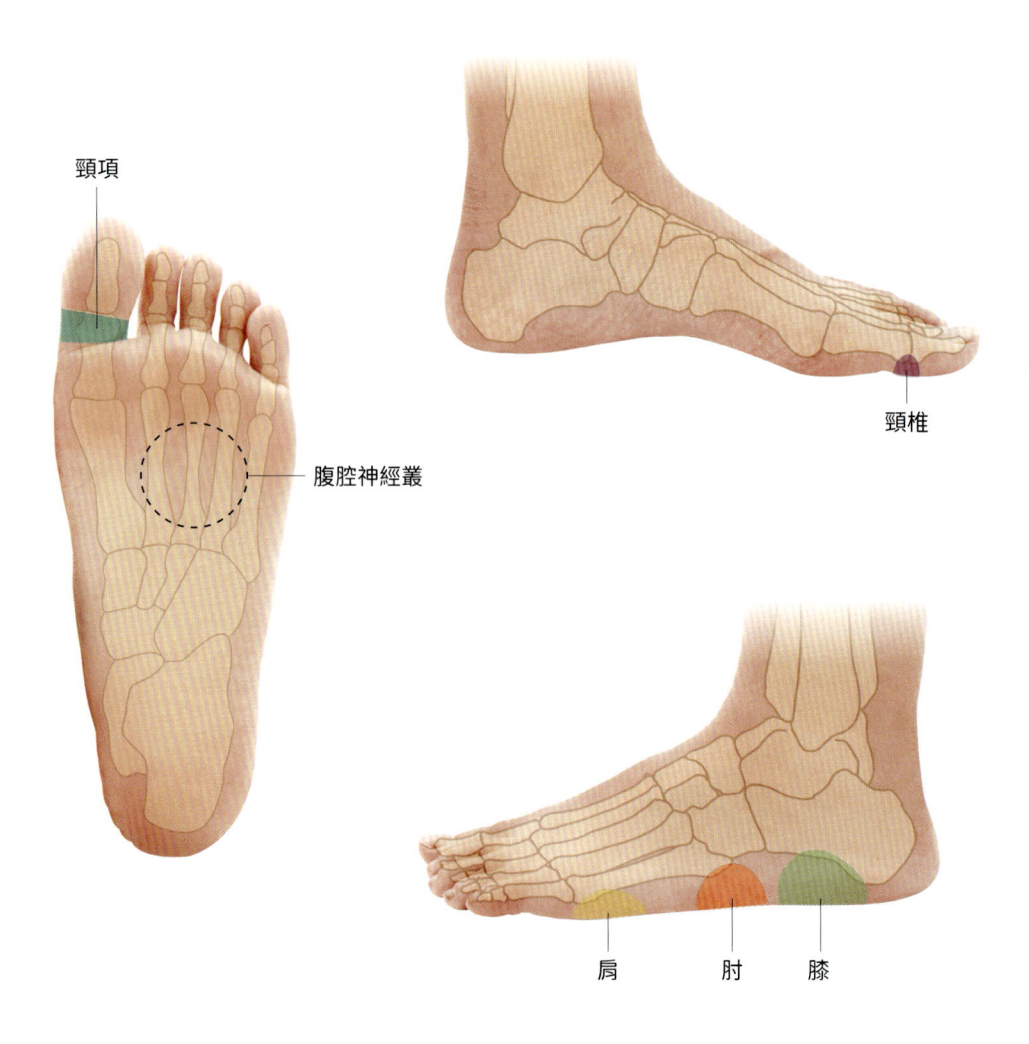

頸項

腹腔神經叢

頸椎

肩　肘　膝

⑩ 肩周炎（五十肩）

手部按摩

① 點按後推按肩關節、肘關節、腎、頸項、頸椎、胸椎反射區各1～2分鐘。

② 用中等力度點按**合谷**穴，每穴1～2分鐘，以局部有痠麻感為宜。

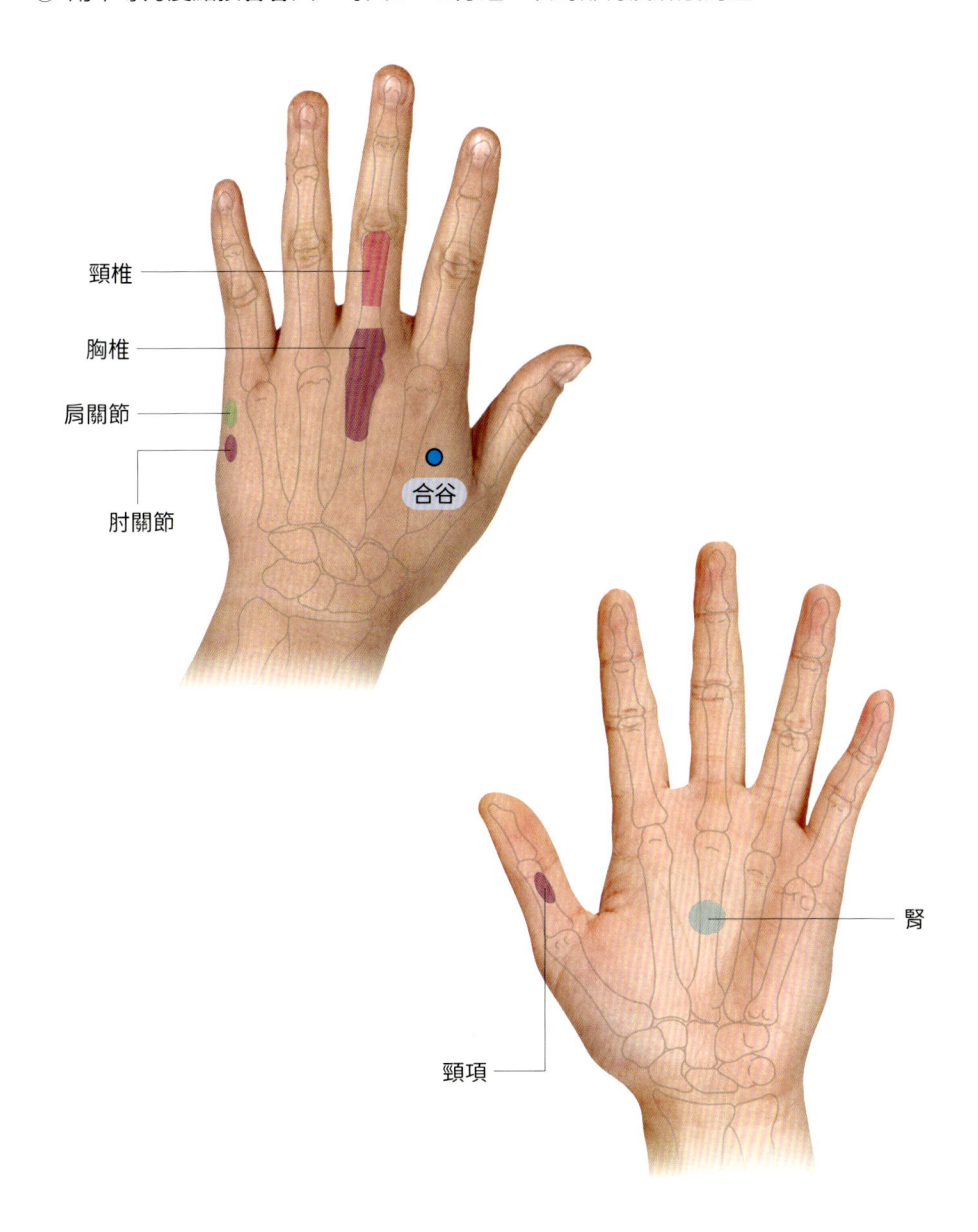

頸椎
胸椎
肩關節
肘關節
合谷

腎
頸項

11 腰痛

手部按摩

① 點按或推按腎反射區1分鐘，以局部有脹痛感為宜。

② 用按摩棒按揉腰椎反射區2～3分鐘，每分鐘20～40次。

③ 按揉**合谷**、**後溪**穴各2～3分鐘，以局部有痠脹感為宜。

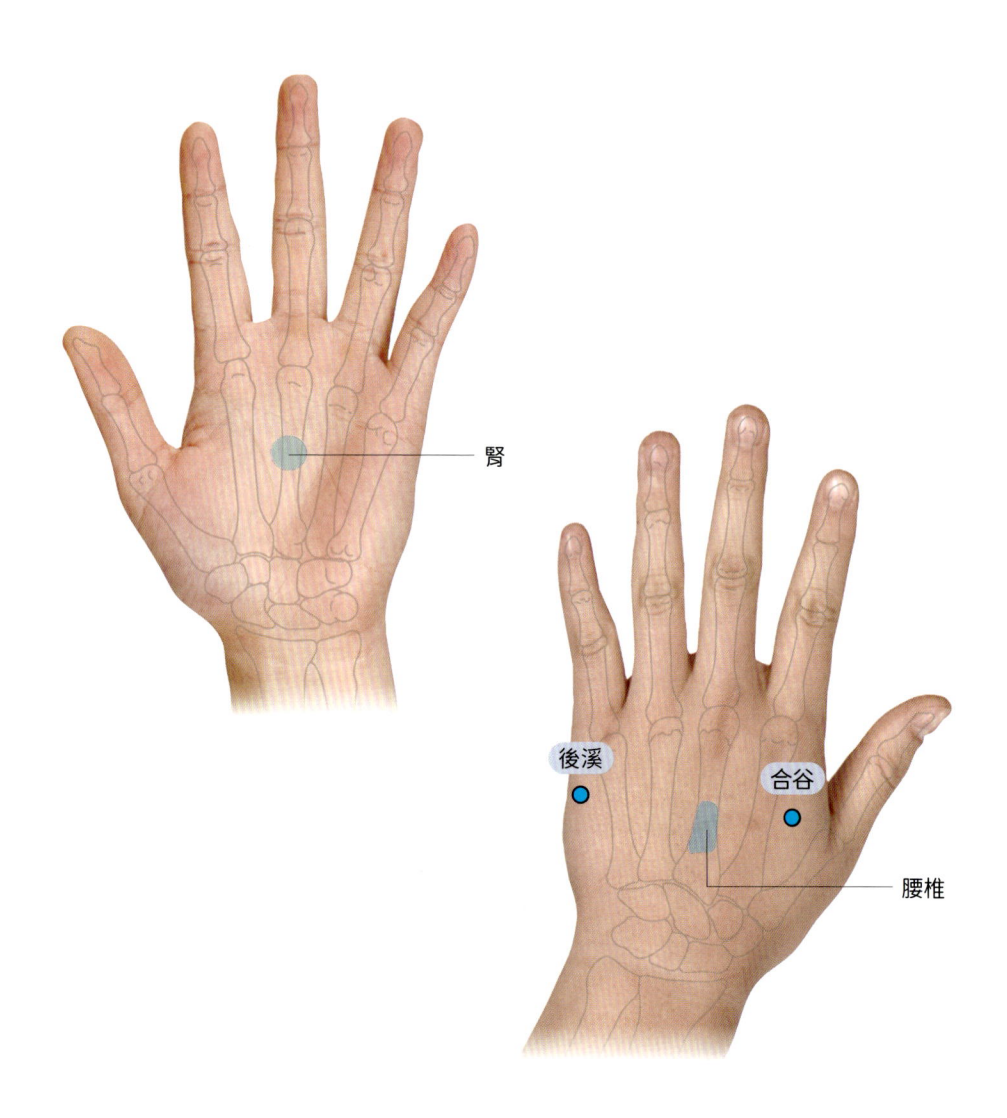

腎

後溪　　合谷

腰椎

⑫ 膝關節炎

手部按摩

① 食指近側指間關節點按腎、腎上腺、輸尿管、腹腔神經叢、膀胱反射區各 2～3 分鐘，以局部有輕度脹痛為宜。

② 拇指指腹點按膝關節對應的全息區，以被按摩者耐受為度。

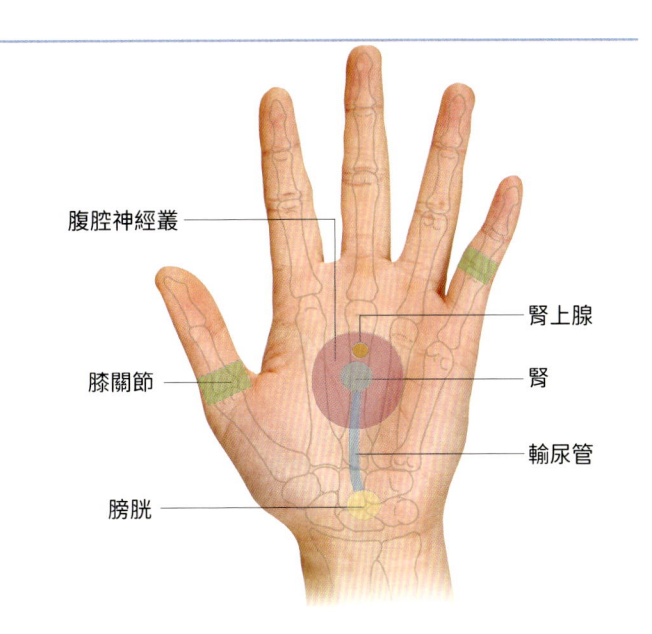

腹腔神經叢
腎上腺
膝關節
腎
輸尿管
膀胱

足部按摩

① 泡腳至全腳放鬆後，按摩腎、腎上腺、輸尿管、腹腔神經叢、膀胱等反射區，以局部有痠脹感為宜。

② 用軟毛牙刷刷膝反射區 2～3 分鐘。

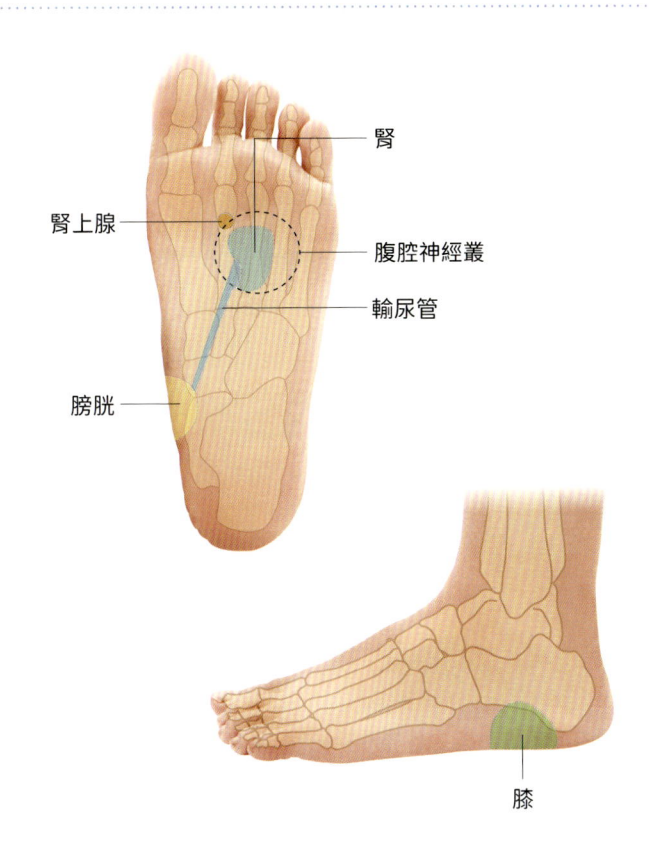

腎
腎上腺
腹腔神經叢
輸尿管
膀胱
膝

13 足跟痛

手部按摩

① 點按腎反射區，力度以被按摩者耐受為度，以局部有痠脹為宜。

② 食指近側指間關節點揉下身淋巴結反射區2～3分鐘，用力均勻，力度適中。

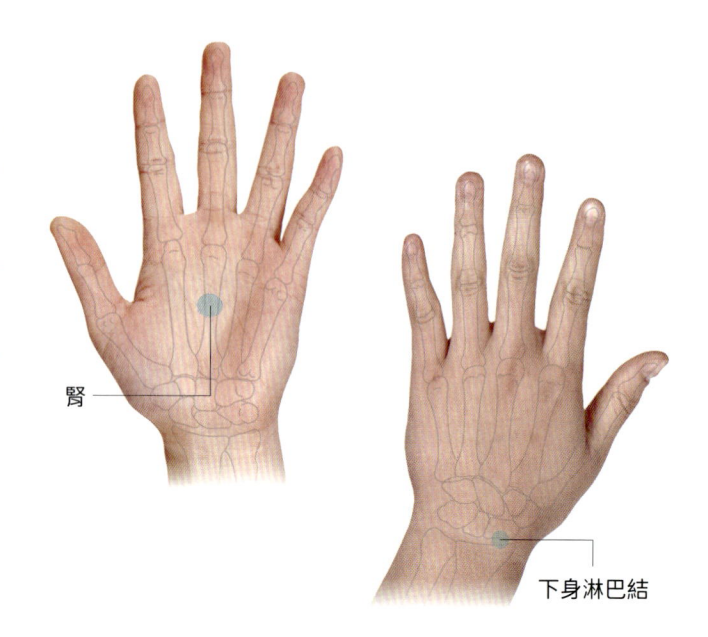

腎

下身淋巴結

足部按摩

① 泡腳至全腳放鬆後，按摩腎、輸尿管、膀胱反射區各2分鐘，以局部有熱脹感為宜。

② 拇指指腹推按骶骨・尾骨反射區，以局部有熱脹感為宜。

③ 食指近側指間關節按揉足跟的壓痛點，以及其周圍各5～10分鐘，拿小腿後側腓腸肌3分鐘，擦熱足跟並熱敷。

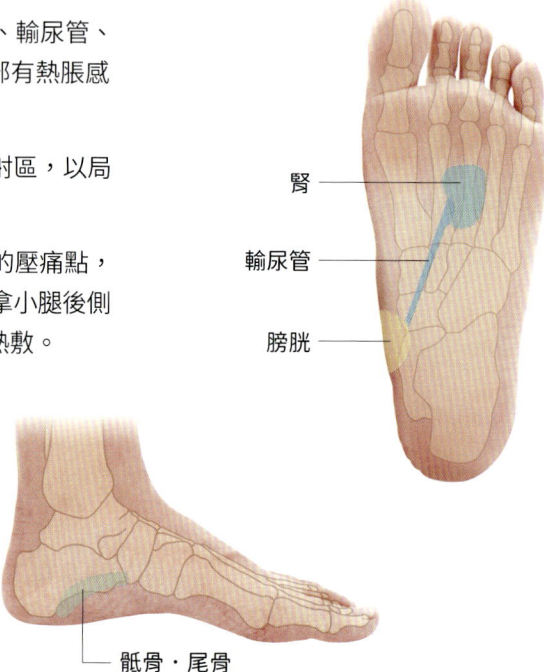

腎

輸尿管

膀胱

骶骨・尾骨

⑭ 頭痛

足部按摩

① 食指近側指間關節點按腦下垂體、腎、心反射區各5分鐘，用力均勻，力度適中。
② 拇指點按頭部（大腦）、額竇反射區，力度以被按摩者的耐受為度，以局部有痠脹感為宜。

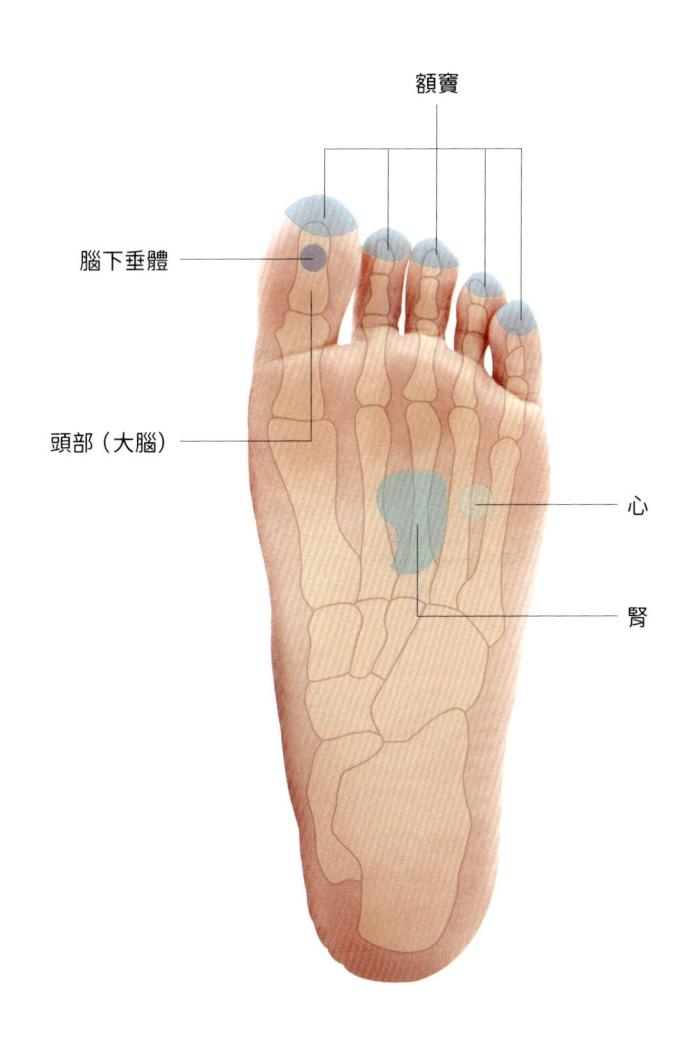

額竇
腦下垂體
頭部（大腦）
心
腎

⑮ 口腔潰瘍

足部按摩

① 泡腳至全腳放鬆後,按摩頭部(大腦)、上身淋巴結反射區,以局部有痠脹感為宜。
② 食指近側指間關節點按,或用踩迷你按摩球(約核桃大小)的方式,按壓腦下垂體、心、肝、脾反射區各5～10次。

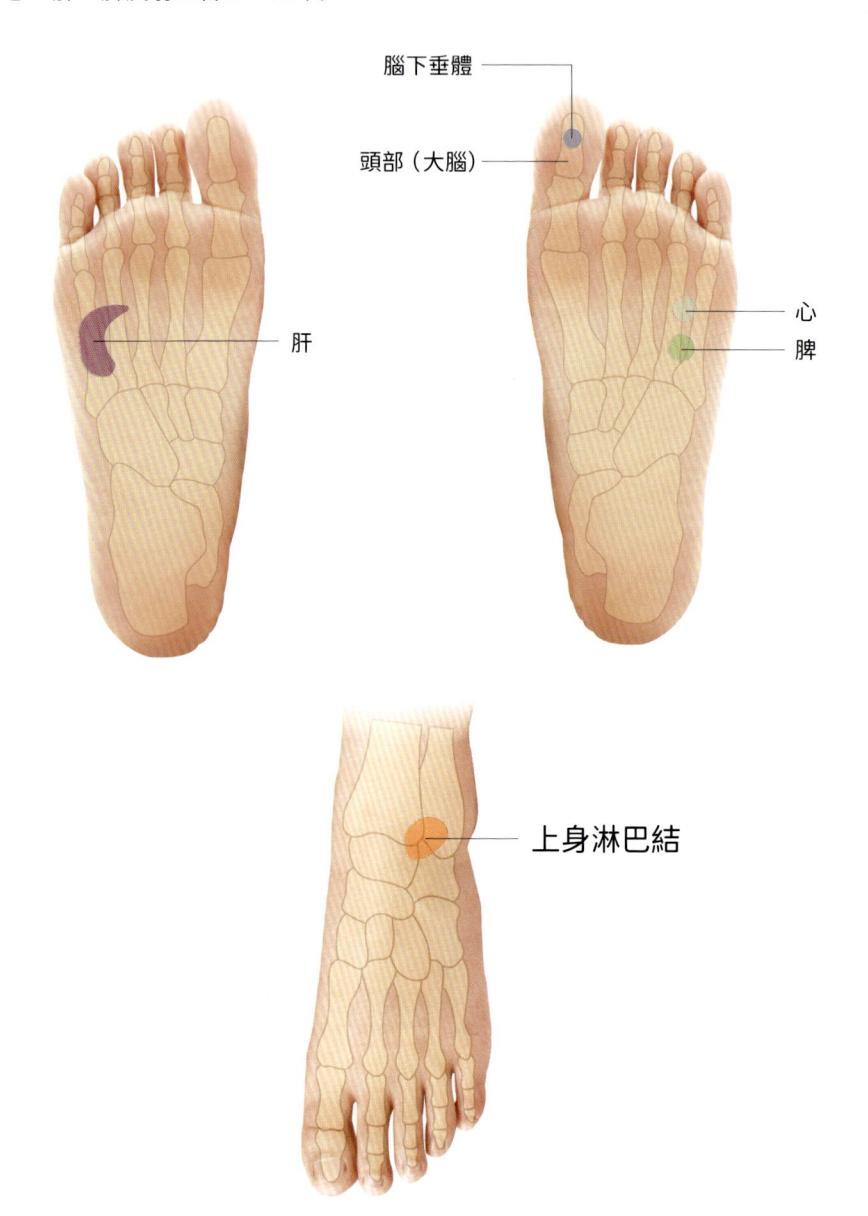

腦下垂體

頭部(大腦)

肝

心

脾

上身淋巴結

16 耳鳴耳聾

足部按摩

① 泡腳至全腳放鬆後，按摩耳、肝、腎、脾反射區各2分鐘，以局部有痠脹感為宜。

② 食指近側指間關節刮壓腹腔神經叢、尿道・陰道、腎、輸尿管、膀胱反射區各3～5次。

③ 左手掌搓摩右腳心，以透熱為度，以局部有痠麻脹感為宜。

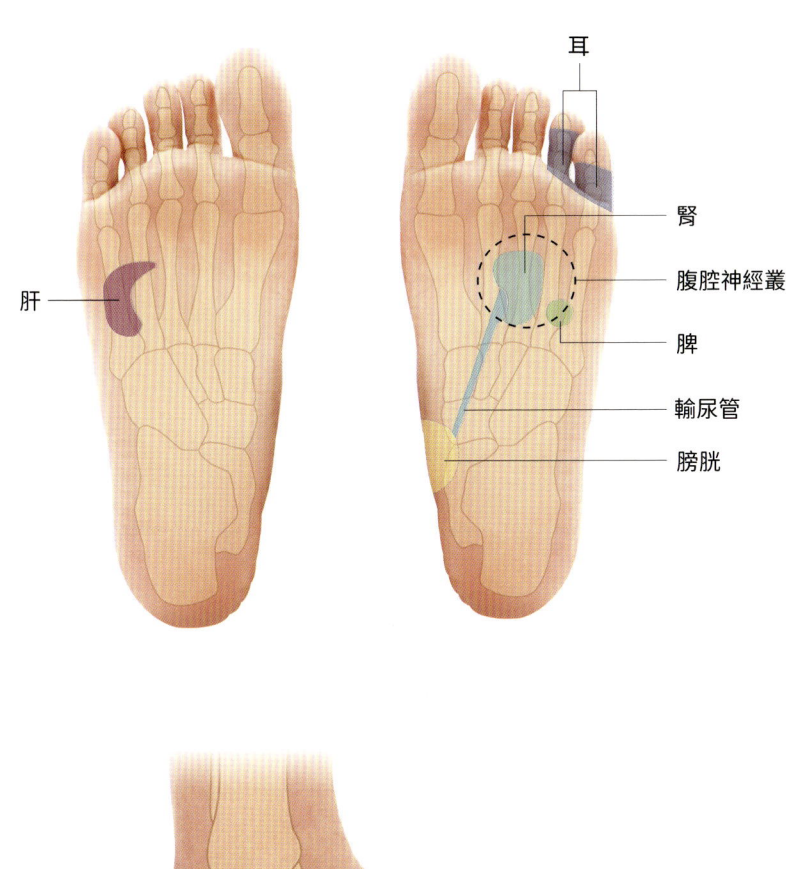

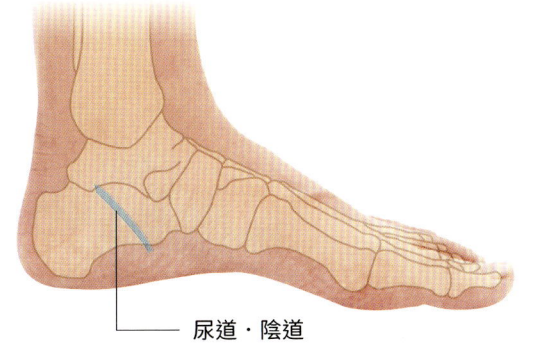

耳
腎
腹腔神經叢
肝
脾
輸尿管
膀胱

尿道・陰道

17 近視

手部按摩

① 放鬆手部，拇指輕輕按揉頭部（大腦）、眼、肝反射區，以局部有痠痛感為宜。

② 食指近側指間關節點按腎、腎上腺、輸尿管、膀胱等反射區各2～3分鐘，用力均勻，力度適中。

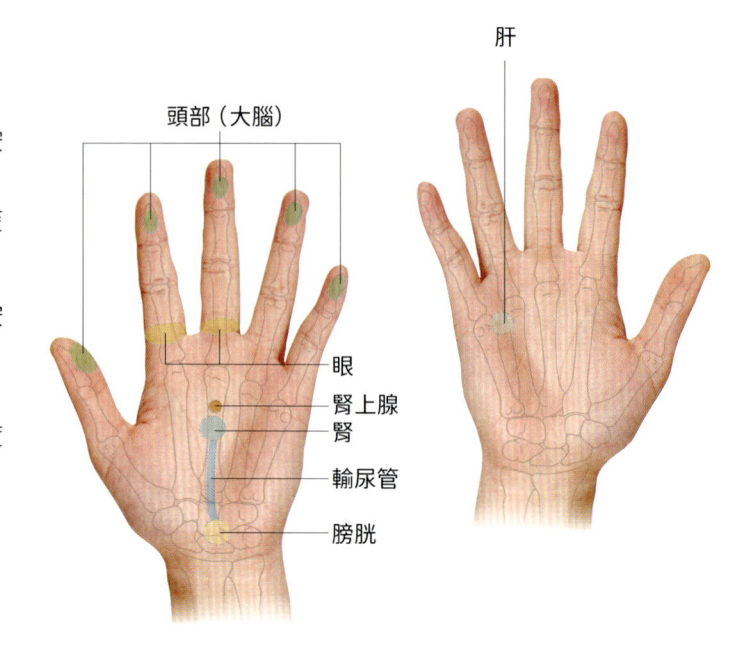

頭部（大腦）
肝
眼
腎上腺
腎
輸尿管
膀胱

足部按摩

① 用工具，如鉛筆，點按眼反射區30～50次，以局部有熱脹感為宜。

② 按摩頭部（大腦）、肝反射區3～5分鐘，以局部有熱脹感為宜。

③ 泡腳至全腳放鬆後，拇指點按腎、腎上腺、輸尿管、膀胱反射區。

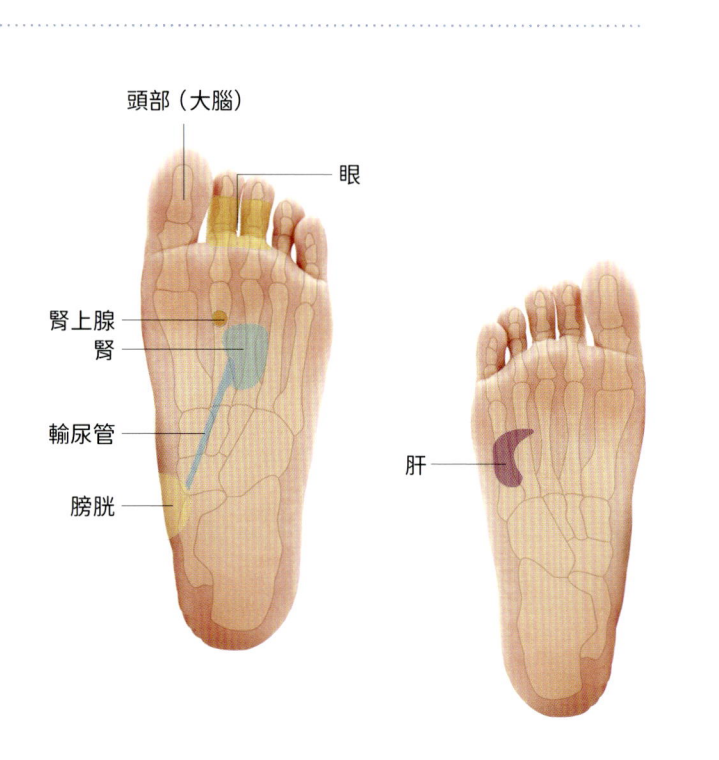

頭部（大腦）
眼
腎上腺
腎
輸尿管
膀胱
肝

18 感冒

手部按摩

① 指腹按揉咽喉、扁桃腺、肺・支氣管、肺反射區各 20～30 次，以局部有輕度脹痛為宜。

② 推按肺反射區約 20～30 次，以局部有輕度脹痛感為宜。

③ 拇指按揉**列缺**、**合谷**穴各 3 分鐘，力度稍重，每分鐘 60 下。同法按揉對側。

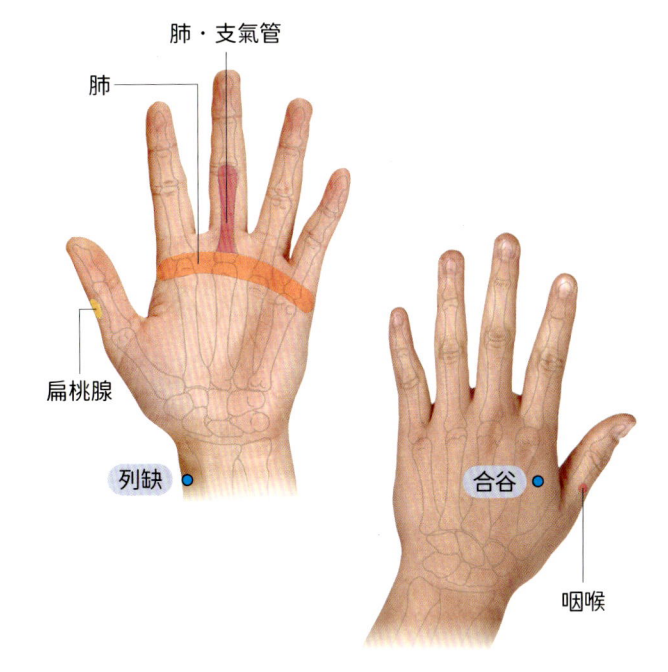

肺・支氣管
肺
扁桃腺
列缺
合谷
咽喉

足部按摩

① 泡腳至全腳放鬆後操作，按摩喉・氣管・食道反射區 2 分鐘，以局部有痠脹感為宜。

② 食指橈側緣刮肺・支氣管、鼻反射區各 5 分鐘，以局部有痠麻脹感為宜。

③ 食指指間關節刮壓腎上腺、腹腔神經叢、腎反射區，反覆操作 3～5 分鐘。

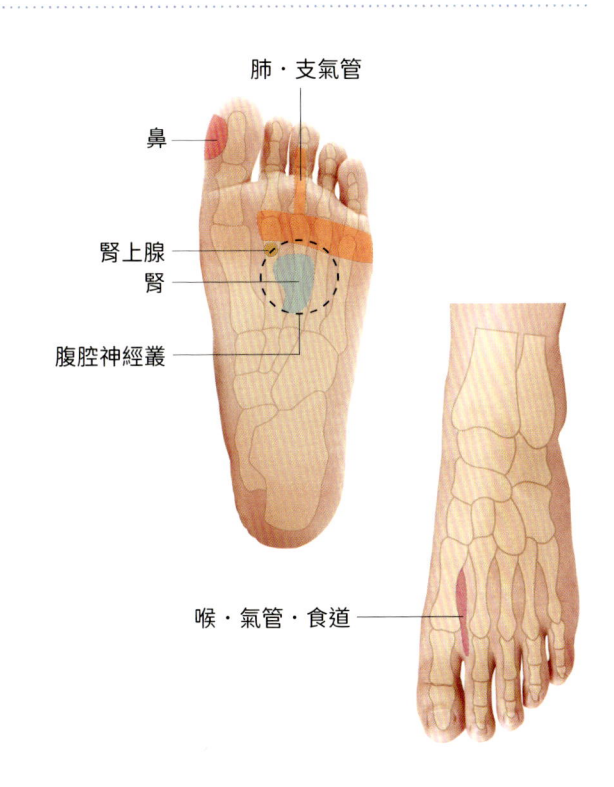

鼻
肺・支氣管
腎上腺
腎
腹腔神經叢
喉・氣管・食道

19 鼻炎

足部按摩

① 泡腳至全腳放鬆後操作，按摩鼻反射區，以局部有熱脹感為宜。

② 食指刮壓或用尖狀物點按肺・支氣管、胃、腎、脾等反射區各 30 次，以局部有熱脹感為宜。

③ 按摩上身淋巴結、下身淋巴結反射區各 3～5 分鐘，以局部有熱脹感為宜。

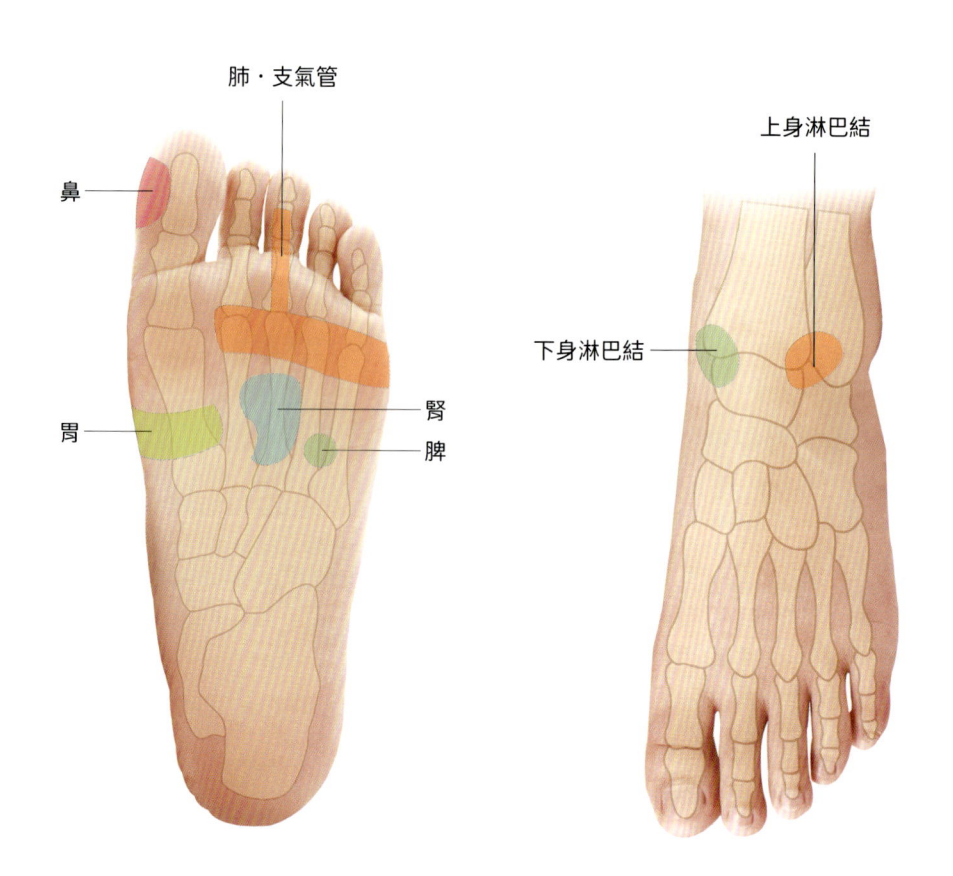

20 慢性咽炎

手部按摩

① 放鬆手部，拇指輕輕按揉咽喉、氣管‧支氣管、上身淋巴結反射區，以局部有痠痛感為宜。

② 點按肺、腎、輸尿管、膀胱反射區，力度以被按摩者耐受為度。

③ 食指近側指間關節點按**少商**、**合谷**、**魚際**穴，用力均勻，力度適中，重複1分鐘。

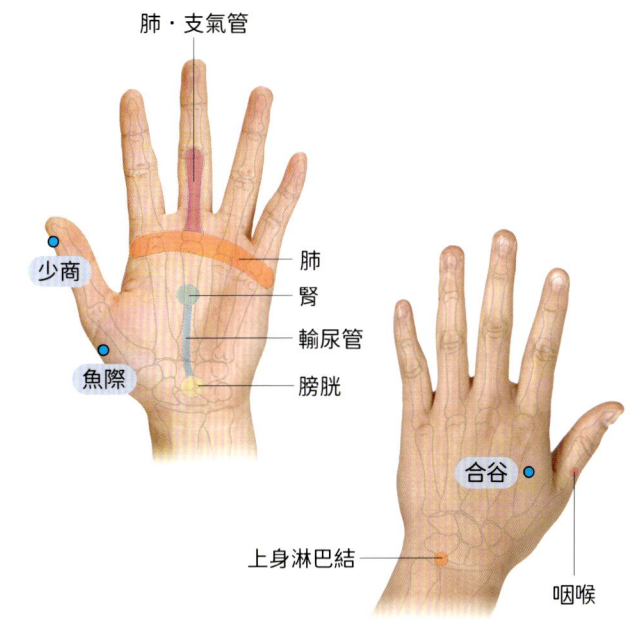

肺‧支氣管
少商
魚際
肺
腎
輸尿管
膀胱
合谷
上身淋巴結
咽喉

足部按摩

① 食指近側指間關節刮壓喉‧氣管‧食道反射區，反覆操作2～3分鐘。

② 泡腳至全腳放鬆後，按摩心、肺‧支氣管、脾、腎反射區各2分鐘，以局部有痠脹感為宜。

③ 食指橈側緣刮輸尿管、膀胱反射區各3～5次，以局部有痠麻脹感為宜。

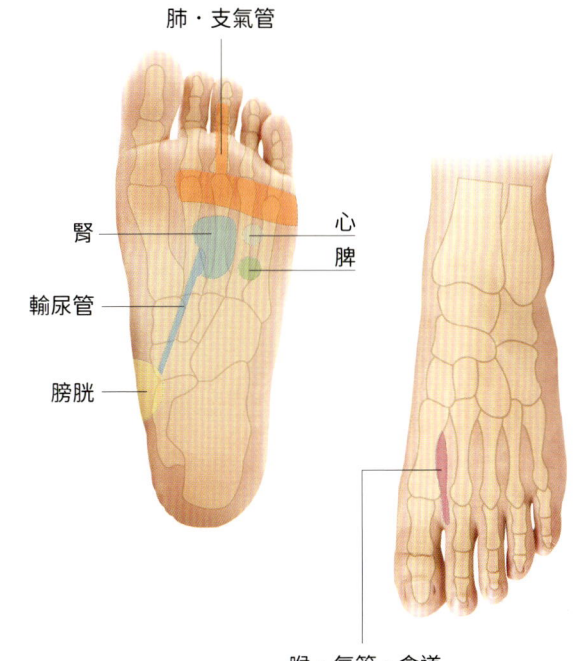

肺‧支氣管
腎
心
脾
輸尿管
膀胱
喉‧氣管‧食道

21 咳嗽

手部按摩

① 拇指或牙籤束點按肺、脾、腎反射區各3～5次，以局部有輕微脹痛為宜。

② 食指近側指間關節點按氣管・支氣管、上身淋巴結反射區，各連續點按5～10次。

③ 拇指指腹用力按壓**列缺**穴2分鐘。同法按揉對側。

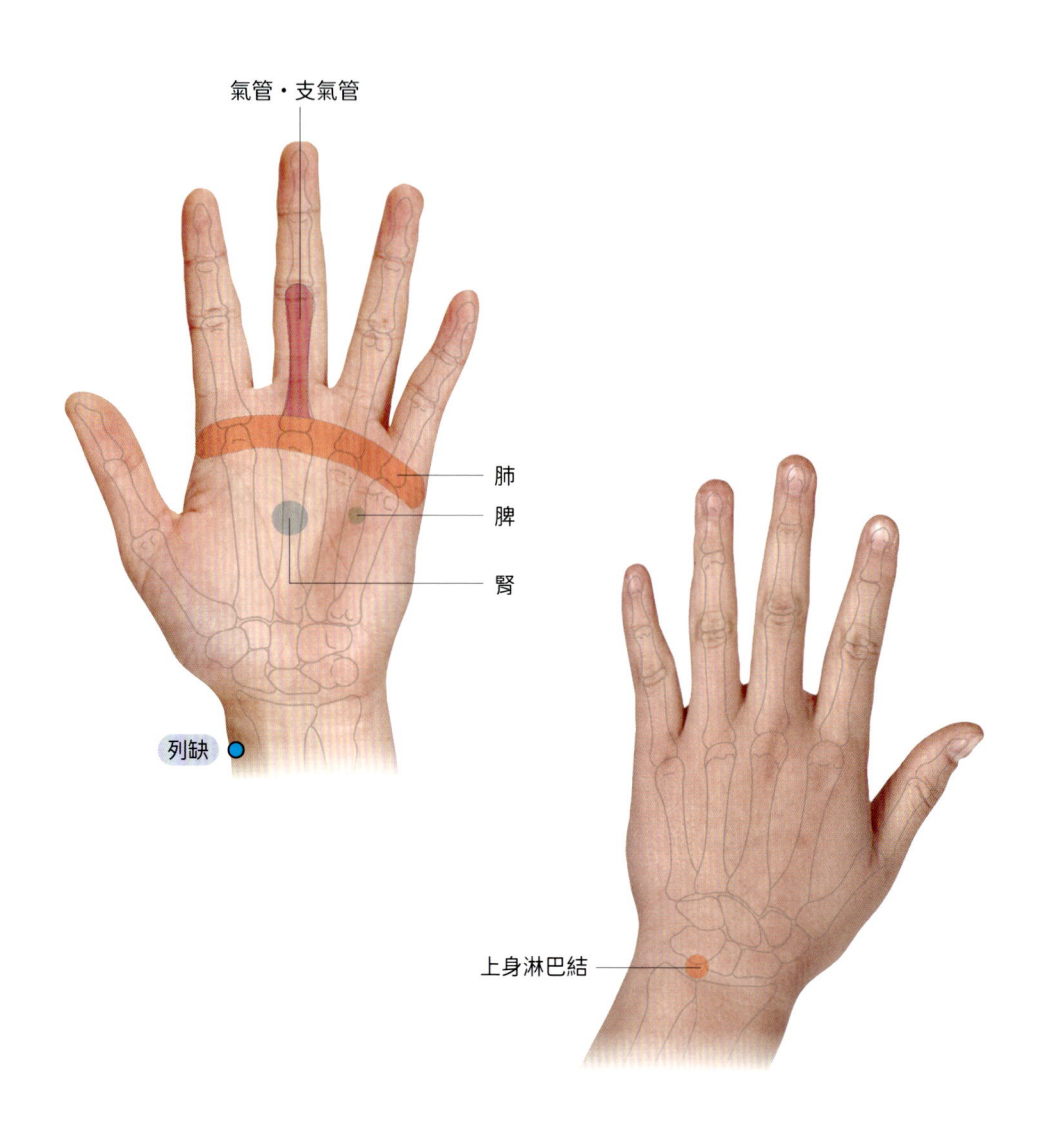

氣管・支氣管

肺
脾
腎

列缺

上身淋巴結

22 氣喘

足部按摩

① 食指近側指間關節點按肺・支氣管、鼻反射區各2～3分鐘,用力均勻,力度適中。
② 拇指指腹按壓腎、腦下垂體反射區,以局部有輕度痠脹感為宜。

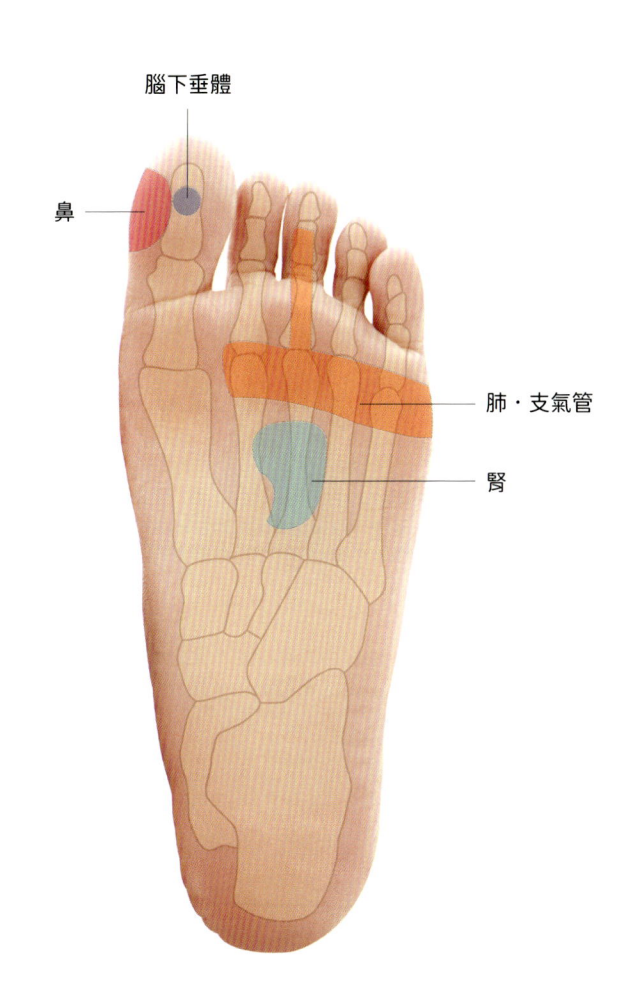

腦下垂體
鼻
肺・支氣管
腎

23 胃痛

手部按摩

① 食指、中指近側指間關節推壓胃反射區各1分鐘，每分鐘20～40次。

② 拇指指腹按揉十二指腸反射區2分鐘，以被按摩者耐受為度。

③ 拳刮小腸反射區約2分鐘。

④ 拇指推升結腸、橫結腸、降結腸、乙狀結腸反射區各1分鐘。

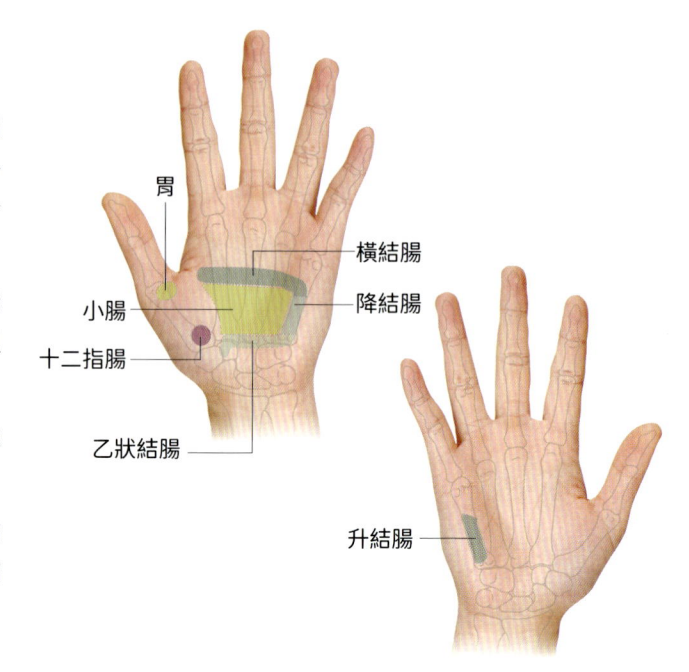

胃　橫結腸　小腸　降結腸　十二指腸　乙狀結腸　升結腸

足部按摩

① 用拇指或牙籤束點按胃、十二指腸反射區各30～50次，以局部有輕微脹痛為宜。

② 用食指近側指間關節點按升結腸、橫結腸、降結腸、乙狀結腸、小腸反射區，各連續點按5～10次。

③ 以拇指強壓足三里穴3～5分鐘，每分鐘60次。

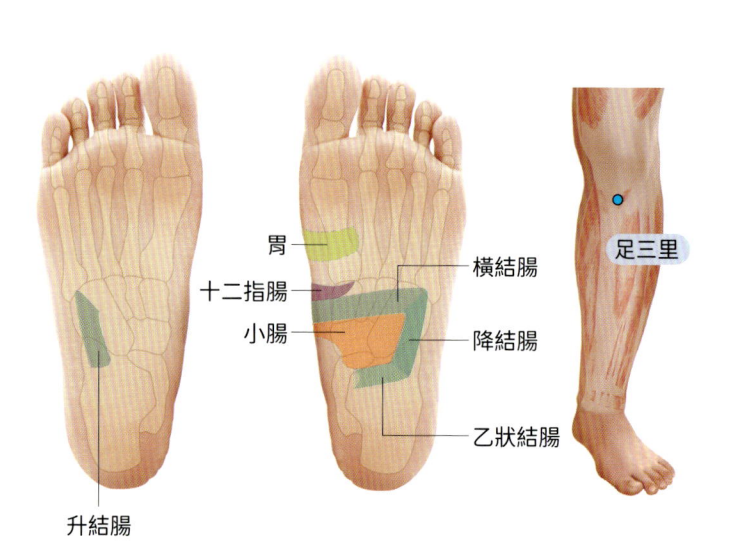

胃　十二指腸　小腸　橫結腸　降結腸　乙狀結腸　升結腸　足三里

24 消化不良

足部按摩

① 食指推壓胃反射區10～20次。

② 推按肝、脾、小腸反射區各3～5分鐘，以局部有輕度脹痛為宜。

③ 拇指按揉足三里穴2分鐘，力度稍重。同法按揉對側足三里穴。

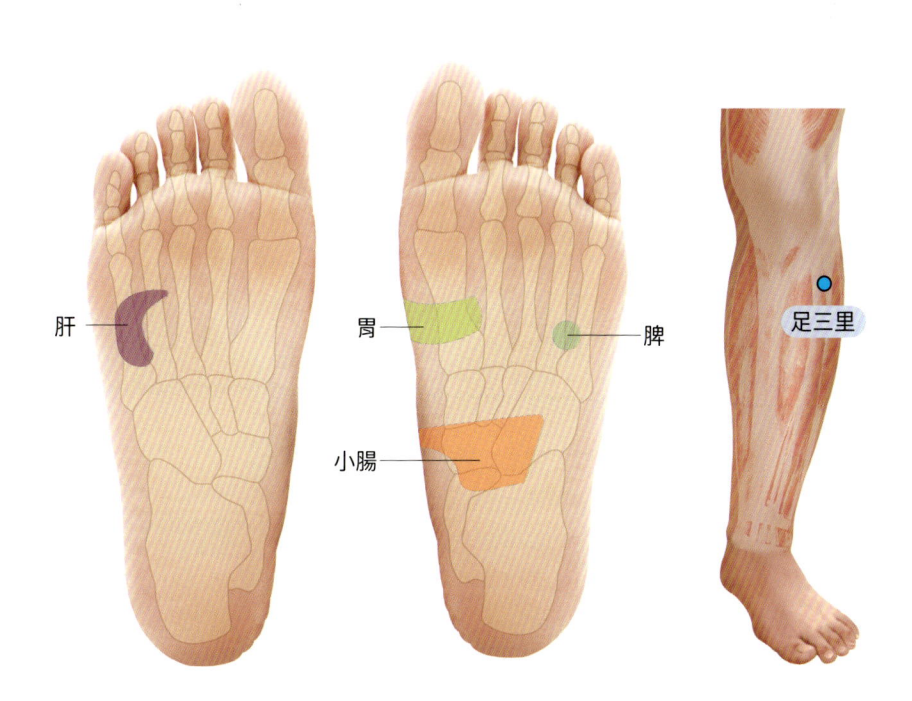

25 腹瀉

手部按摩

① 食指近側指間關節點按胃、胰、肝、脾反射區，胃反射區可以用雙食指按壓法。

② 食指近側指間關節點按小腸反射區，然後再用拳背叩擊此反射區2～3分鐘。

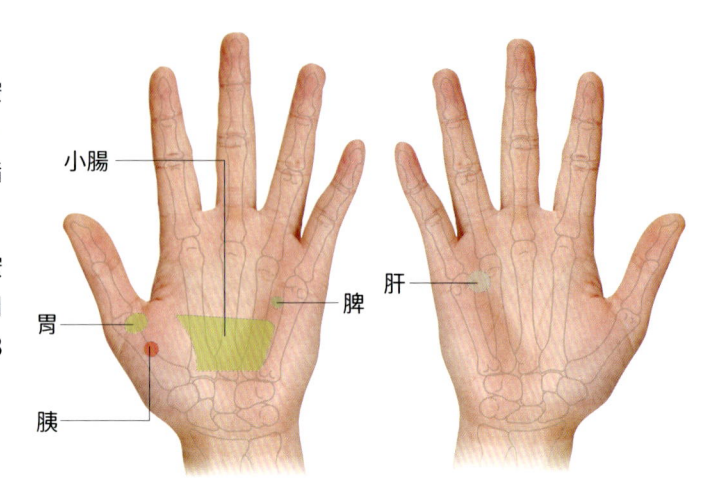

小腸　脾　肝　胃　胰

足部按摩

① 拇指點按胃、胰、肝、脾反射區，力度以被按摩者耐受為度，以局部有痠脹為宜。

② 拇指或牙籤束點按小腸、下身淋巴結等反射區。

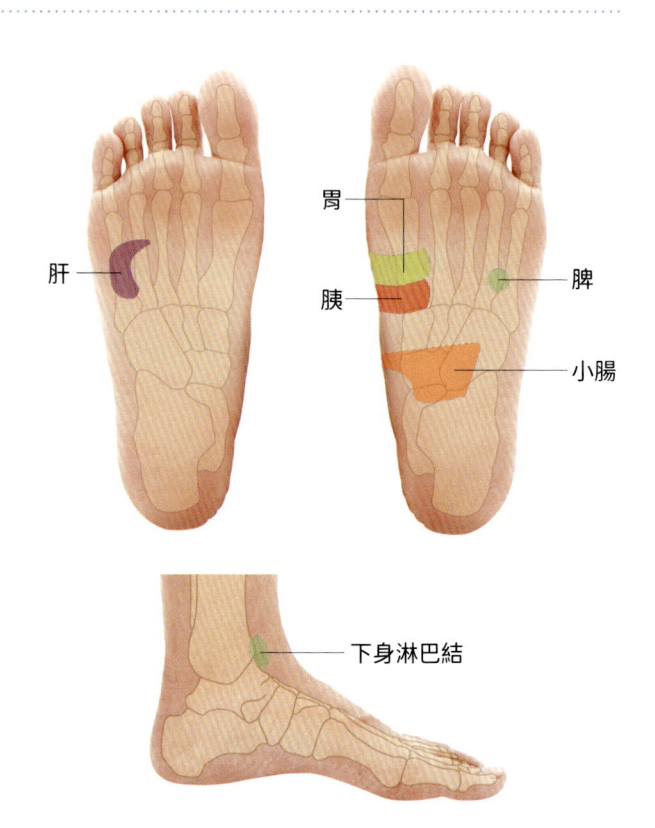

肝　胃　胰　脾　小腸　下身淋巴結

26 便祕

手部按摩

拇指指腹點按胃、肝、脾反射區各3～5分鐘，然後按揉腹腔神經叢反射區2～3分鐘。

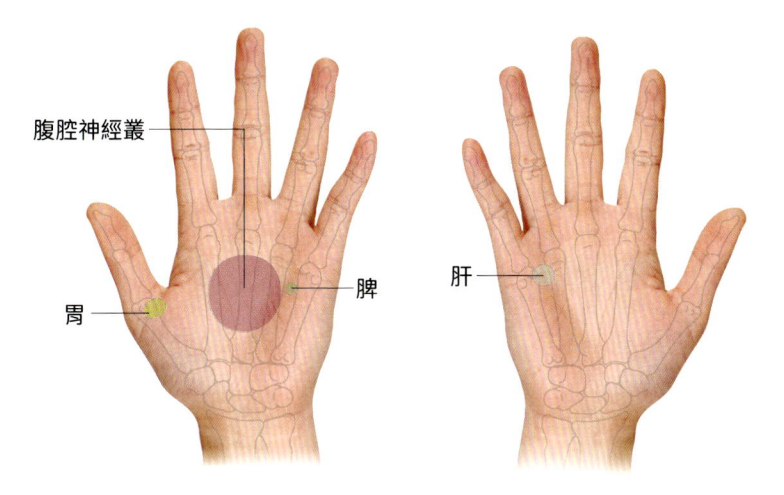

- 腹腔神經叢
- 胃
- 脾
- 肝

足部按摩

① 拇指推升結腸、橫結腸、降結腸、乙狀結腸·直腸反射區。

② 拇指推肛門反射區，年長者可加按腎、膀胱、輸尿管反射區。

③ 食指按揉**湧泉**穴3～5分鐘。

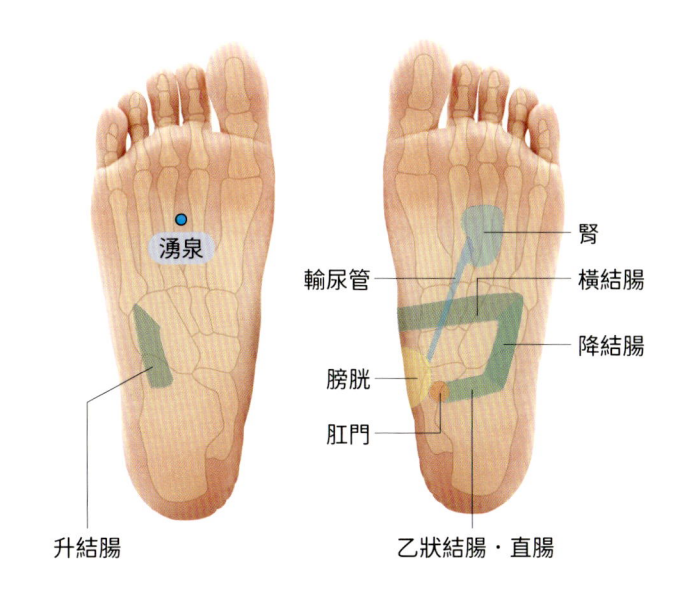

- 湧泉
- 升結腸
- 輸尿管
- 膀胱
- 肛門
- 腎
- 橫結腸
- 降結腸
- 乙狀結腸·直腸

27 膽囊炎

手部按摩

① 點按肝、膽囊反射區30～50次，力度適中。

② 點按**商陽**穴，每次停留片刻後放鬆，重複5～6次。同法按揉對側**商陽**穴。

③ 伴有胸脅頭痛，可加按**少府**、**神門**穴。

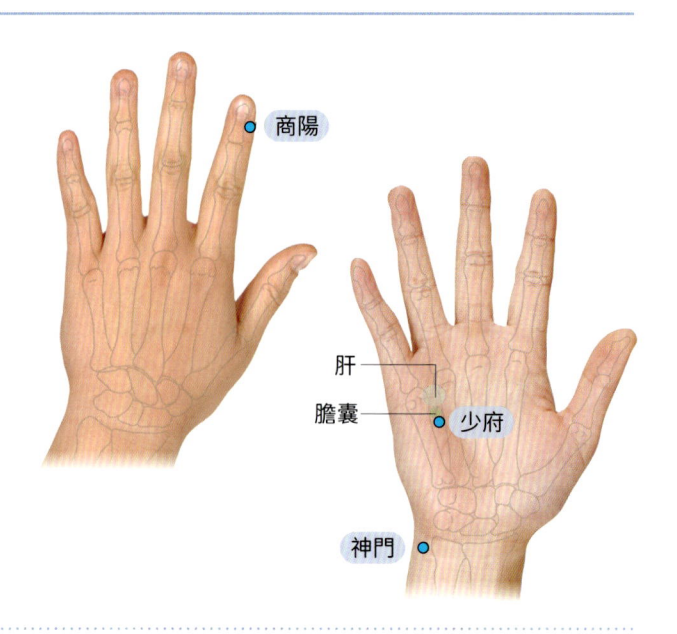

足部按摩

① 揉擦或按壓足部肝、膽囊、胃反射區各3分鐘。

② 持續有力的點按**足臨泣**、**太白**穴。

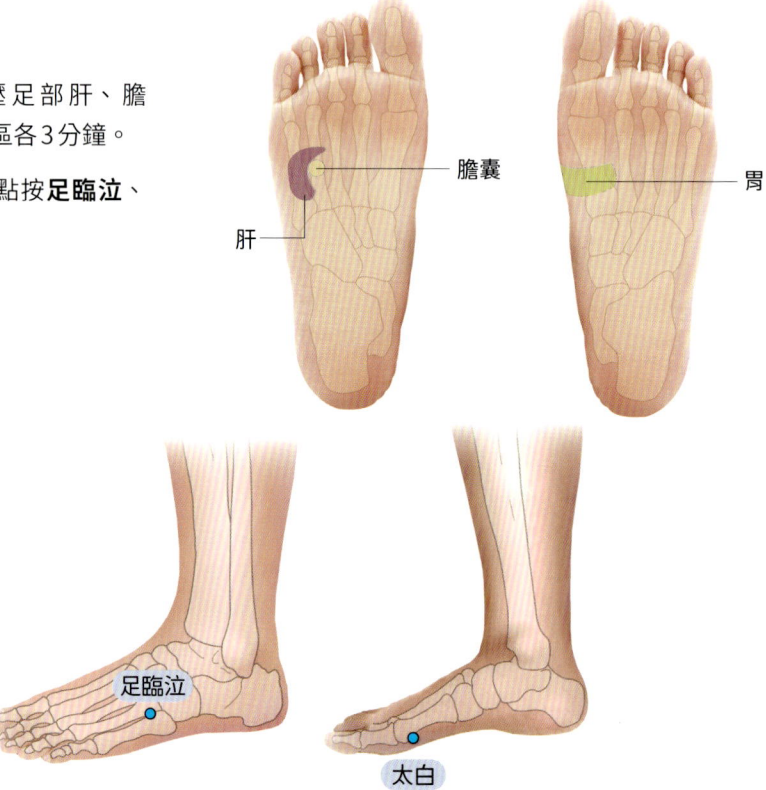

28 糖尿病

足部按摩

① 拇指指腹點按肝、胰、脾反射區，力度以被按摩者耐受為度，以局部有痠脹感為宜。

② 食指近側指間關節分別點按腎、心反射區，動作均勻連貫，連續點按5～10次，持續3分鐘。

③ 循序漸進按摩足拇趾內側，使趾內側到趾尖處硬塊或條索狀物逐漸變柔軟至散開。

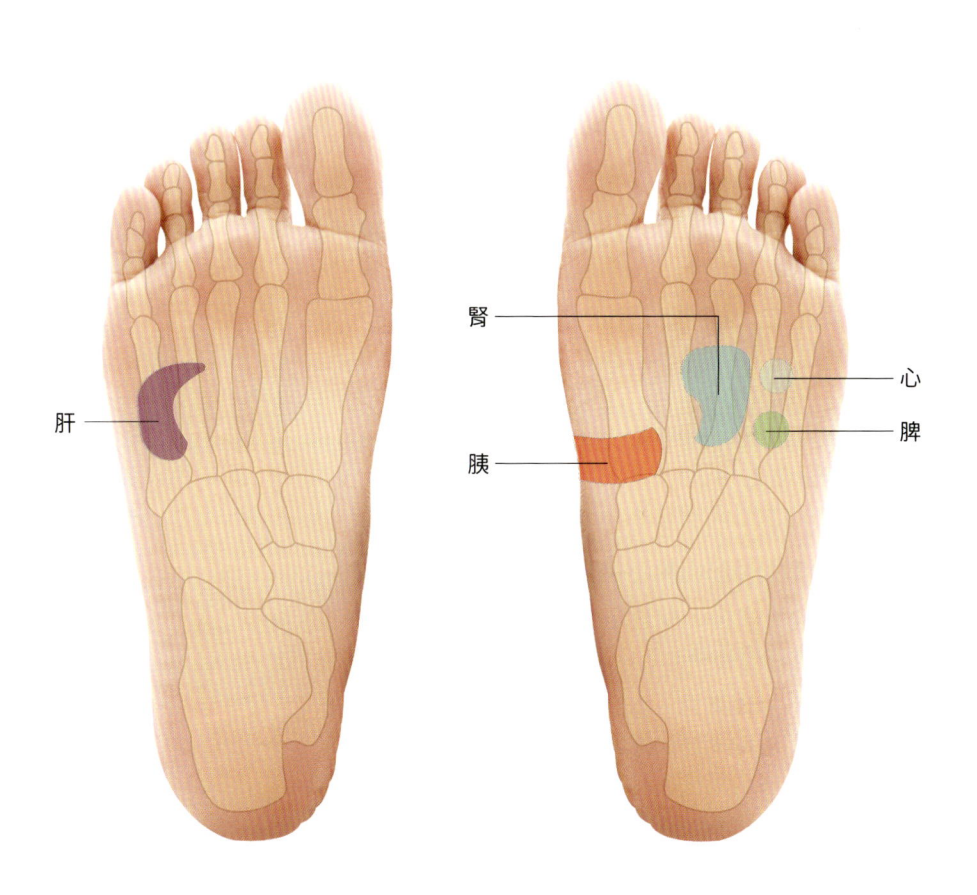

29 高血壓

手部按摩

① 點按肝、心反射區1~2分鐘。

② 拇指指腹用力按壓**勞宮、神門**穴，每次停留片刻後放鬆，重複5~6次。同法按揉對側**勞宮、神門**穴。

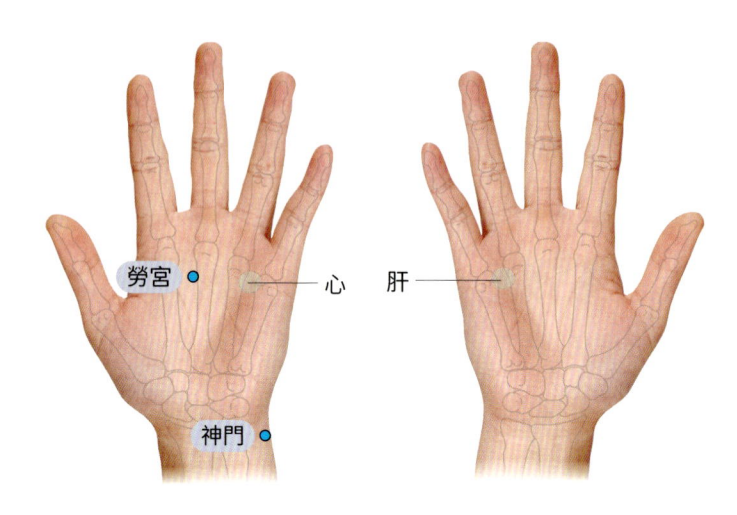

勞宮　心　肝　神門

足部按摩

① 推按頭部（大腦）、腦下垂體反射區各20~30次，以局部有輕度脹痛為宜。

② 食指近側指間關節刮壓心反射區2~3分鐘，力度由輕到重，不可過重。

③ 拇指指尖掐揉**湧泉**穴，力度稍重，同法按揉對側**湧泉**穴。

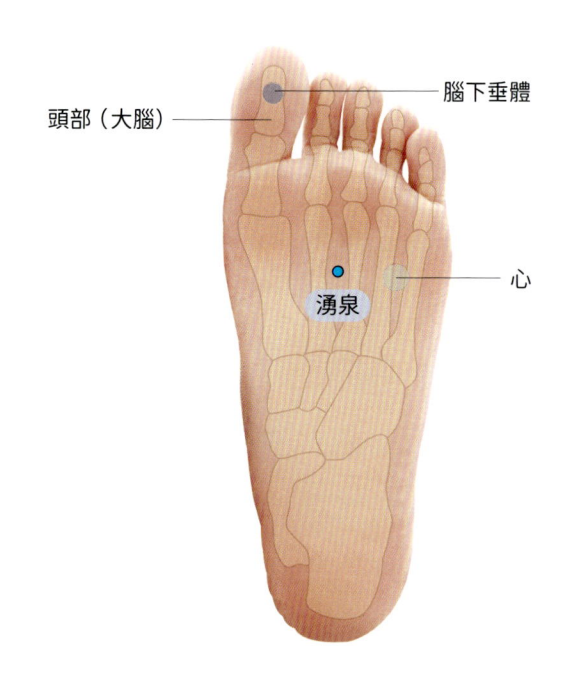

頭部（大腦）　腦下垂體　湧泉　心

30 冠心病

手部按摩

① 輕揉**勞宮**穴3～5分鐘，每分鐘90次。

② 重按**大陵**穴3～5分鐘，每分鐘60次。若有心悸，可加按**神門**穴。

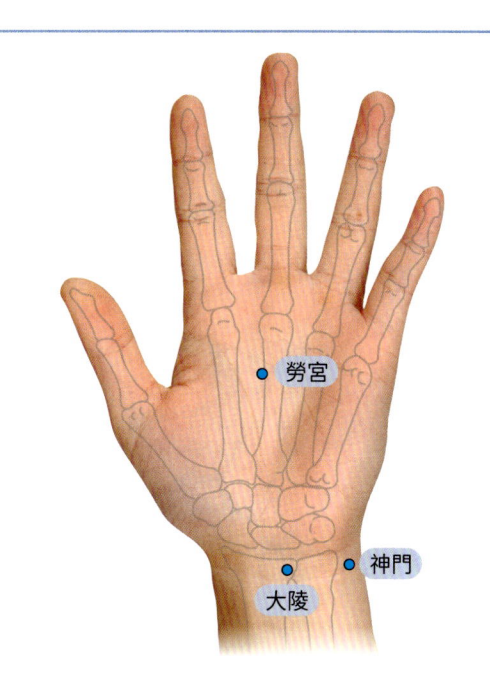

- 勞宮
- 大陵
- 神門

足部按摩

① 食指近側指間關節依次刮壓心、小腸、胸‧乳房反射區各30次。

② 雙手拇指指尖放在一側**足三里**穴上，其餘四指置於小腿後側，拇指適當用力掐按1～2分鐘。同法按揉對側**足三里**穴。

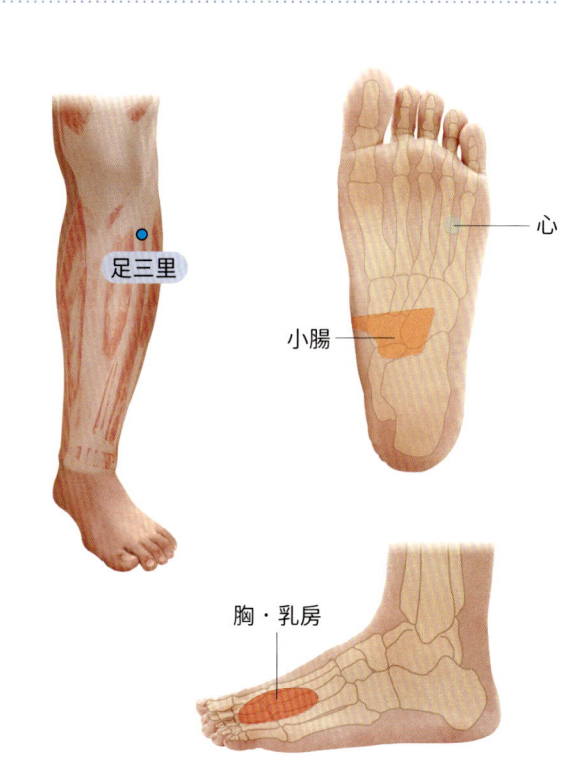

- 足三里
- 心
- 小腸
- 胸‧乳房

31 高血脂症

手部按摩

① 食指近側指間關節刮壓頭部（大腦）、胰、甲狀腺等反射區各2～3分鐘。

② 食指橈側緣刮腎、肝、脾反射區各3～5次，以刮至局部有痠麻脹感為宜。

③ 揉捏或推按小腸反射區20～30次，力度適中。

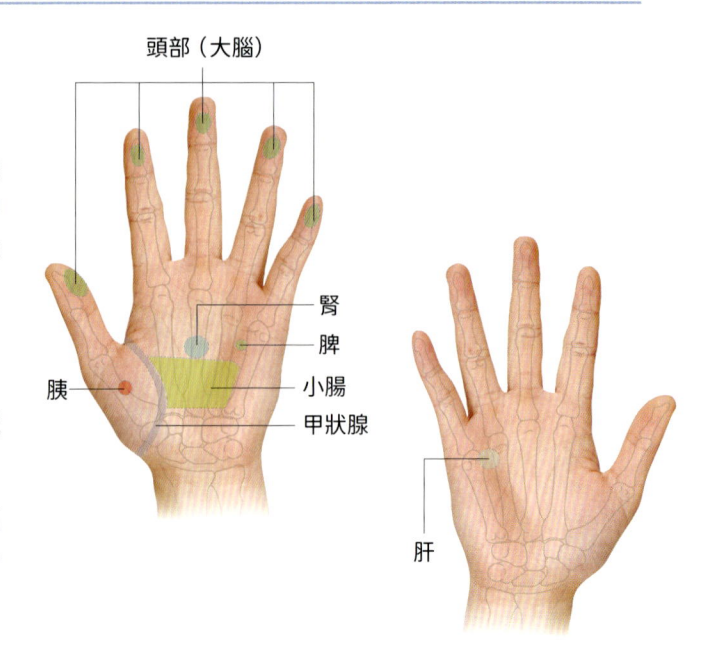

頭部（大腦）
腎
脾
胰
小腸
甲狀腺
肝

足部按摩

① 泡腳至全腳放鬆後，按摩頭部（大腦）、腦下垂體反射區，以局部有熱脹感為宜。

② 食指近側指間關節依次壓刮腎、肝反射區各3～5次。

③ 拇指指腹按揉**豐隆**穴2分鐘，力度稍重，同法按揉對側**豐隆**穴。

④ 拇指按壓**足三里**穴2分鐘，每分鐘60次，同法按壓對側**足三里**穴。

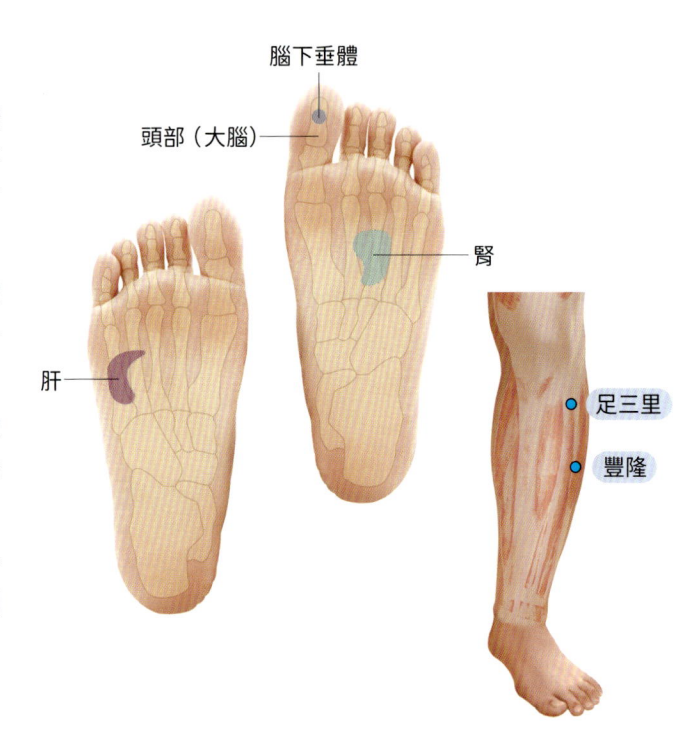

腦下垂體
頭部（大腦）
腎
肝
足三里
豐隆

32 心律不整

足部按摩

① 手掌重擦足底，食指點揉足部心、腎、腎上腺反射區。

② 拇指指腹稍微用力按壓**三陰交**穴2分鐘，每次停留片刻後放鬆，重複5～6次。

③ 按摩棒點按**湧泉**穴，力達深部。

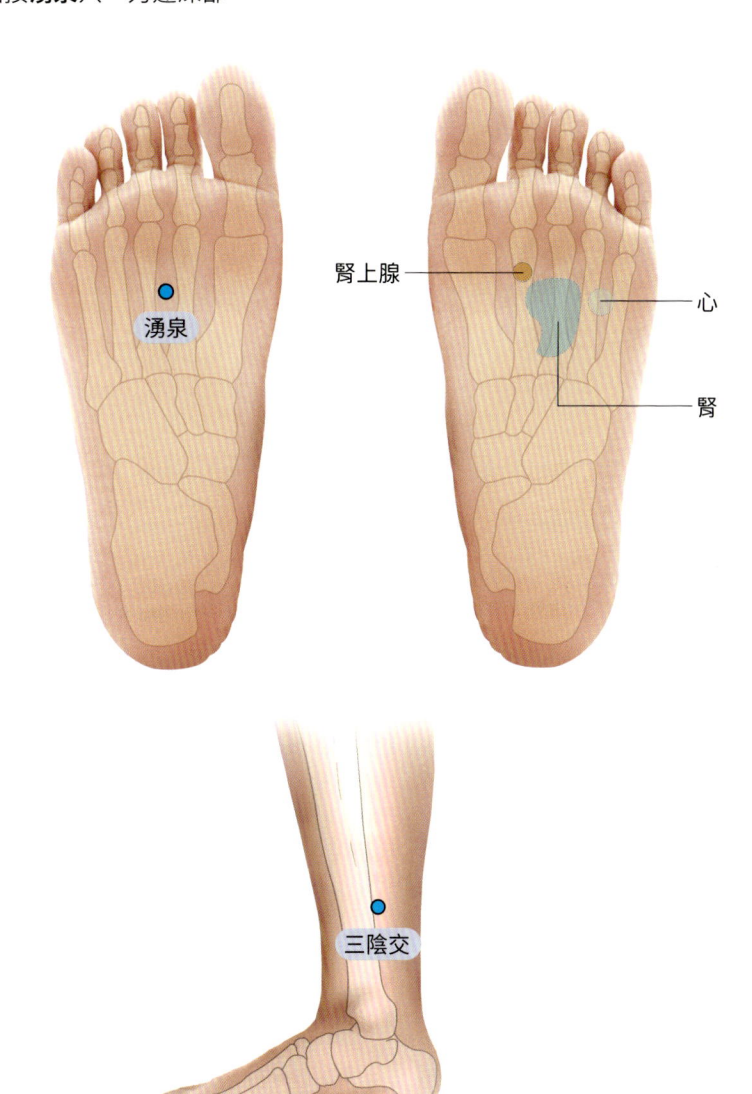

33 腦中風後遺症

手部按摩

① 按**合谷**穴，直至有痠脹和麻痛感為止。

② 若有頭暈目眩症狀，加按**後溪**、**二間**、**神門**穴各2分鐘。

③ 有失語症狀，掐按**魚際**穴，點按**中衝**穴。

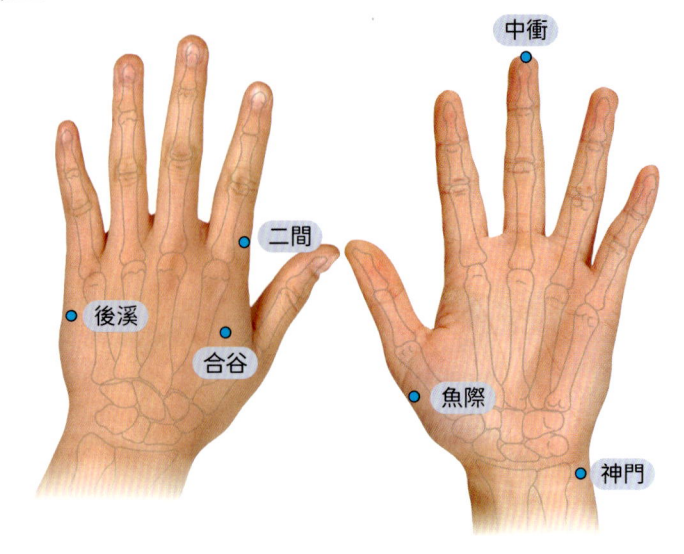

足部按摩

① 食指尺側緣刮腎、肝反射區5分鐘，以局部有痠麻脹感為宜。

② 手指擦足部的心反射區。

③ 拇指指腹重壓**足三里**、**陰陵泉**穴各2分鐘。

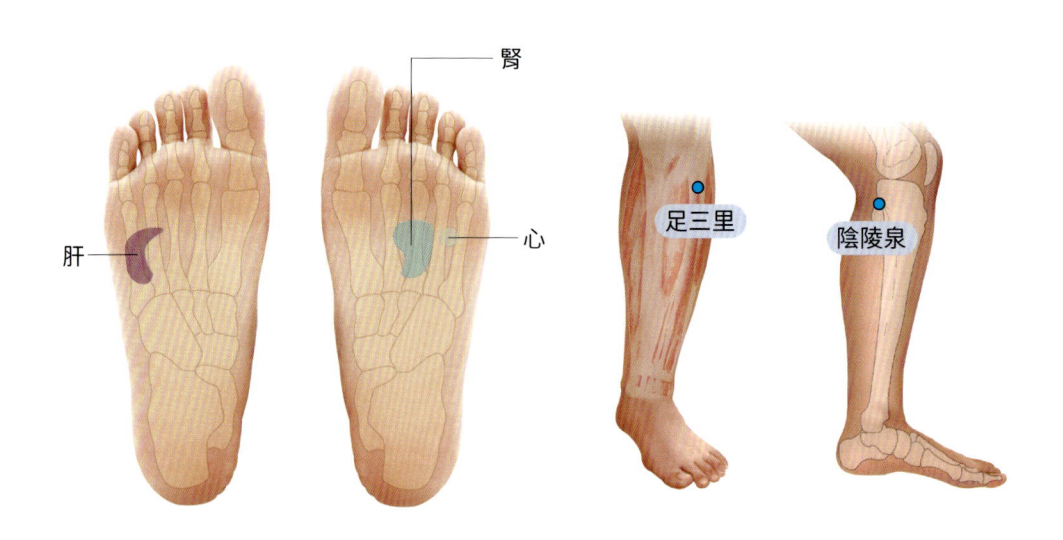

34 乳腺增生

足部按摩

① 食指近側指間關節刮壓上身淋巴結反射區2～3分鐘。

② 泡腳至全腳放鬆後，掐按肝反射區5～6次，以局部有痠脹感為宜。

③ 食指橈側緣刮胸椎、胸·乳房反射區各5分鐘，以局部有痠麻脹感為宜。

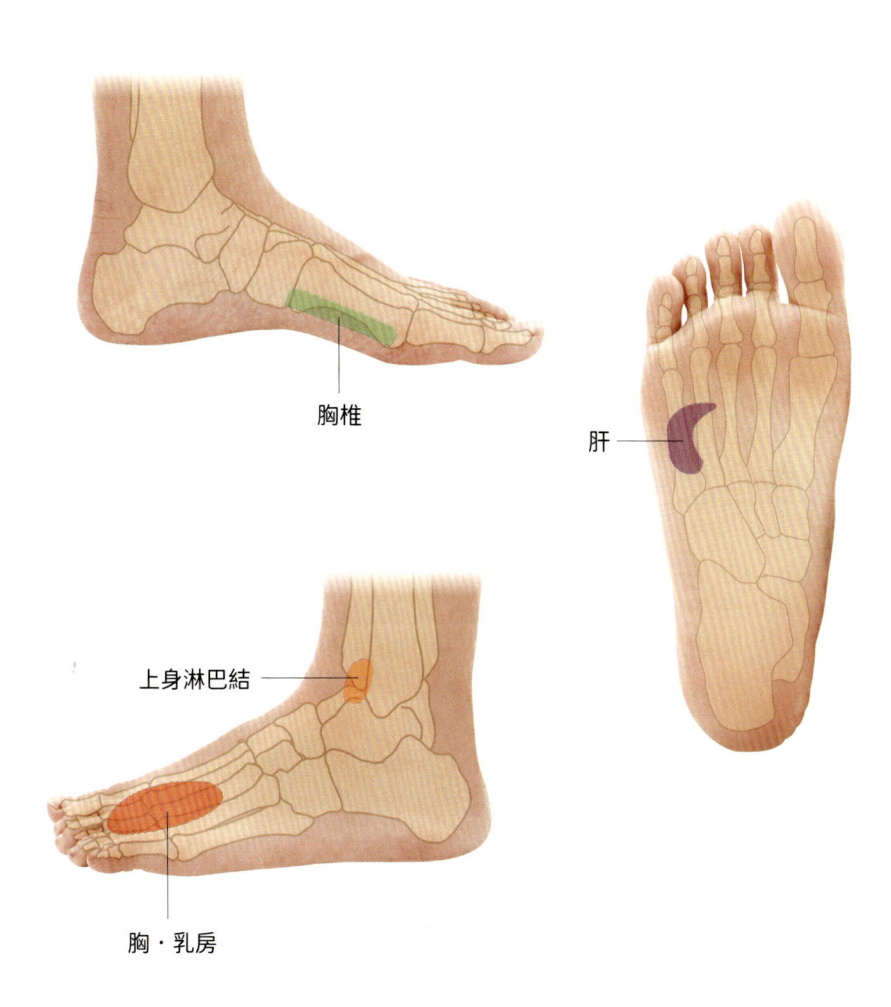

胸椎

肝

上身淋巴結

胸·乳房

35 月經不調

手部按摩

① 點按或推按腎、腎上腺、肝、脾反射區各20次。

② 揉掐前列腺‧尿道‧子宮‧陰道反射區各20次，手法要由輕到重，再由重到輕。

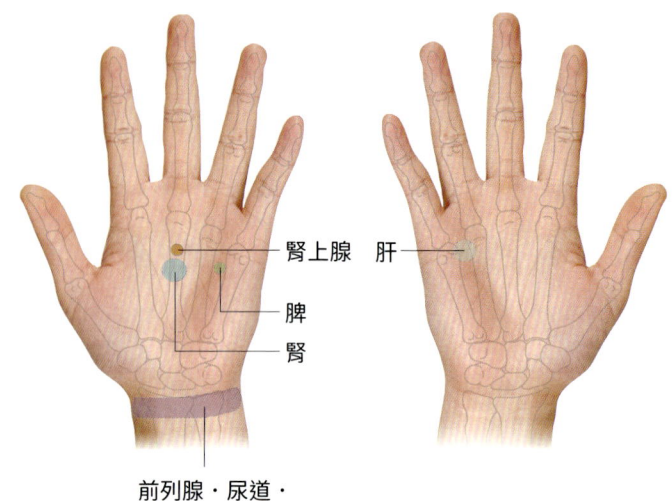

腎上腺　肝
脾
腎
前列腺‧尿道‧子宮‧陰道

足部按摩

① 食指橈側緣刮壓腰椎、生殖腺、尿道‧陰道反射區各50次，以局部有痠麻脹感為宜。

② 食指近側指間關節刮腎上腺、腹腔神經叢、腎、輸尿管、膀胱反射區各5次。

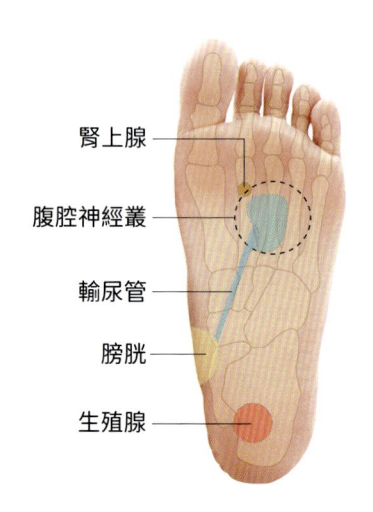

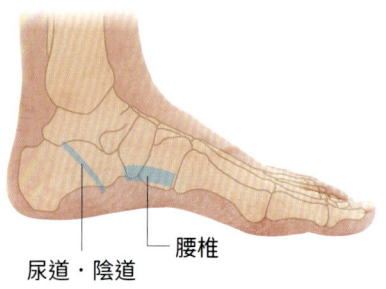

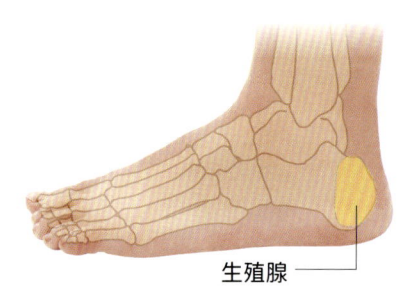

腎上腺
腹腔神經叢
輸尿管
膀胱
生殖腺

尿道‧陰道　腰椎

生殖腺

36 痛經

手部按摩

① 在腎、生殖腺反射區以重手法點、按、揉進行按摩，每個部位持續1～3分鐘。

② 用按摩工具推按**魚際**穴2分鐘。

③ 拇指尖揉掐**神門**、**內關**、**勞宮**穴各2～3分鐘，以局部有輕痛感為宜。

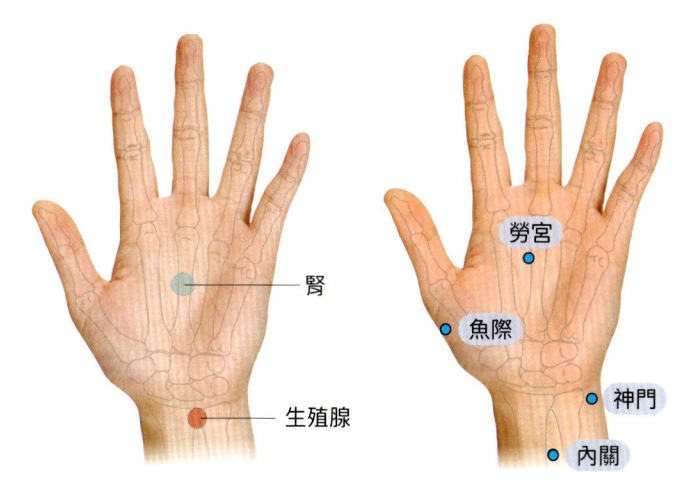

圖示標註：勞宮、腎、魚際、神門、生殖腺、內關

足部按摩

① 雙手拇指推壓或用吹風機吹生殖腺反射區50次，以局部有熱脹感為宜。

② 揉掐或推按腎上腺、腹腔神經叢、腎反射區各3～5次。

③ 拇指推壓尿道‧陰道、前列腺‧子宮反射區各20～30次。

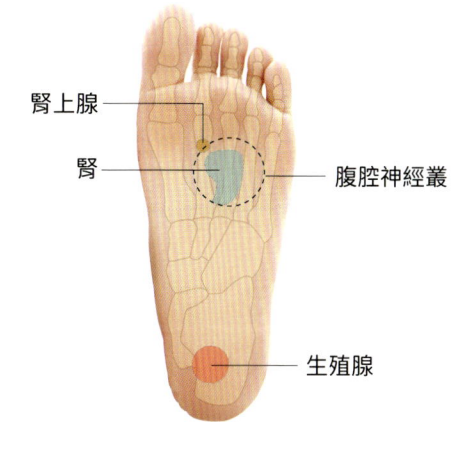

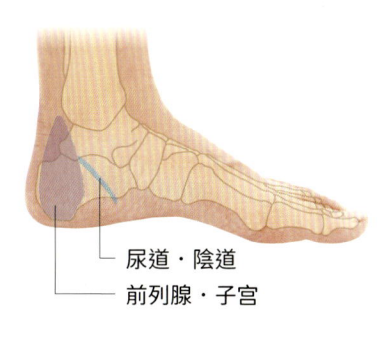

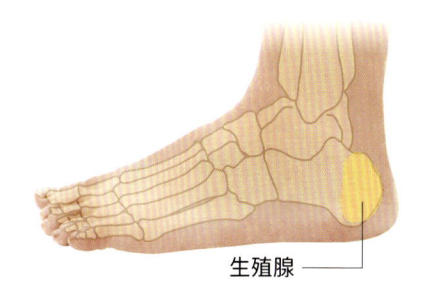

圖示標註：腎上腺、腎、腹腔神經叢、生殖腺、尿道‧陰道、前列腺‧子宮、生殖腺

37 更年期症候群

足部按摩

① 泡腳至全腳放鬆後,按摩腎、腎上腺反射區,以局部有輕度脹痛感為宜。

② 用工具,如鉛筆,點按頭部(大腦)、腦下垂體反射區各30次。

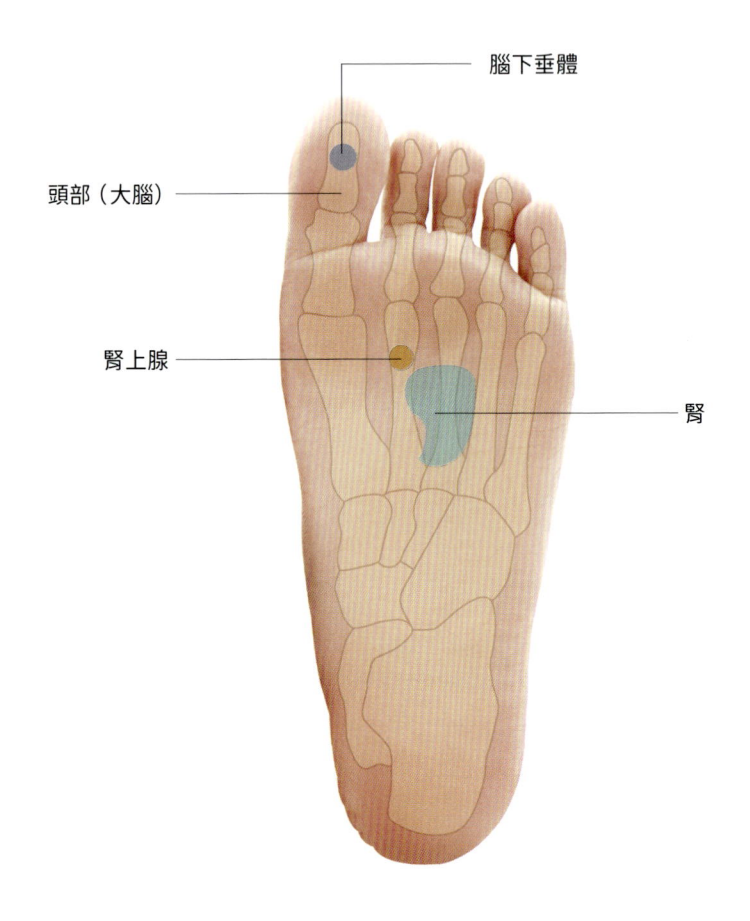

腦下垂體

頭部(大腦)

腎上腺

腎

38 陽痿

手部按摩

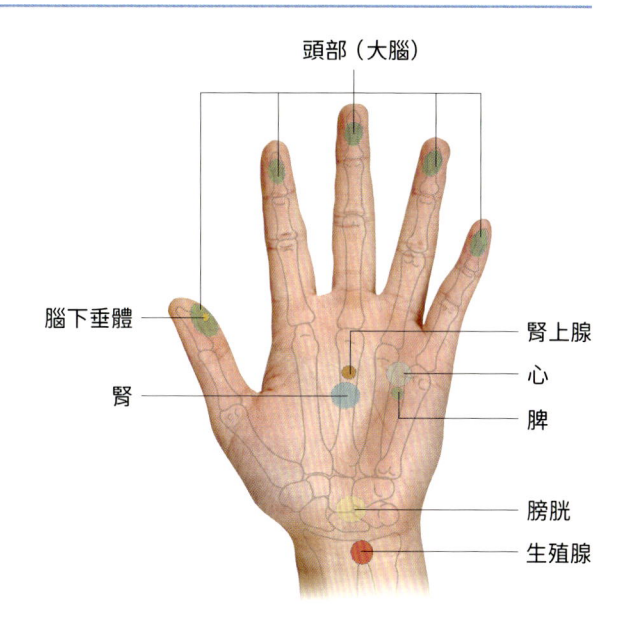

① 食指近側指間關節按揉頭部（大腦）、腦下垂體、腎、心、脾反射區各10次。

② 揉捏或推按生殖腺反射區10次。

③ 揉捏或推按腎上腺、腎、膀胱反射區各5分鐘，每分鐘20～30次。

頭部（大腦）
腦下垂體
腎
腎上腺
心
脾
膀胱
生殖腺

足部按摩

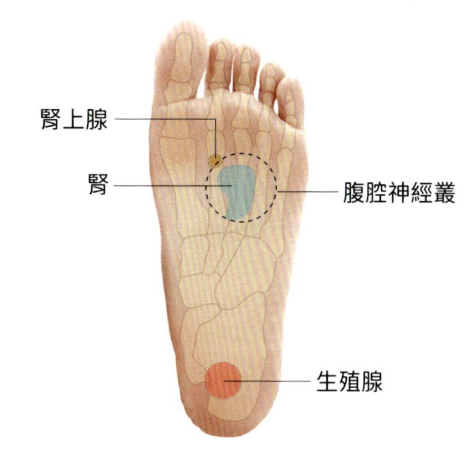

① 食指橈側緣刮壓生殖腺、前列腺・子宮、尿道・陰道反射區各50次，以局部有痠麻脹感為宜。

② 按摩腎上腺、腎反射區2分鐘。

③ 食指指尖推壓腹腔神經叢反射區10次。

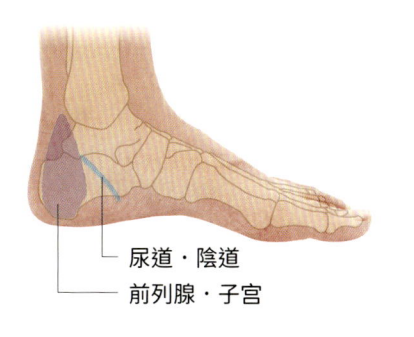

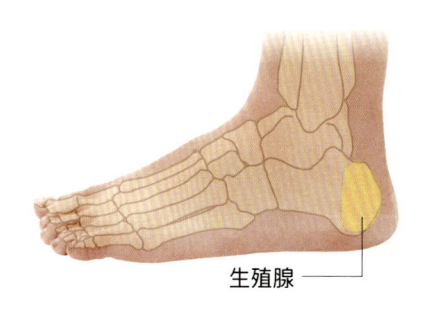

腎上腺
腎
腹腔神經叢
生殖腺

尿道・陰道
前列腺・子宮
生殖腺

39 早洩

手部按摩

① 點按生殖腺、頭部（大腦）、腦下垂體反射區各20次，以被按摩者能耐受為度。

② 放鬆手部，以拇指輕輕按揉腰椎反射區約10次。

③ 食指近側指間關節點按腎上腺、腹腔神經叢、腎反射區各5次，用力均勻，力度適中。

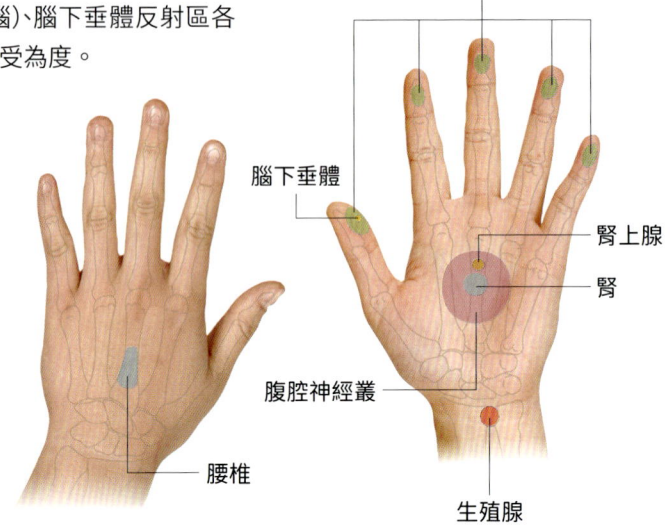

頭部（大腦）
腦下垂體
腎上腺
腎
腹腔神經叢
生殖腺
腰椎

足部按摩

① 泡腳至全腳放鬆後，按摩生殖腺、腎上腺、腎反射區各2分鐘，以局部有痠脹感為宜。

② 拇指指腹按揉頭部（大腦）、腦下垂體反射區各5分鐘。

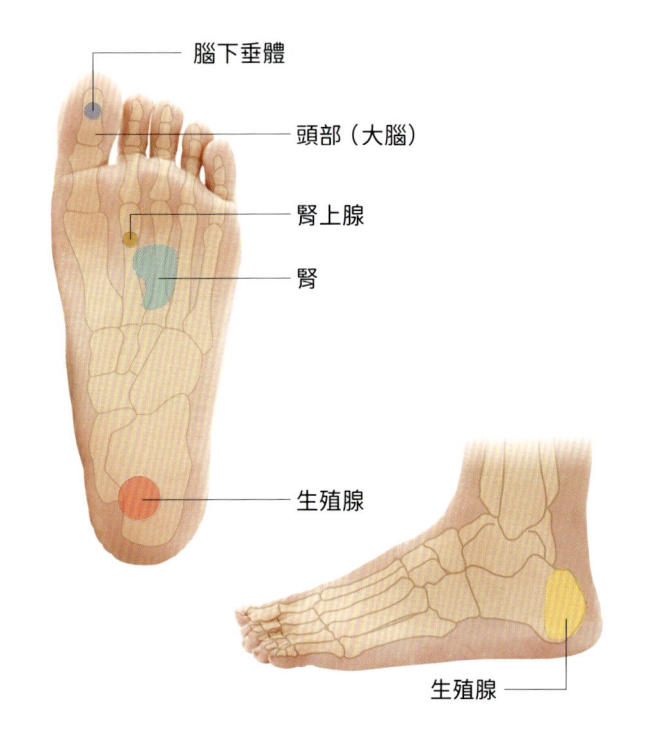

腦下垂體
頭部（大腦）
腎上腺
腎
生殖腺
生殖腺

40 遺精

足部按摩

① 食指橈側緣刮生殖腺反射區5分鐘,以局部有痠麻脹感為宜。

② 泡腳至全腳放鬆後,按摩頭部(大腦)、腦下垂體反射區各2分鐘,以局部有痠脹感為宜。

③ 食指近側指間關節刮壓腎上腺、腎、輸尿管、膀胱反射區各2～3分鐘。

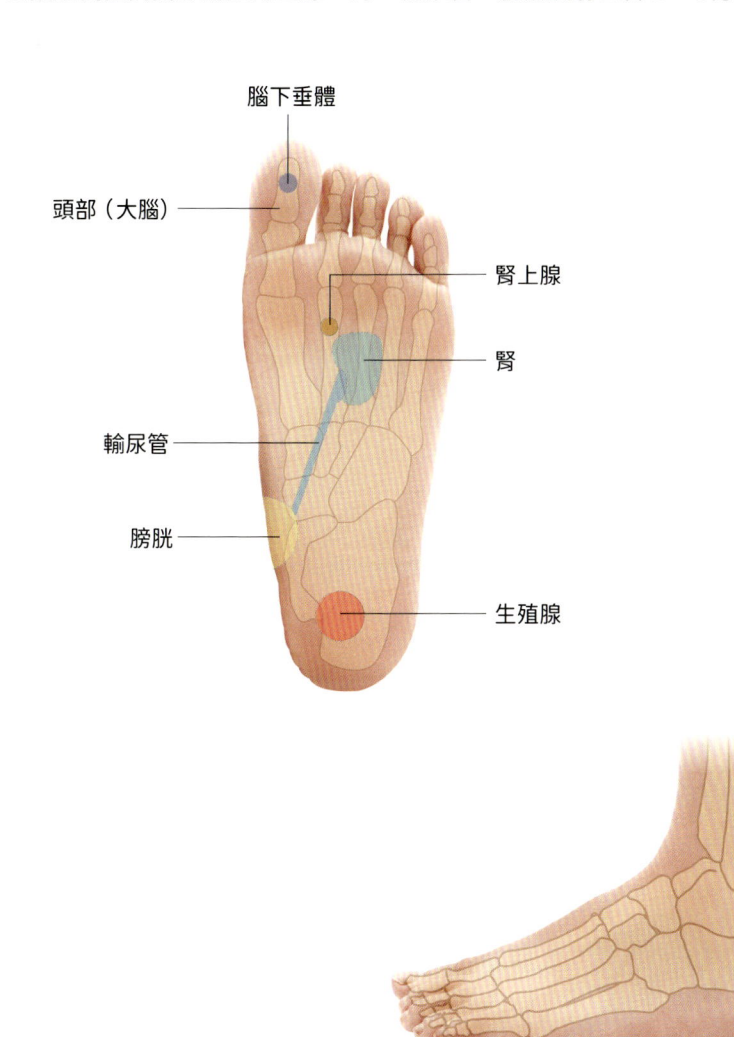

腦下垂體
頭部(大腦)
腎上腺
腎
輸尿管
膀胱
生殖腺

生殖腺

41 前列腺炎

手部按摩

① 揉捏或推按前列腺・尿道・子宮、陰道、生殖腺反射區各20～30次，每分鐘30～60次。以局部有熱脹感為宜，手法連貫、均勻、柔和，要由輕到重，再由重到輕，逐漸滲透。

② 點按**合谷**、**神門**、**勞宮**、**內關**穴各2分鐘。

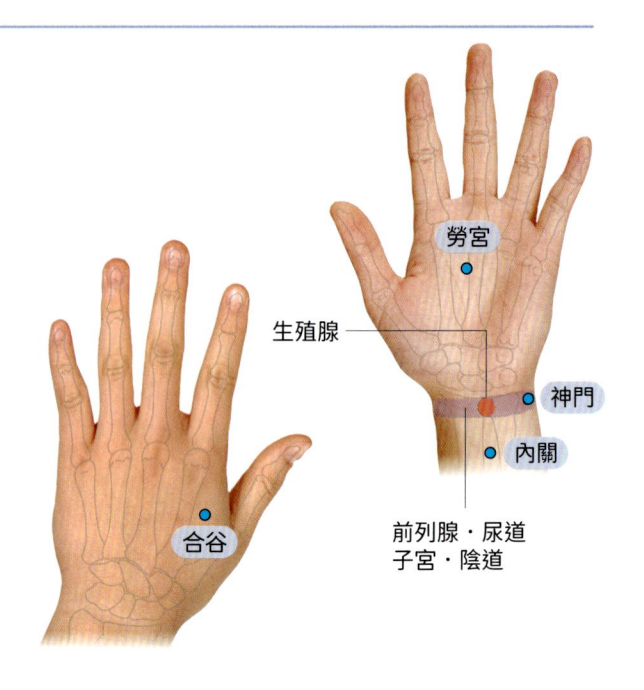

勞宮
生殖腺
神門
內關
合谷
前列腺・尿道
子宮・陰道

足部按摩

① 食指近側指間關節點按前列腺・子宮、生殖腺反射區各5分鐘，用力均勻，力度適中。

② 點按腎、膀胱反射區，力度以被按摩者耐受為度，以局部有痠脹感為宜。

③ 手指搓擦腎上腺反射區30次，以足有透熱感為宜。

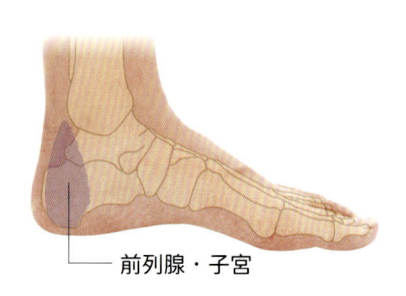

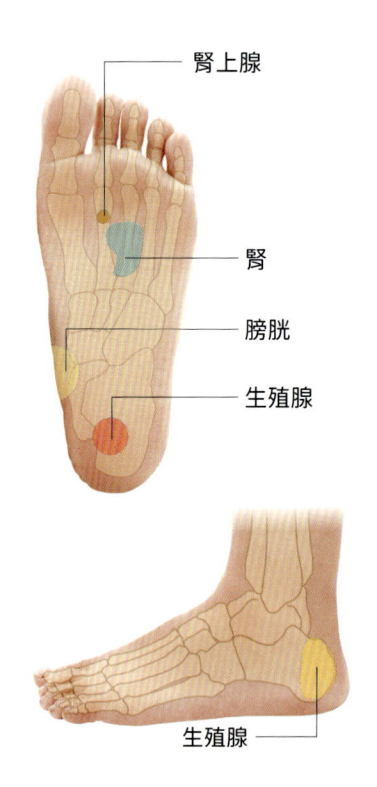

腎上腺
腎
膀胱
生殖腺

前列腺・子宮
生殖腺

42 失眠多夢

足部按摩

① 拇指指腹推**三陰交**穴4分鐘，用力稍重，每分鐘60次。

② 泡腳至全腳放鬆後，按摩頭部（大腦）、腦下垂體、腎、心反射區，以局部有痠脹感為宜。

③ 拇指壓肝、脾、腎上腺反射區各20次，再次放鬆全足，結束按摩。

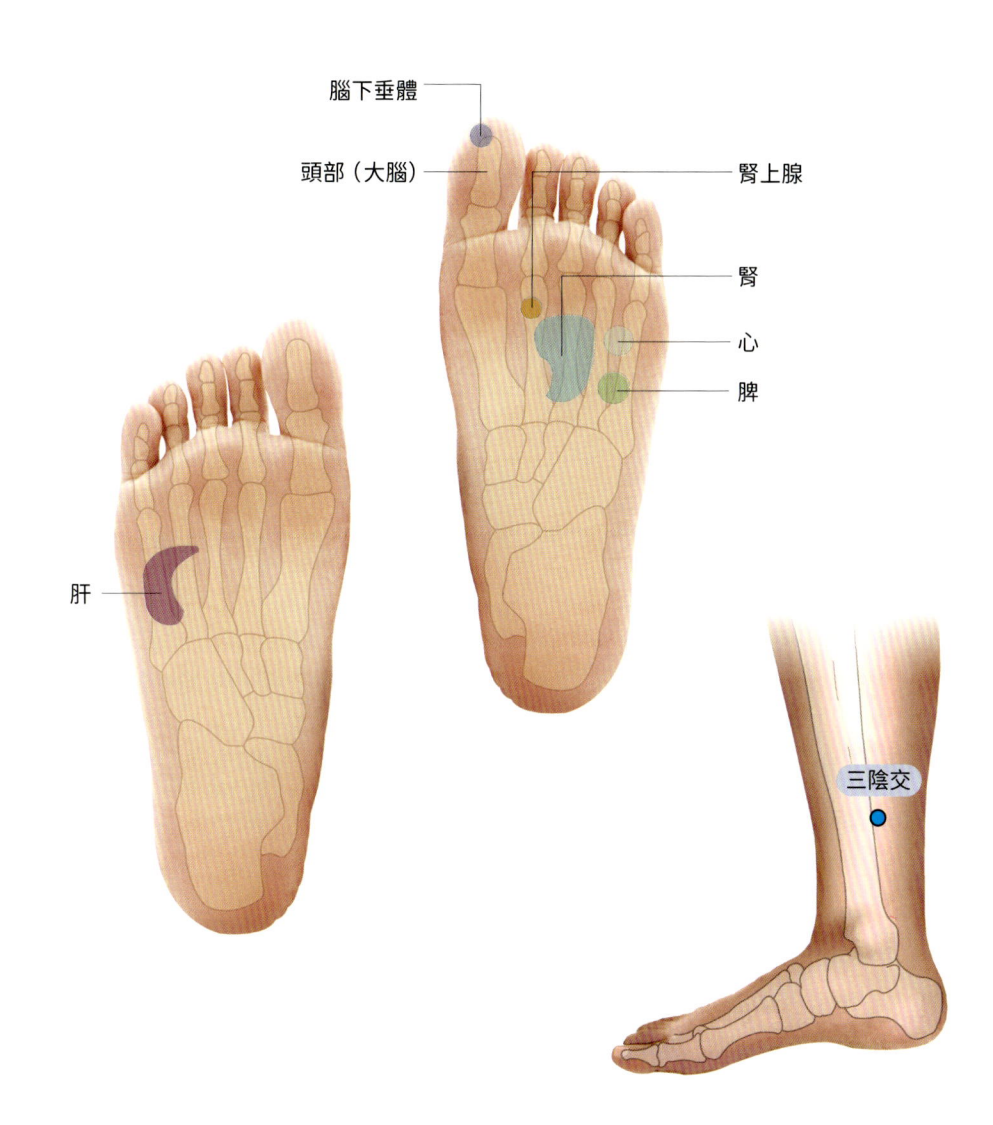

43 中暑

足部按摩

① 食指近側指間關節點按心、肝、腎反射區各5分鐘，用力均勻，力度適中。

② 點按小腦・腦幹、腦下垂體、頭部（大腦）、耳、眼反射區，力度以被按摩者耐受為度，以局部有痠脹感為宜。

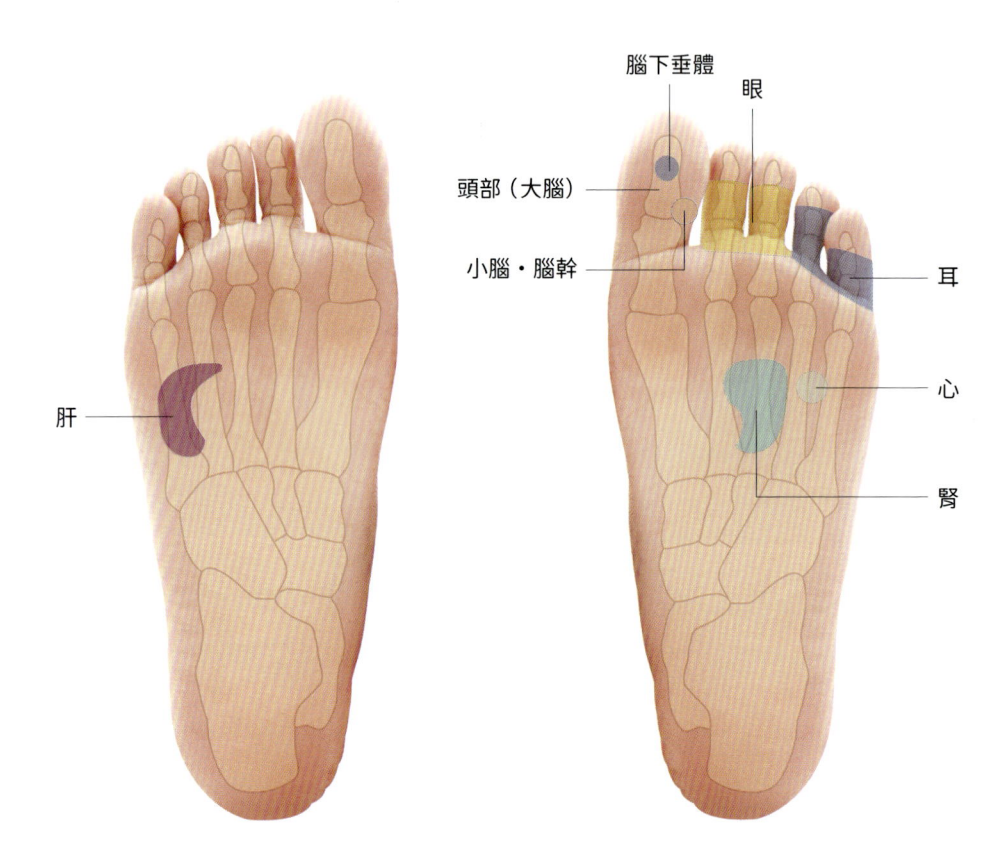

44 發燒

手部按摩

① 拇指或牙籤束點按頭部（大腦）反射區30～50次，以局部有輕微脹痛為宜。

② 拇指指腹按揉心、肺、脾、腎反射區各20次，以被按摩者能耐受為度。

③ 拇指指甲掐按**十宣**穴30下，掐後再按揉30下，力度稍重。

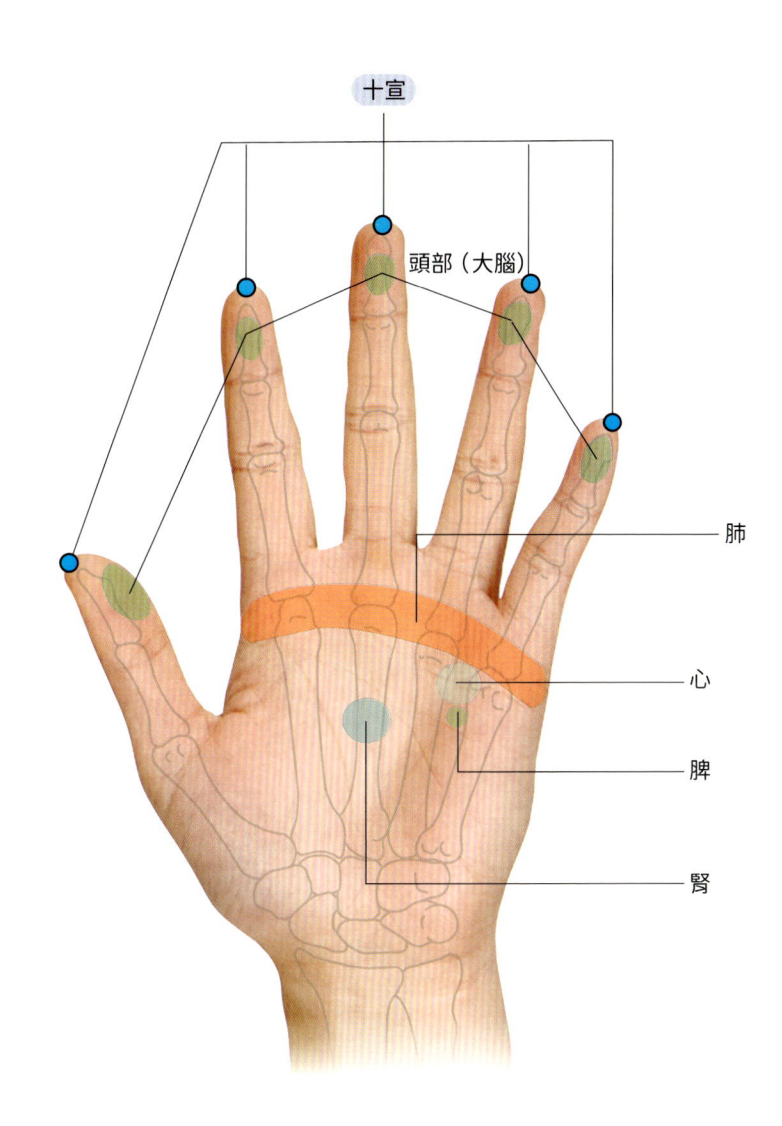

十宣

頭部（大腦）

肺

心

脾

腎

45 痔瘡

手部按摩

① 放鬆手部，拇指輕輕按揉肛門、直腸反射區，按摩的手法要柔和滲透。

② 食指近側指間關節點按膀胱、輸尿管反射區1分鐘，用力均勻，力度適中。

③ 點按腎反射區，力度以被按摩者耐受為度，以局部有痠脹感為宜。

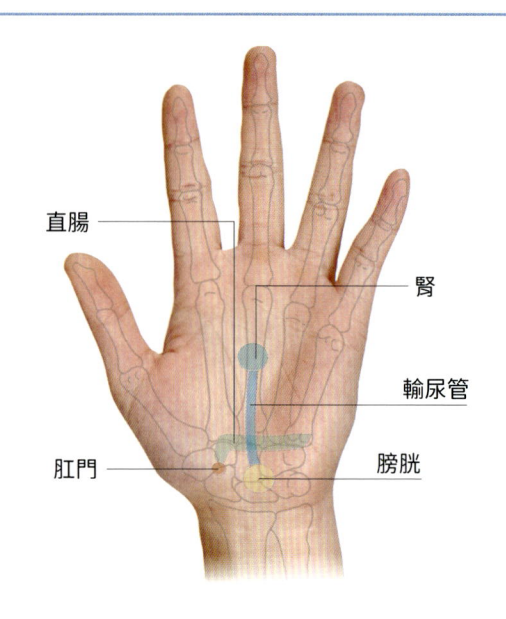

直腸　腎　輸尿管　肛門　膀胱

足部按摩

① 食指近側指間關節刮壓肛門、乙狀結腸‧直腸反射區各2～3分鐘。

② 泡腳至全腳放鬆後，按摩心、腎反射區各2分鐘，以局部有痠脹感為宜。

③ 食指橈側緣刮骶骨‧尾骨、腰椎反射區各3～5次。

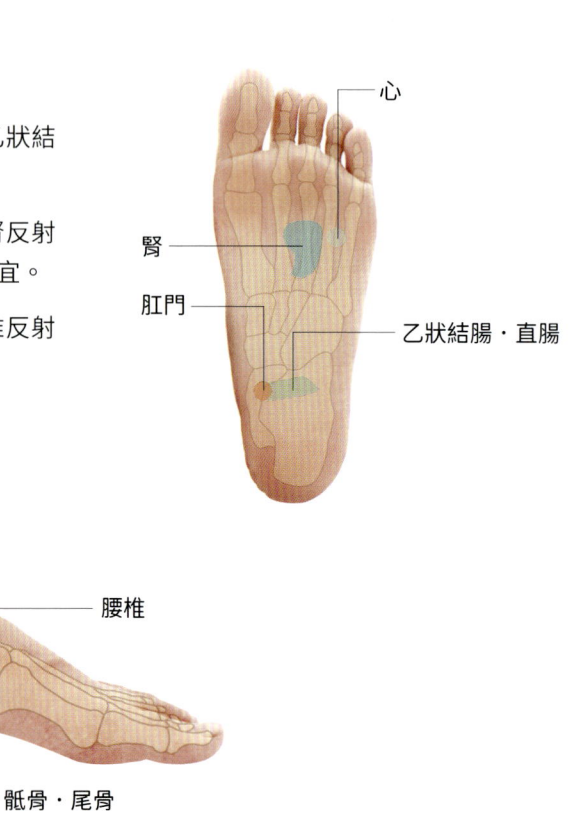

心　腎　肛門　乙狀結腸‧直腸

腰椎

骶骨‧尾骨

第二章

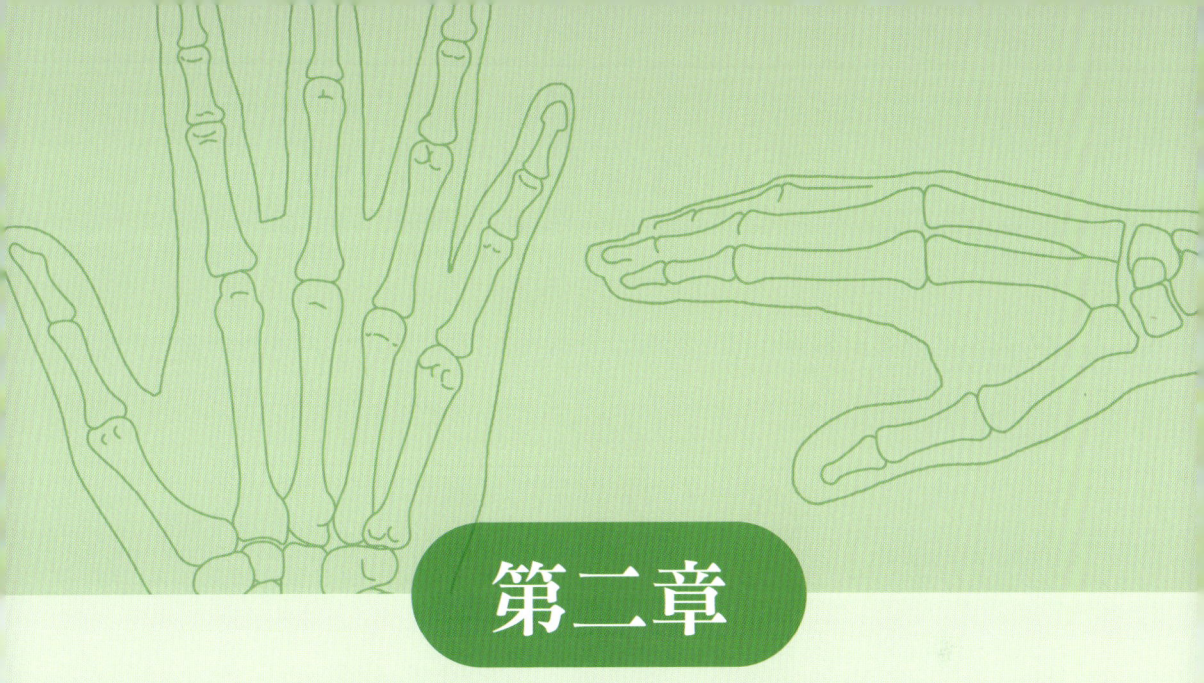

了解手部反射區
——捏捏雙手巧治病

一、手部各部位名稱圖解

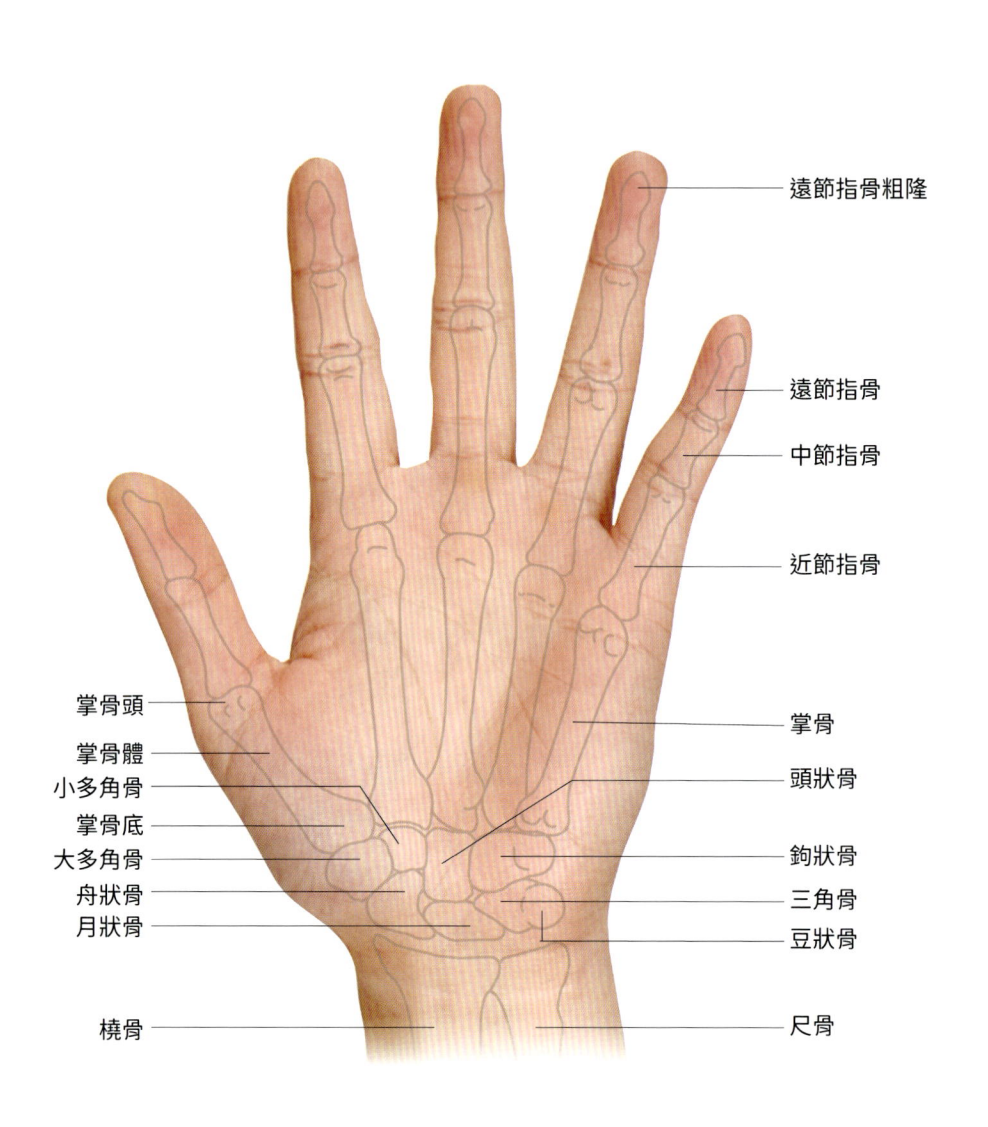

遠節指骨粗隆
遠節指骨
中節指骨
近節指骨
掌骨頭
掌骨體
小多角骨
掌骨底
大多角骨
舟狀骨
月狀骨
橈骨
掌骨
頭狀骨
鉤狀骨
三角骨
豆狀骨
尺骨

手掌面

遠節指骨

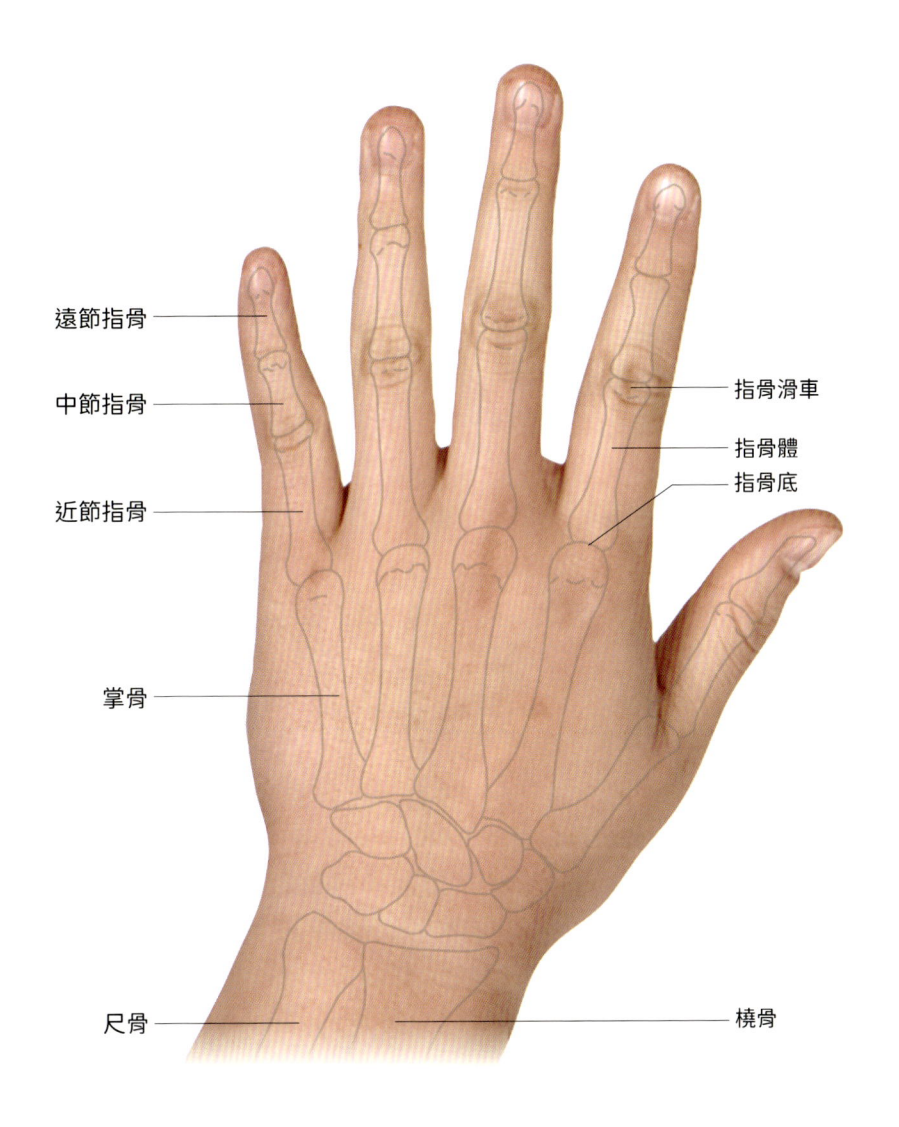

中節指骨

近節指骨

掌骨

尺骨

指骨滑車

指骨體

指骨底

橈骨

手背面

了解手足反射區按摩

了解手部反射區

了解足部反射區

了解手部特效穴

了解足部特效穴

59

二、手部反射區

① 手掌面反射區

頸項

主　治　落枕、頸椎病、頸部痠痛、頸部僵硬、頸部軟組織損傷。

定　位　雙手拇指掌面近節指骨中央。

特效按摩　往指根方向推 10～15 次。

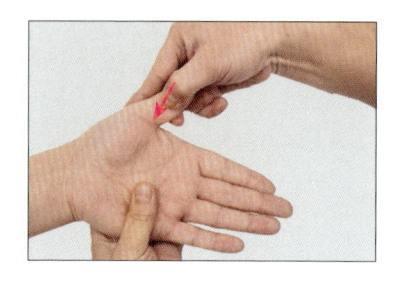

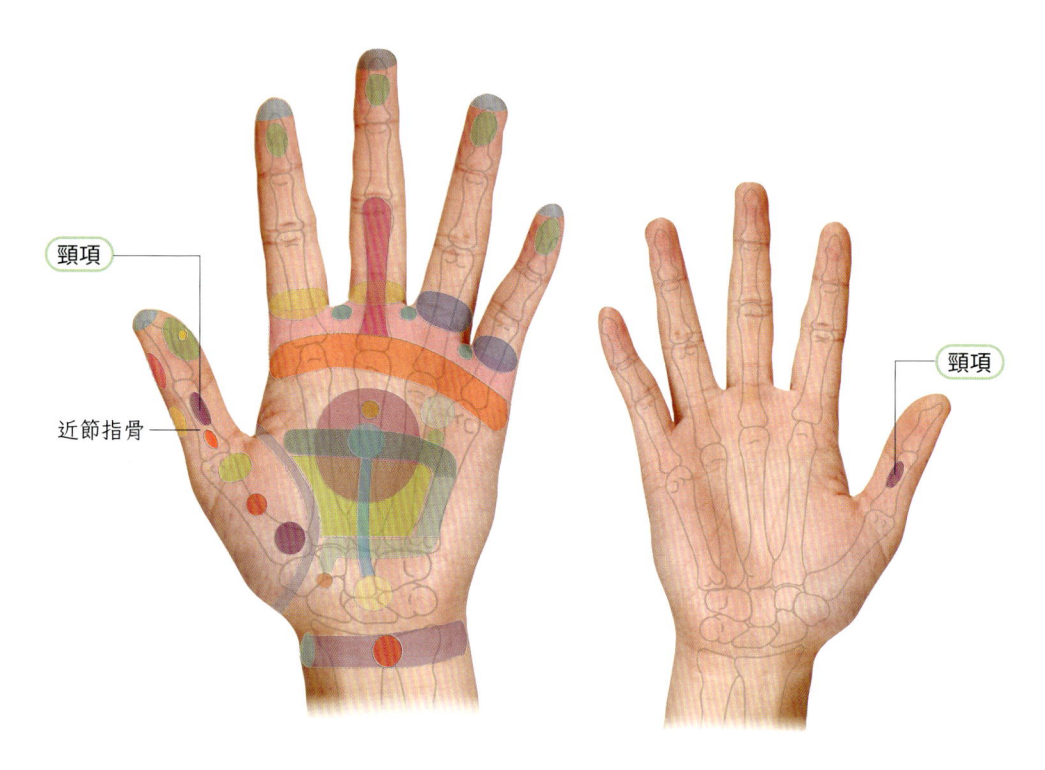

頸項

近節指骨

頸項

腦下垂體

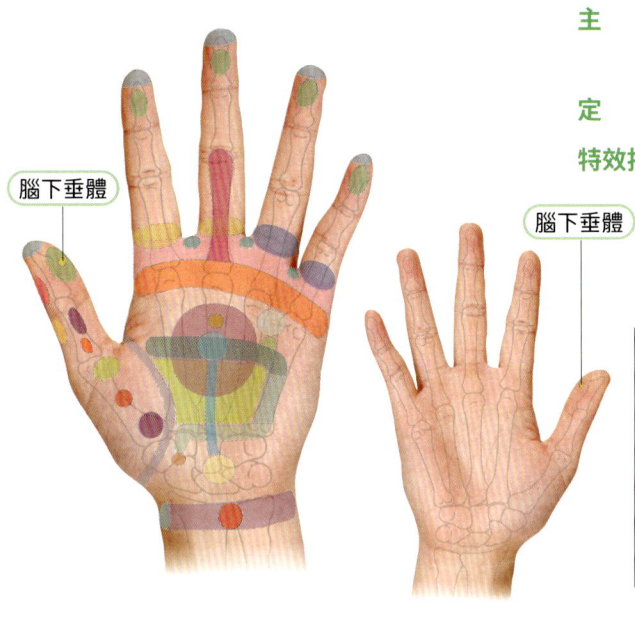

主　治　內分泌功能失調、小兒發育不良、更年期症候群。
定　位　雙手拇指指腹中心。
特效按摩　掐5～10次。

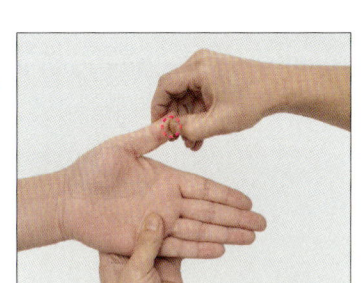

額竇

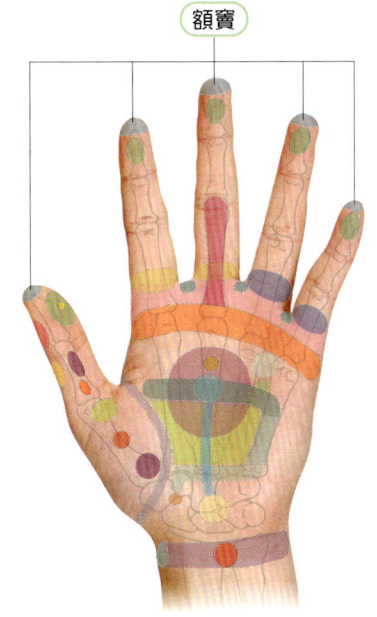

主　治　鼻竇炎、腦震盪後遺症、腦中風後遺症、頭痛、頭暈、神經衰弱。
定　位　雙手掌面，10個手指尖。
特效按摩　用拇指指端點按8～10次。

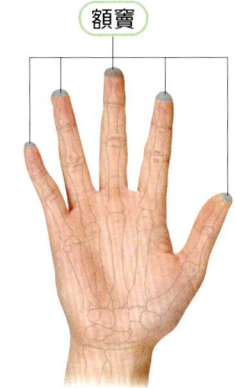

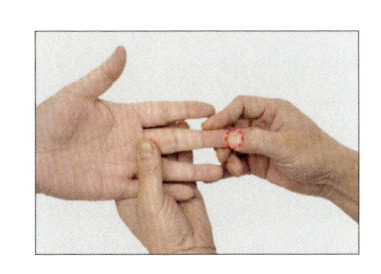

眼

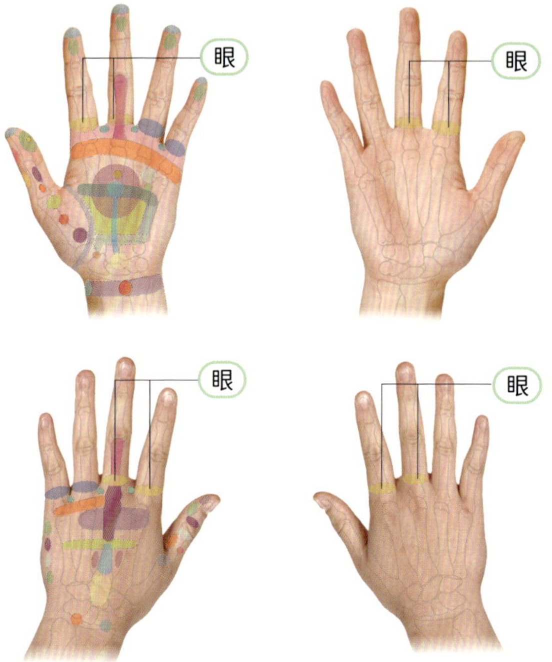

主　治	結膜炎、角膜炎、近視、遠視、青光眼、白內障、眼出血。
定　位	雙手掌面和手背面第2、3指指根部。
特效按摩	橫推20次。

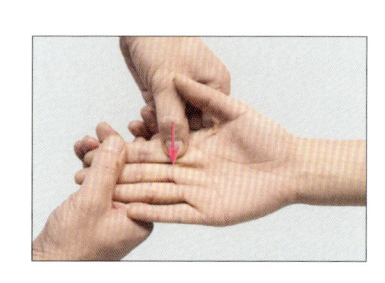

耳

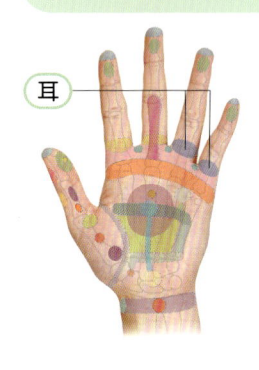

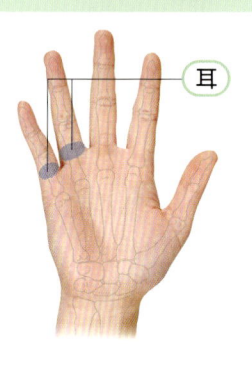

主　治	中耳炎、耳鳴、耳聾、眩暈。
定　位	雙手掌面和手背面第4、5指指根部。
特效按摩	橫推20次。

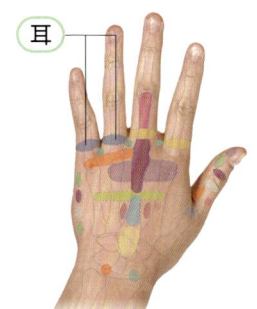

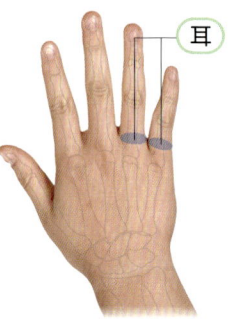

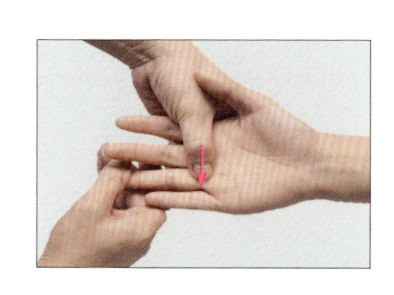

扁桃腺

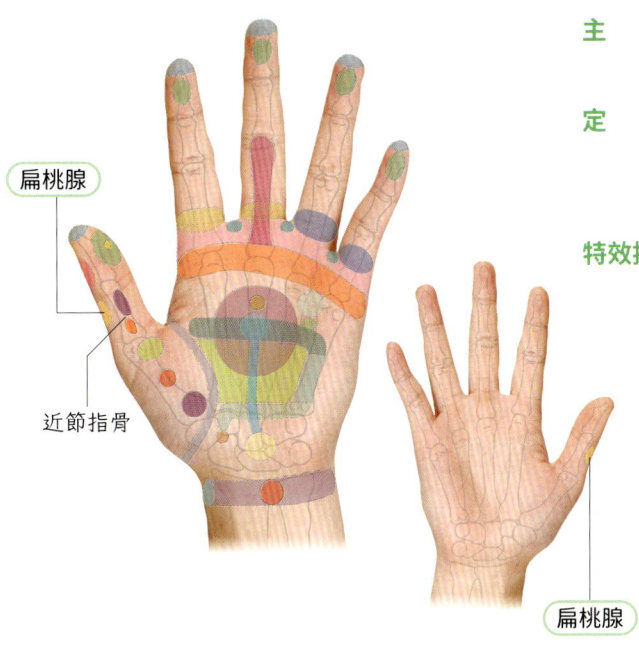

主　治　扁桃腺炎、上呼吸道感染、發燒。

定　位　雙手拇指近節指骨橈側的赤白肉際處，鼻反射區的近側。

特效按摩　往指尖方向推10～20次。

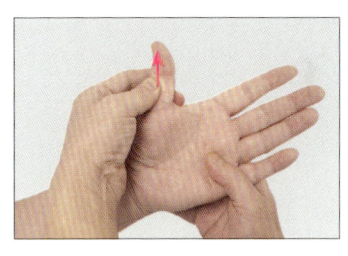

扁桃腺

近節指骨

扁桃腺

鼻

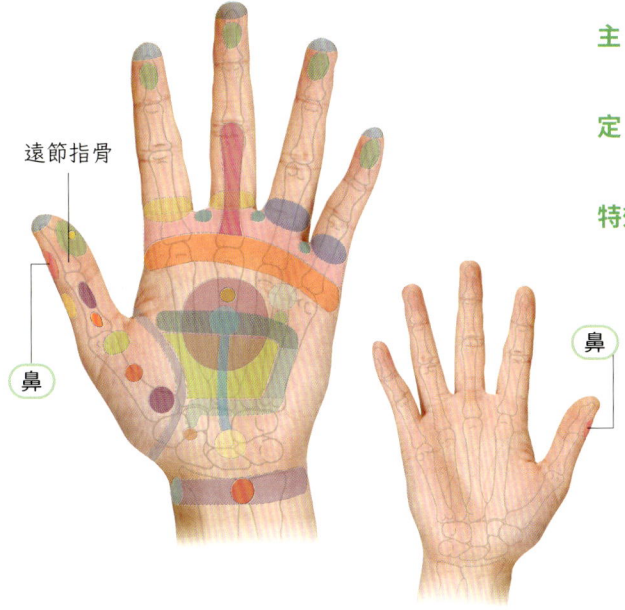

主　治　過敏性鼻炎、鼻出血、上呼吸道感染。

定　位　雙手拇指遠節指骨橈側的中部，赤白肉際處。

特效按摩　點按15～20次。

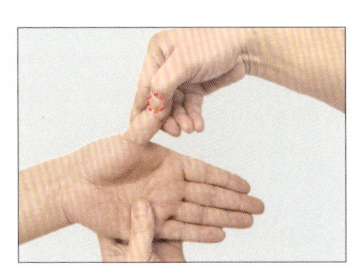

遠節指骨

鼻

了解手足反射區按摩

了解手部反射區

了解足部反射區

了解手部特效穴

了解足部特效穴

頭部（大腦）

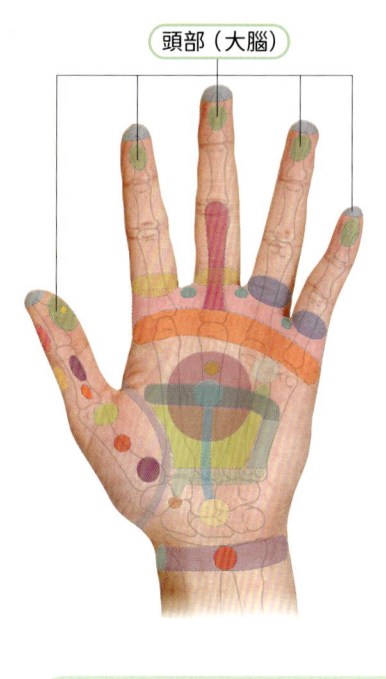

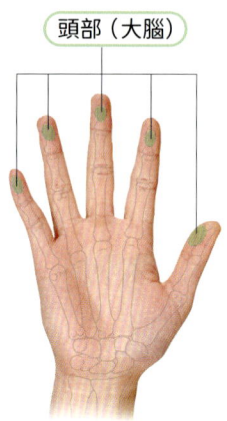

主　治 腦中風後遺症、腦震盪後遺症、高血壓、頭痛、頭暈、神經衰弱。

定　位 雙手掌面，10個手指末節指紋處。

特效按摩 從指尖往指根方向推10～15次。

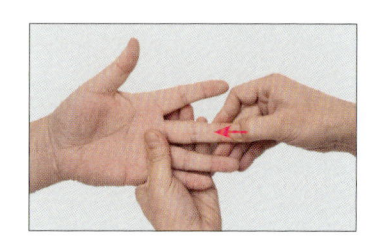

頭頸淋巴結

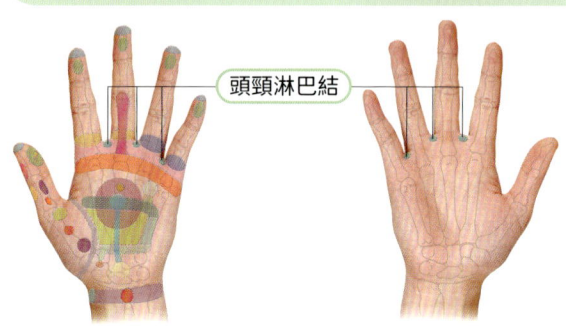

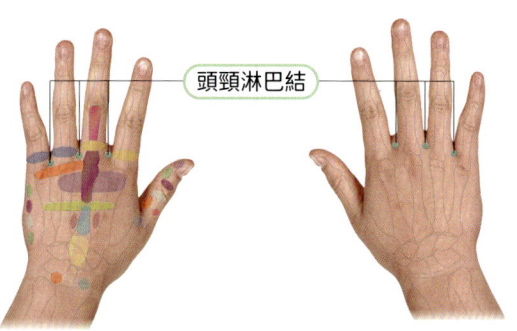

主　治 眼、耳、舌、口腔、牙齒的病症，甲狀腺腫大，免疫力低下。

定　位 在手掌面和手背面，第2～5指指根部間的凹陷處。

特效按摩 點掐5～10次。

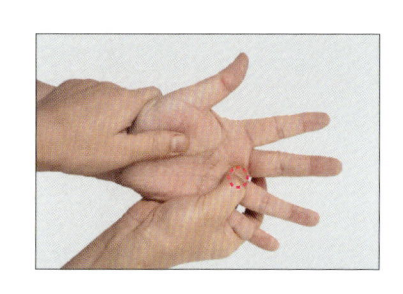

心

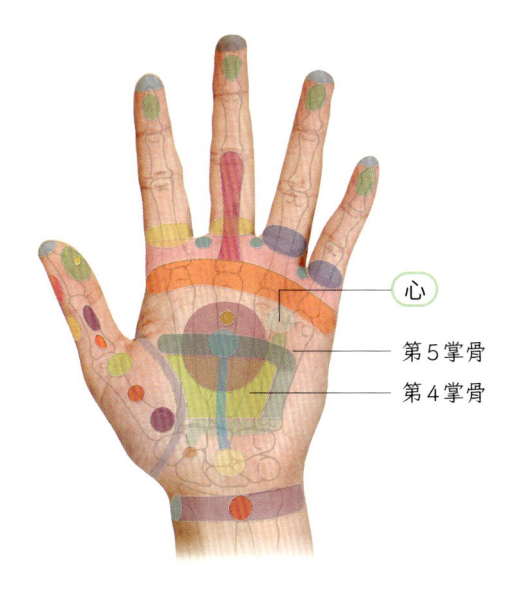

主　治　心絞痛、心肌梗死恢復期、心臟衰竭恢復期、心律不整、心功能不全等循環系統病症。

定　位　左手掌面第4、5掌骨之間，掌骨的遠端，近掌骨頭處。

特效按摩　往手指方向推約10～20次。

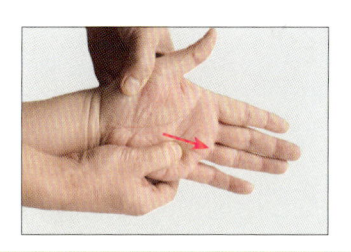

第5掌骨
第4掌骨
心

斜方肌

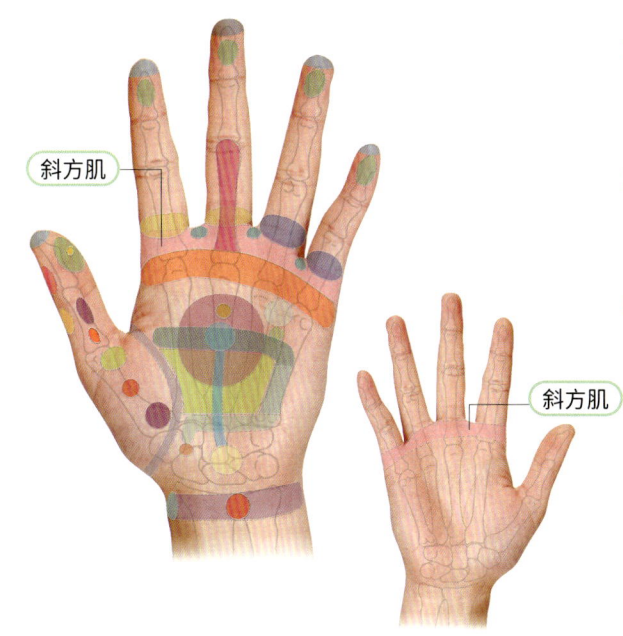

主　治　落枕、頸部疼痛、背部痠痛、上肢疼痛、手指麻木無力。

定　位　雙手掌面眼、耳反射區近側，呈一弧形帶狀區域。

特效按摩　從尺側往橈側推約10～15次。

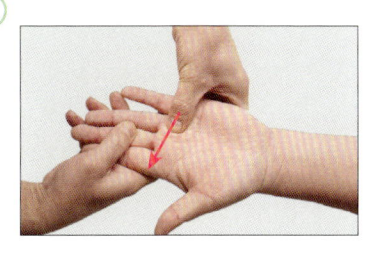

斜方肌
斜方肌

脾

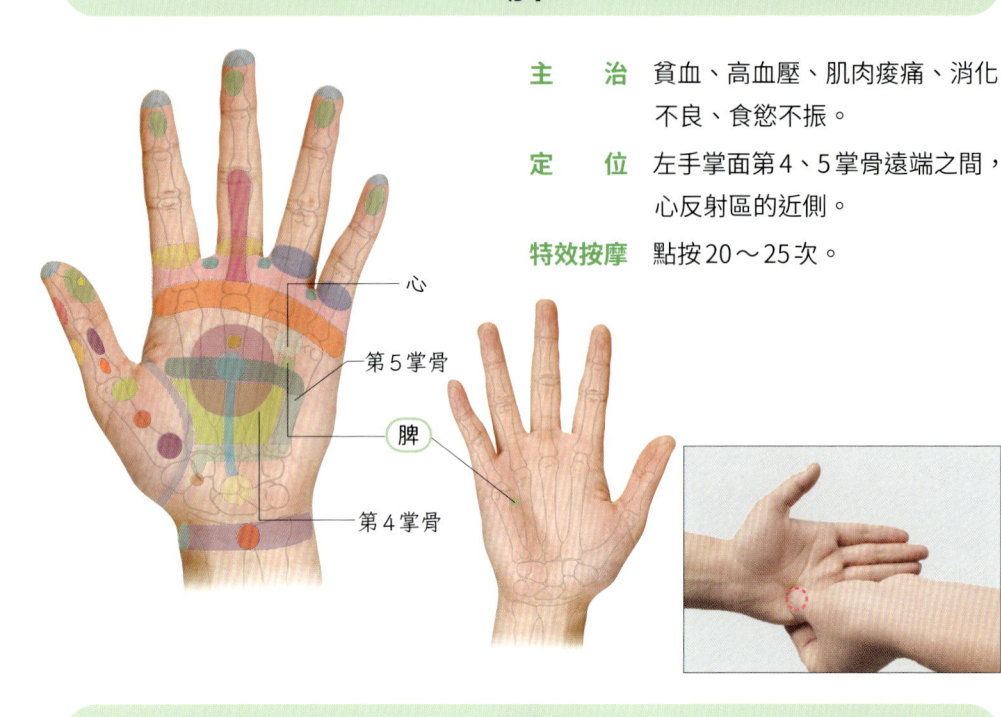

主　治　貧血、高血壓、肌肉痠痛、消化不良、食慾不振。

定　位　左手掌面第4、5掌骨遠端之間，心反射區的近側。

特效按摩　點按20～25次。

- 心
- 第5掌骨
- 脾
- 第4掌骨

肺

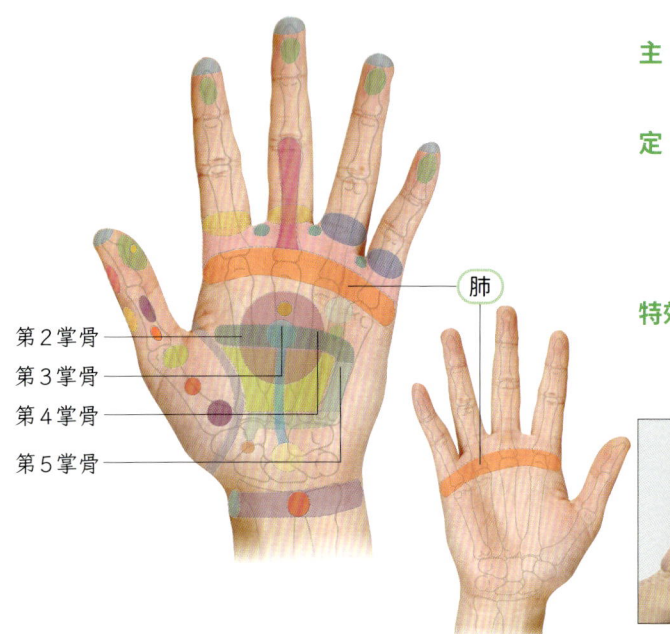

主　治　肺炎、支氣管炎、肺氣腫、肺結核。

定　位　雙手掌面，橫跨第2、3、4、5掌骨，為靠近掌指關節的帶狀區域。

特效按摩　橫推10～15次。

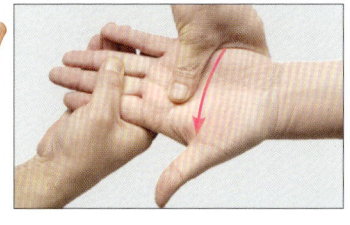

- 第2掌骨
- 第3掌骨
- 第4掌骨
- 第5掌骨
- 肺

肝

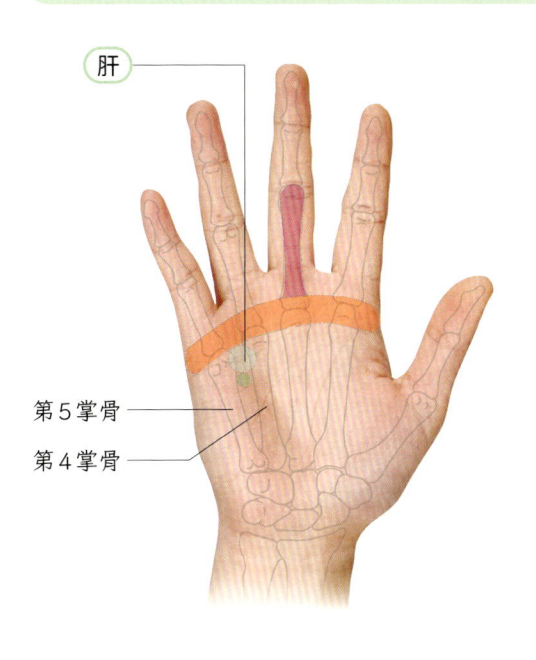

第5掌骨
第4掌骨

主　治	肝區不適、肝炎、肝硬化、腹脹、腹痛、消化不良、高血脂症等。
定　位	左手掌面第4、5掌骨遠端之間，心反射區的近側。
特效按摩	點按10次。

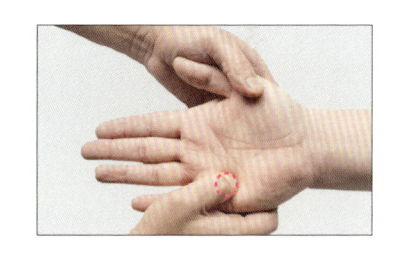

氣管・支氣管

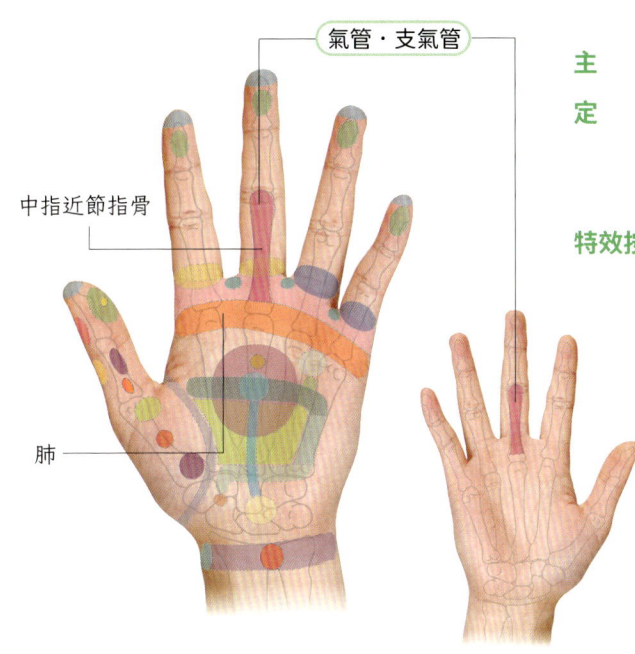

中指近節指骨
肺

主　治	肺炎、支氣管炎。
定　位	雙手掌面中指近節指骨，該反射區的近心端與肺反射區相連。
特效按摩	往腕側推約10～15次。

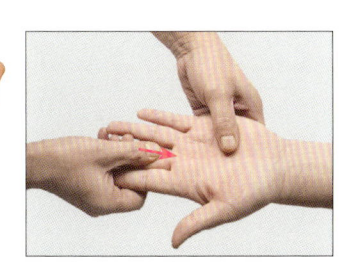

膽囊

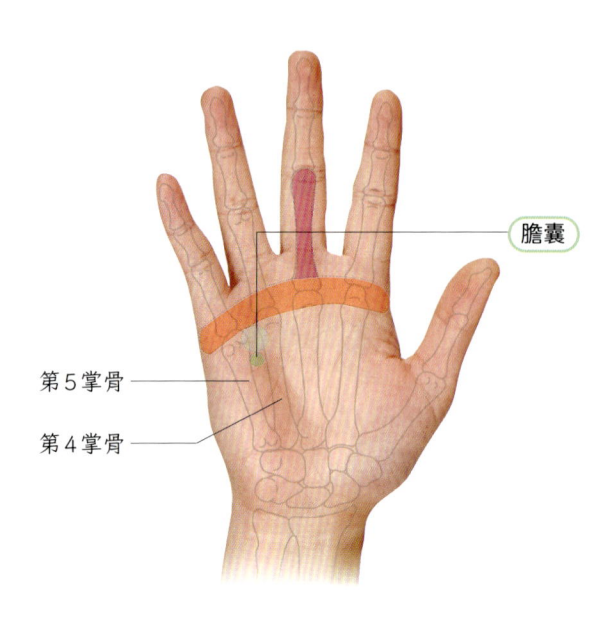

第5掌骨
第4掌骨
膽囊

主　治　膽囊炎、膽結石、厭食症、胃腸功能紊亂。

定　位　右手掌面第4、5掌骨之間，肝反射區的近側。

特效按摩　點按10～15次。

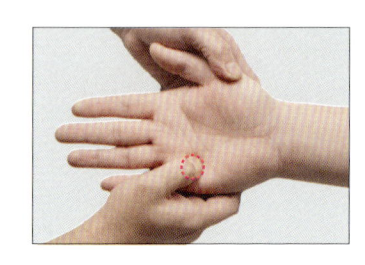

甲狀腺

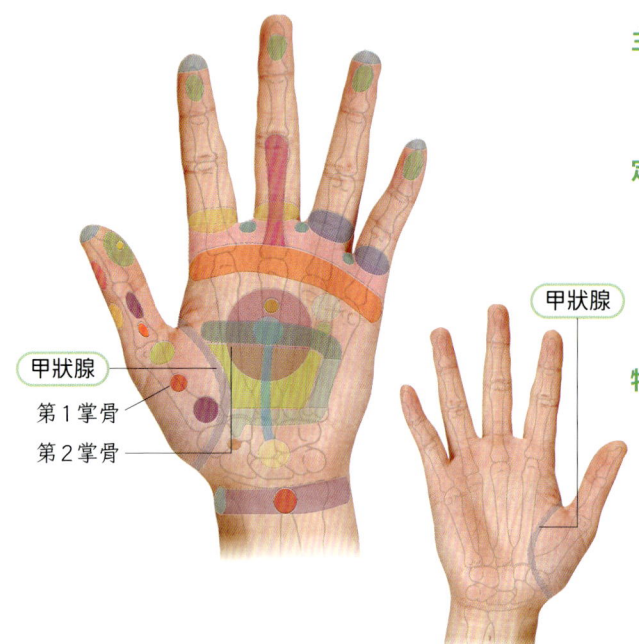

甲狀腺
第1掌骨
第2掌骨
甲狀腺

主　治　甲狀腺功能亢進症、甲狀腺功能低下症、單純性甲狀腺腫。

定　位　雙手掌面第1掌骨近心端至第1、2掌骨之間，再轉向虎口邊緣所形成的弧形帶狀區域。

特效按摩　按揉20～25次。

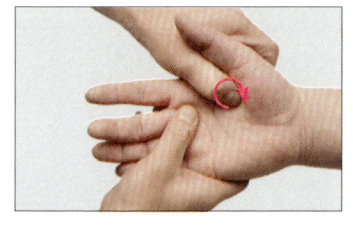

腎

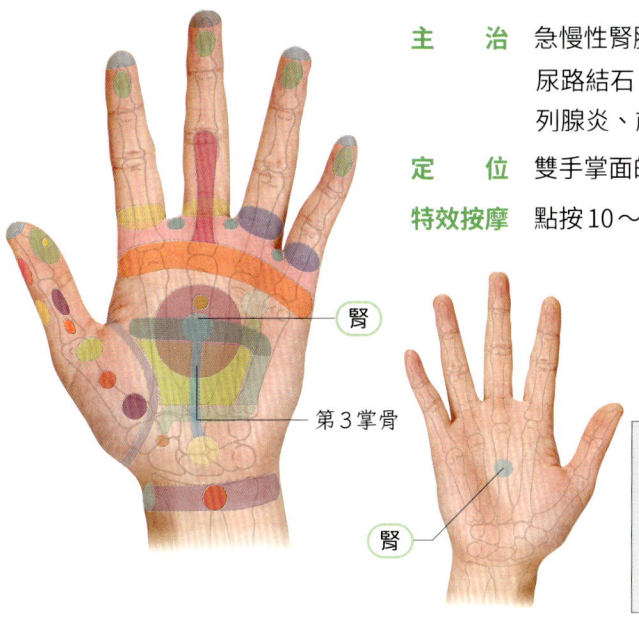

主　治　急慢性腎臟炎、腎結石、腎功能不全、尿路結石、高血壓、慢性支氣管炎、前列腺炎、前列腺增生等病症。

定　位　雙手掌面的第3掌骨中部。

特效按摩　點按10～15次。

腎

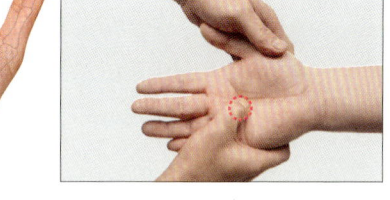

第3掌骨

腎

腹腔神經叢

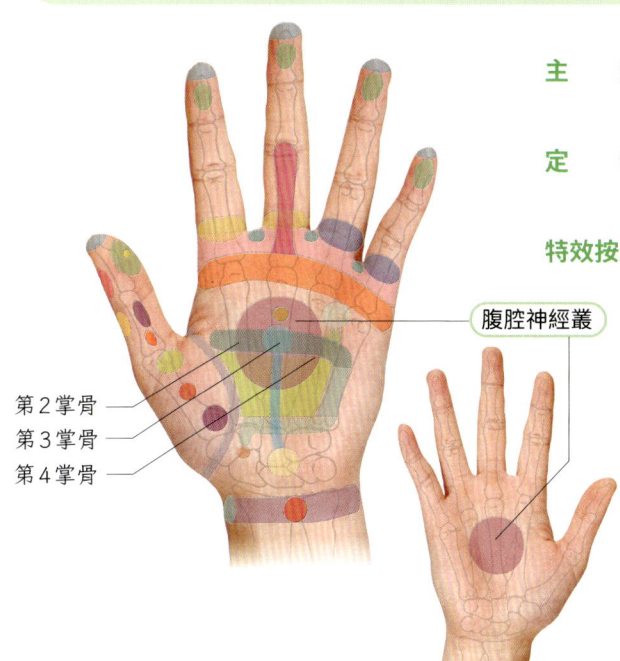

主　治　胃腸功能紊亂、腹脹、腹瀉、胸悶、煩躁、神經衰弱。

定　位　雙手掌面第2、3、4掌骨之間的圓形區域。

特效按摩　圍繞腎反射區兩側往手腕方向推10～15次。

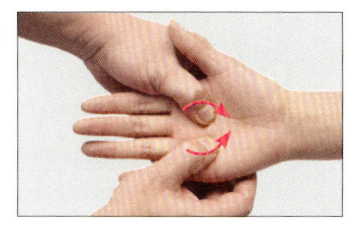

腹腔神經叢

第2掌骨
第3掌骨
第4掌骨

腎上腺

主　治	腎上腺皮質功能不全、過敏性氣喘、心律不整、風溼性關節炎。
定　位	雙手掌面第3掌骨中上段，腎反射區的遠側。
特效按摩	點按10～15次。

標示：腎上腺、腎、第3掌骨、腎上腺

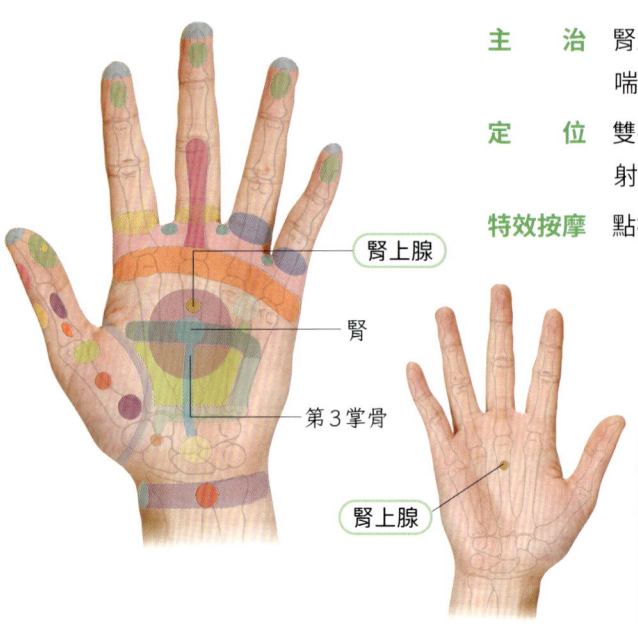

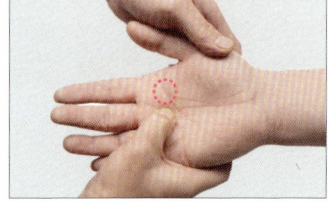

膀胱

主　治	輸尿管結石、泌尿系統感染（症狀特徵為尿頻、尿急、尿痛、尿液異常和腰痛）。
定　位	雙手掌面大、小魚際交接處的凹陷中。
特效按摩	點按10～15次。

標示：膀胱、大魚際、小魚際

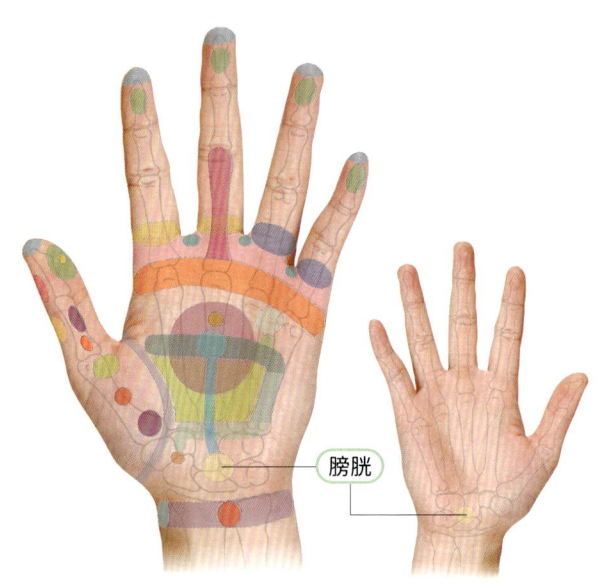

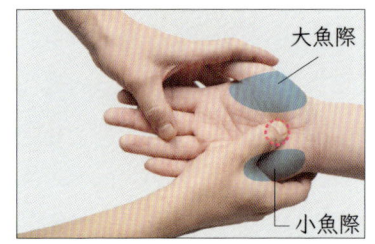

生殖腺

主　治　性功能低下、月經不調、更年期症候群。

定　位　雙手掌側腕橫紋中點處，相當於**大陵**穴處。

特效按摩　按揉20～25次。

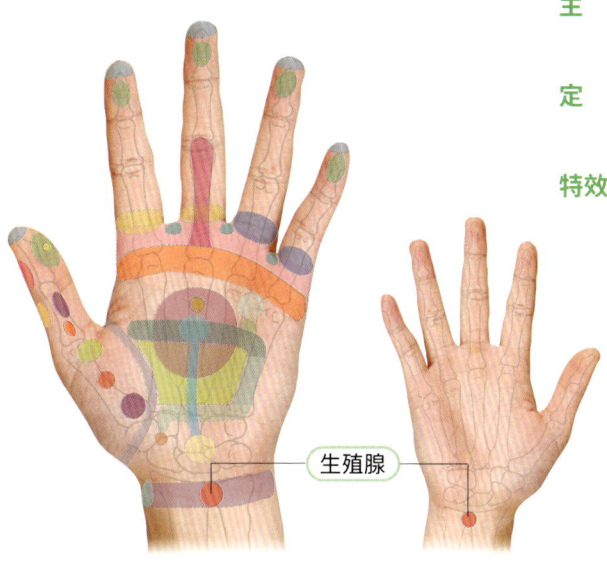

生殖腺

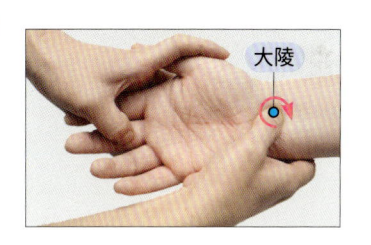

大陵

輸尿管

主　治　輸尿管結石、泌尿系統感染、腎積水、高血壓。

定　位　雙手掌面中部腎反射區與膀胱反射區之間的條形帶狀區域。

特效按摩　單指往手腕方向推10～15次。

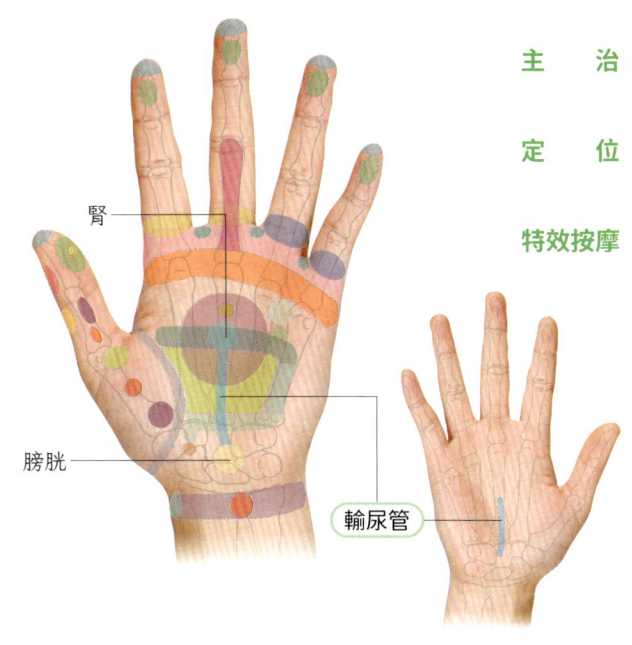

腎

膀胱

輸尿管

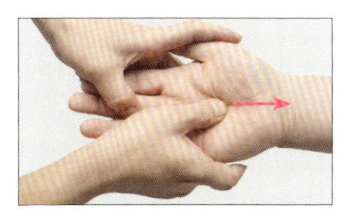

前列腺・尿道・子宮・陰道

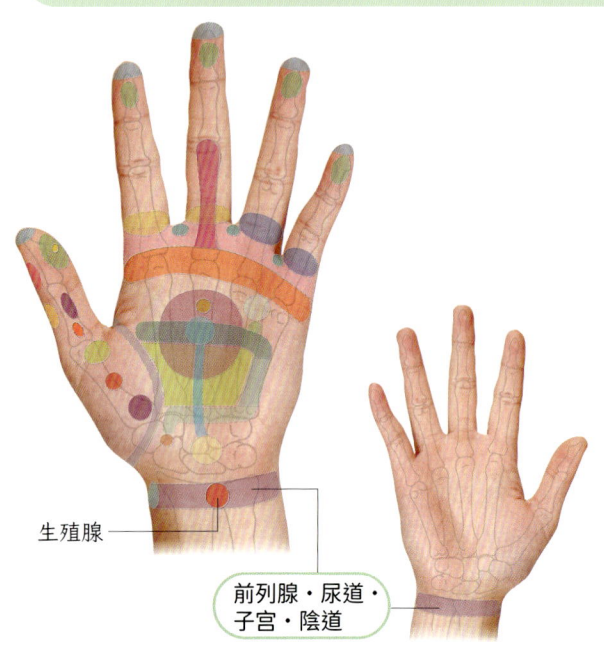

主　治　前列腺炎、泌尿系統感染、子宮肌瘤、子宮頸炎、陰道炎、白帶異常、尿道炎。

定　位　雙手掌側腕橫紋處生殖腺反射區兩側的帶狀區域。

特效按摩　由中間往兩側分推或由尺側往橈側推20～30次。

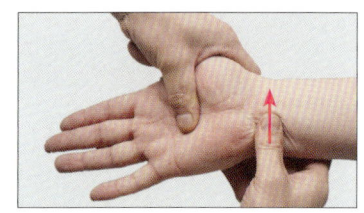

生殖腺

前列腺・尿道・子宮・陰道

腹股溝

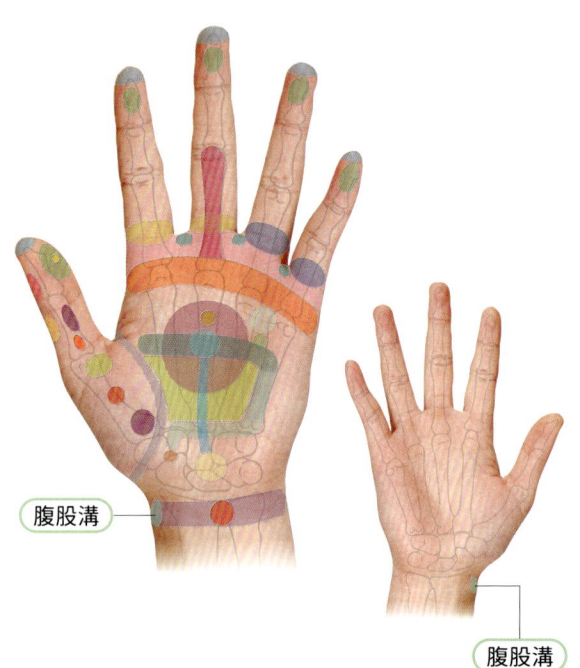

主　治　泌尿生殖系統病症，在男性包括排尿異常、膿尿、性功能障礙、不育症、前列腺增生等，在女性常見的有陰道炎、子宮頸炎、子宮內膜炎。

定　位　雙手掌側腕橫紋的橈側端。

特效按摩　按揉20～25次。

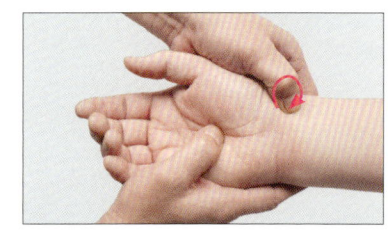

腹股溝

腹股溝

胃

主 治 胃痛、消化不良、嘔吐、腹脹、胃酸分泌過多。

定 位 雙手掌面第1掌骨的遠端。

特效按摩 往手腕方向推10～15次。

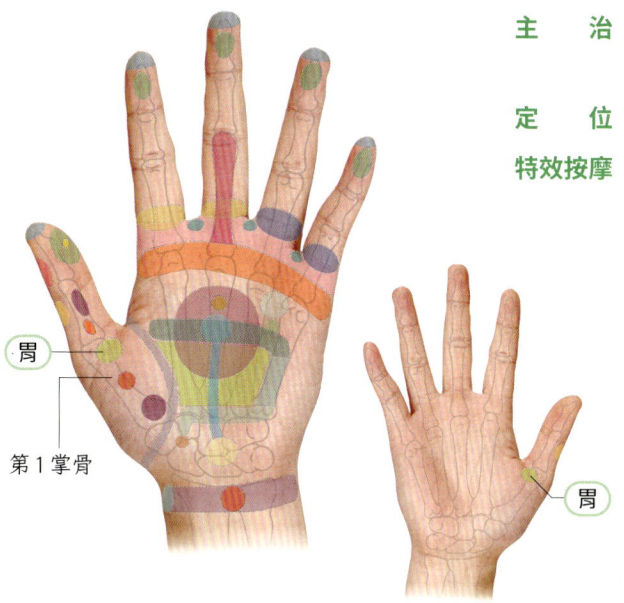

胃
第1掌骨
胃

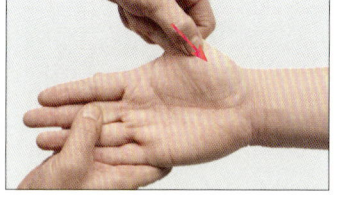

食道

主 治 食道腫瘤、食道炎。

定 位 雙手掌面拇指近節指骨近端，頸項反射區的近側。

特效按摩 往指根方向推約10～15次。

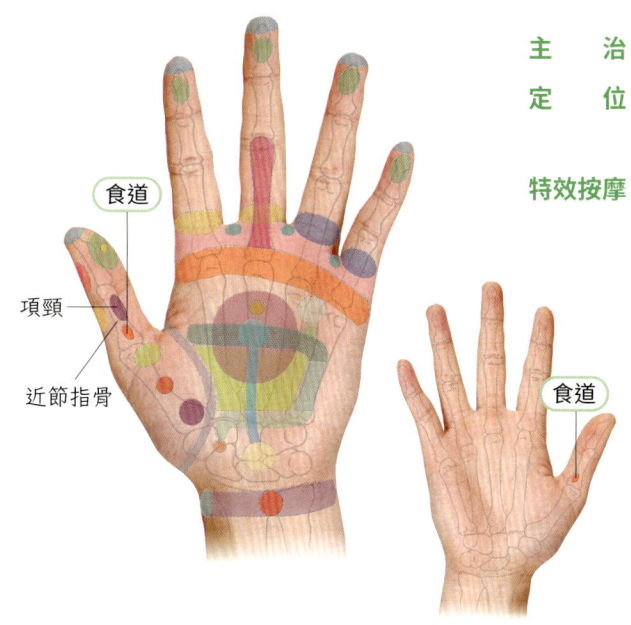

食道
項頸
近節指骨
食道

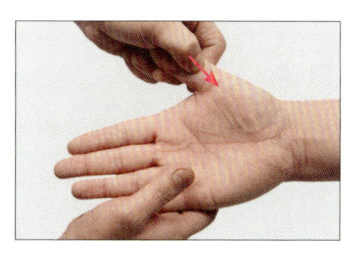

了解手足反射區按摩

了解手部反射區

了解足部反射區

了解手部特效穴

了解足部特效穴

十二指腸

主　治	消化不良、十二指腸潰瘍、食慾不振。
定　位	雙手掌面第1掌骨近心端。
特效按摩	往手腕方向推10～15次。

十二指腸
第1掌骨
十二指腸

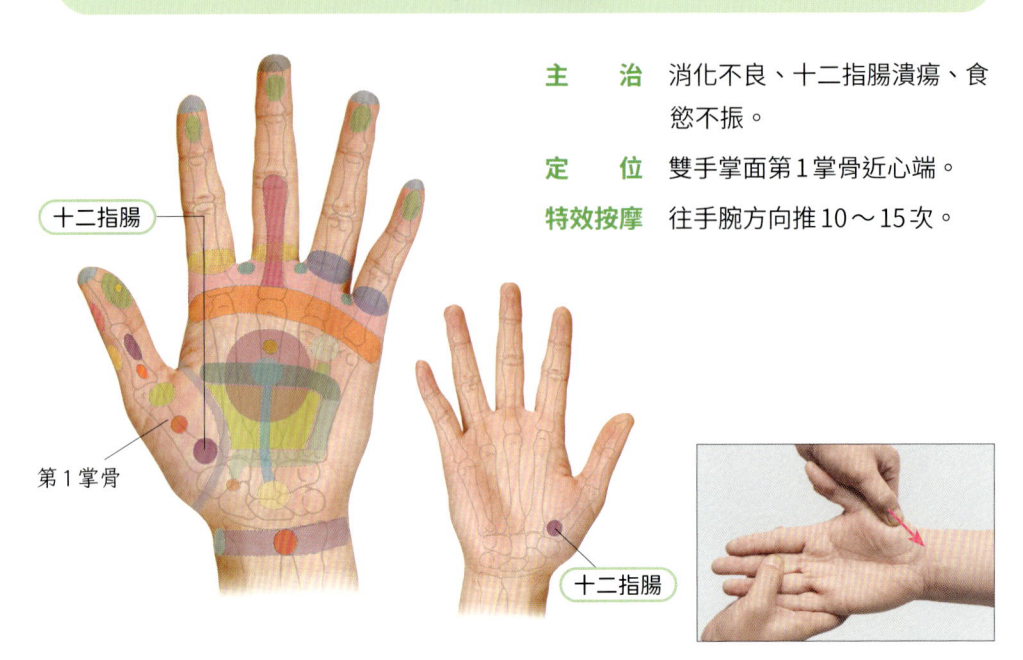

胰

主　治	胰腺炎、消化不良。
定　位	雙手掌面的胃反射區與十二指腸反射區之間，約在第1掌骨的中部。
特效按摩	往手腕方向推10～15次。

胰
胃
第1掌骨
十二指腸
胰

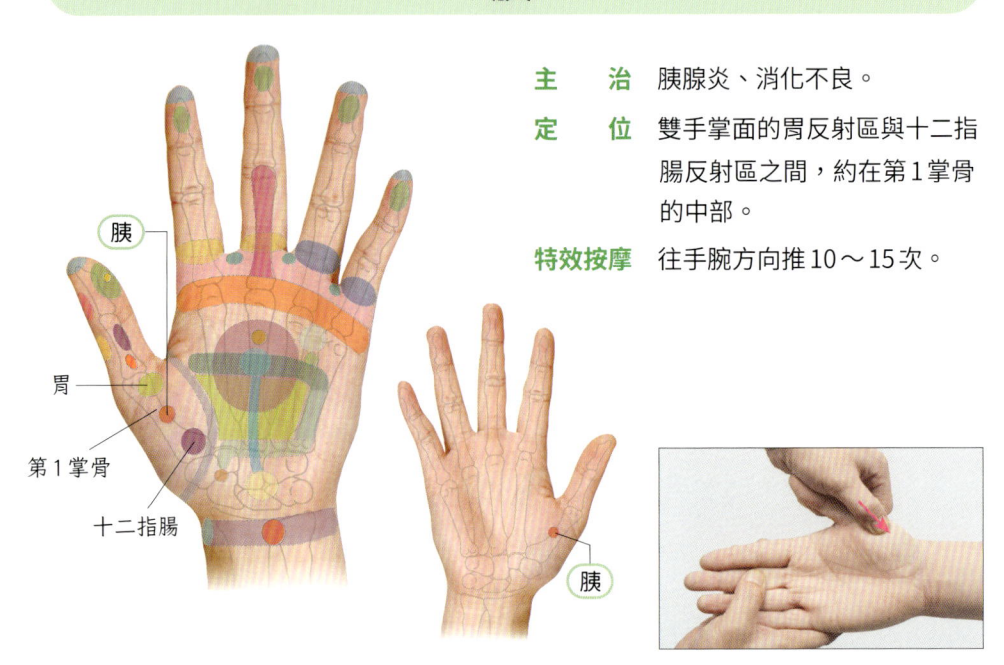

盲腸

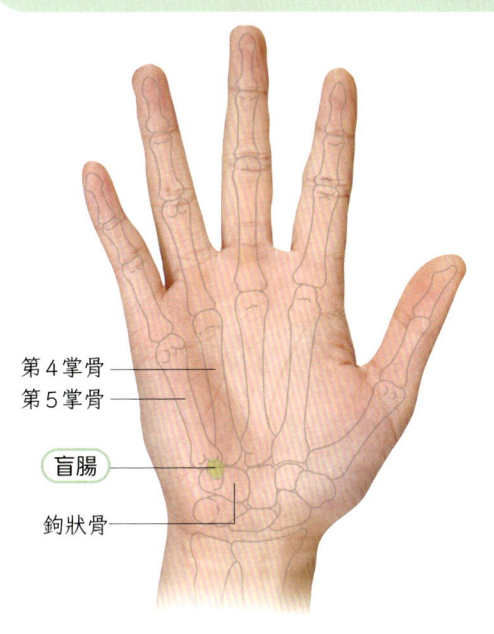

主　治	腹瀉、腹脹、便祕、闌尾炎、術後腹脹。
定　位	右手掌面第4、5掌骨底與鉤狀骨結合部的尺側。
特效按摩	掐10～15次。

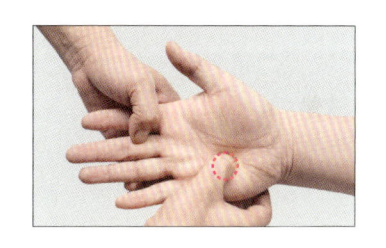

第4掌骨
第5掌骨
盲腸
鉤狀骨

小腸

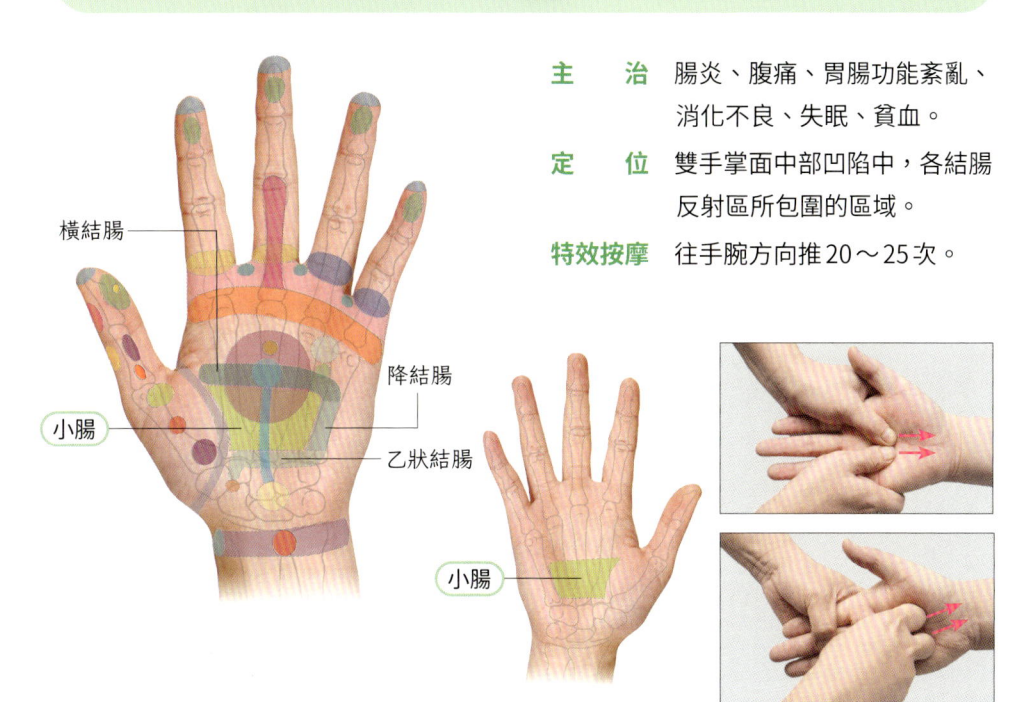

主　治	腸炎、腹痛、胃腸功能紊亂、消化不良、失眠、貧血。
定　位	雙手掌面中部凹陷中，各結腸反射區所包圍的區域。
特效按摩	往手腕方向推20～25次。

橫結腸
降結腸
小腸
乙狀結腸
小腸

闌尾

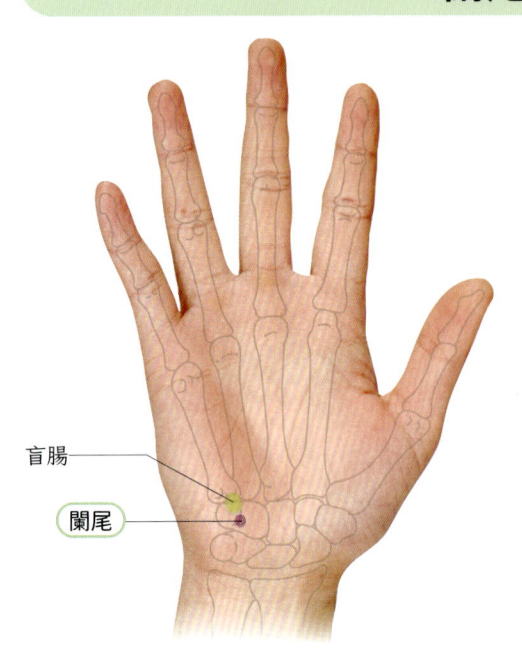

主　治　闌尾炎及其術後康復。
定　位　右手掌面盲腸反射區的近側。
特效按摩　點按10次。

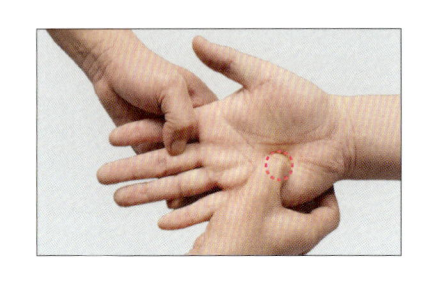

盲腸
闌尾

升結腸

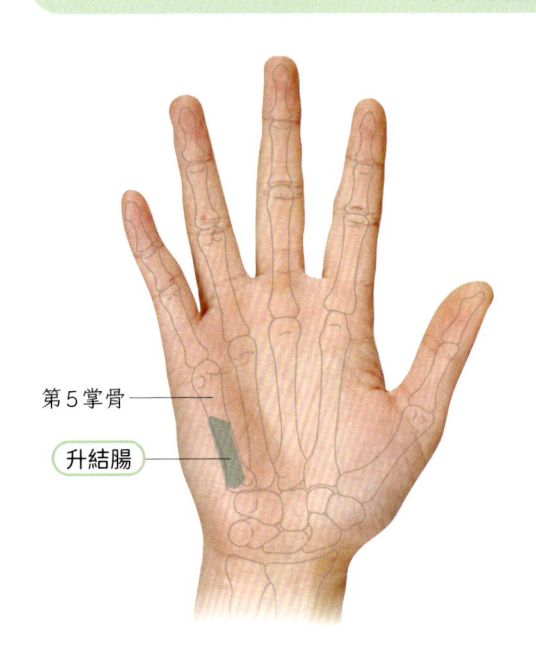

主　治　腹脹、腹痛、便祕、消化不良、結腸炎。
定　位　右手掌面，第5掌骨近心端至中部的尺側緣。
特效按摩　往指尖方向推20～25次。

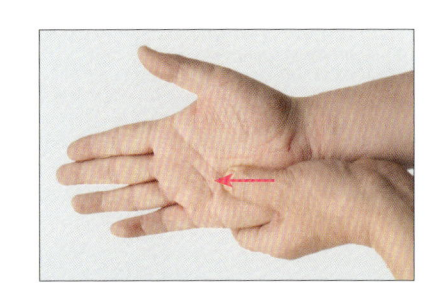

第5掌骨
升結腸

橫結腸

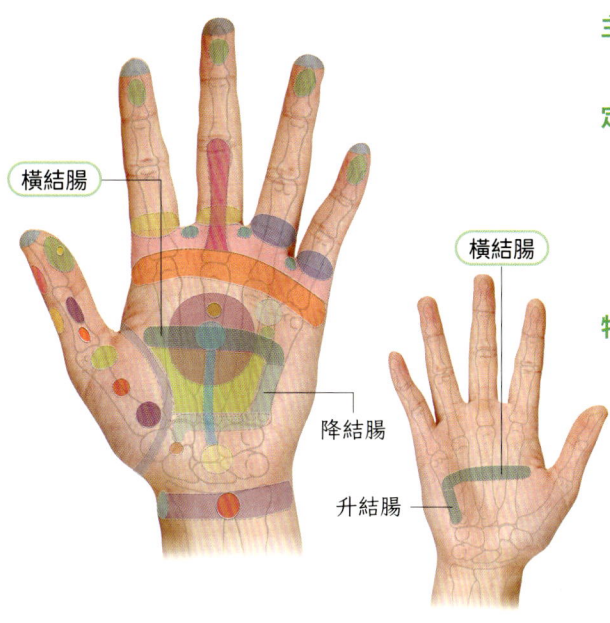

主　治　腹脹、腹痛、便祕、及消化不良、結腸炎。

定　位　雙手掌面的帶狀區域。在左手掌為虎口與降結腸之間的帶狀區域，在右手掌為虎口與升結腸之間的帶狀區域。

特效按摩　由橈側往尺側推20～25次。

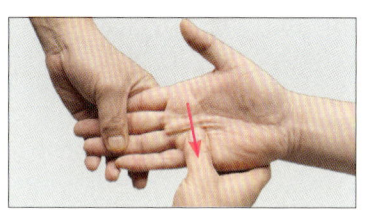

降結腸

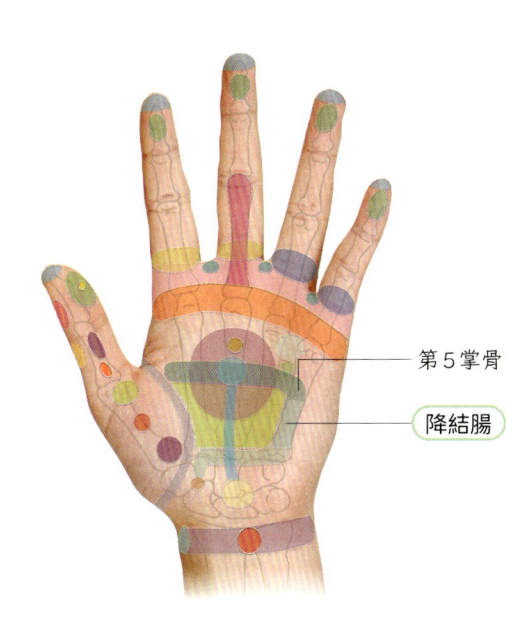

主　治　腹脹、腹痛、便祕、消化不良、結腸炎、痔瘡。

定　位　左手掌面第5掌骨中部至近心端的尺側緣。

特效按摩　往手腕方向推按20～25次。

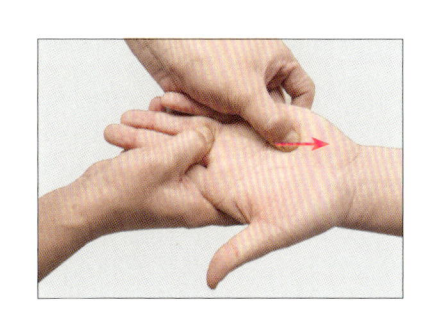

乙狀結腸

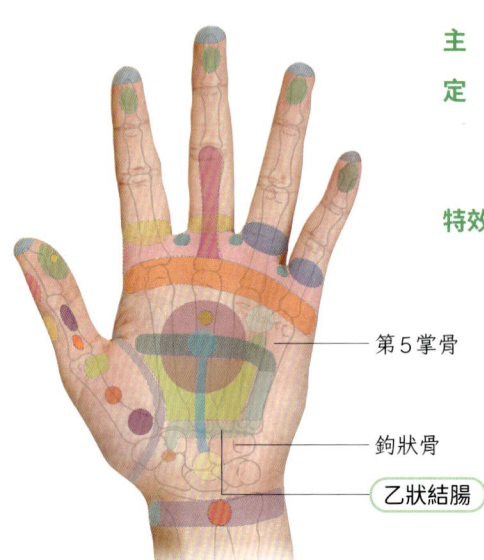

主　治　便祕、結腸炎、直腸炎。

定　位　左手掌面，為腕掌關節處的帶狀區域，起始於第5掌骨與鉤狀骨相交接處。

特效按摩　由尺側往橈側推20～25次。

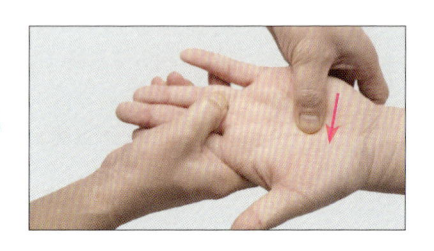

第5掌骨
鉤狀骨
乙狀結腸

肛門

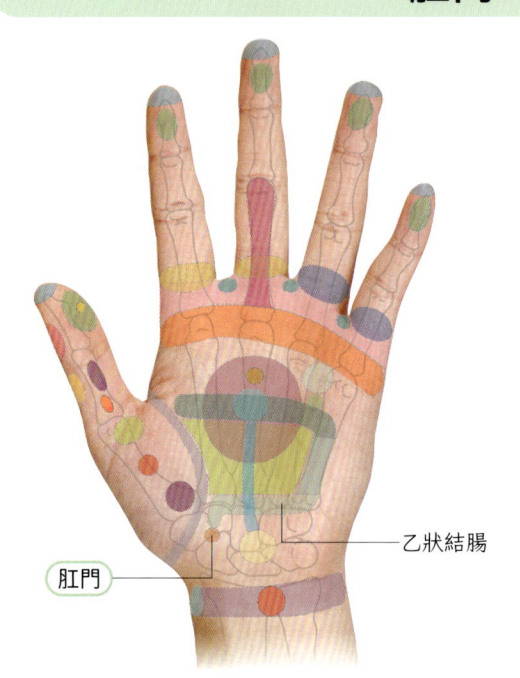

主　治　肛周炎、痔瘡、肛裂、便祕。

定　位　左手掌面乙狀結腸反射區的末端。

特效按摩　點按10～15次。

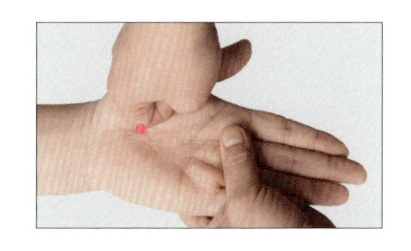

乙狀結腸
肛門

直腸

主　治　痔瘡、肛裂、便血、便祕、脫肛。

定　位　在左手掌面，連接乙狀結腸與肛門的帶狀區域。

特效按摩　往手腕方向推20次。

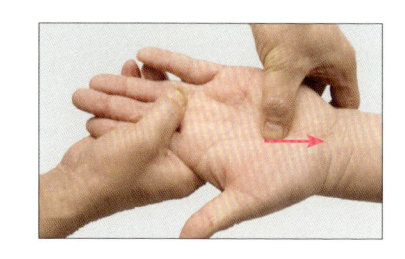

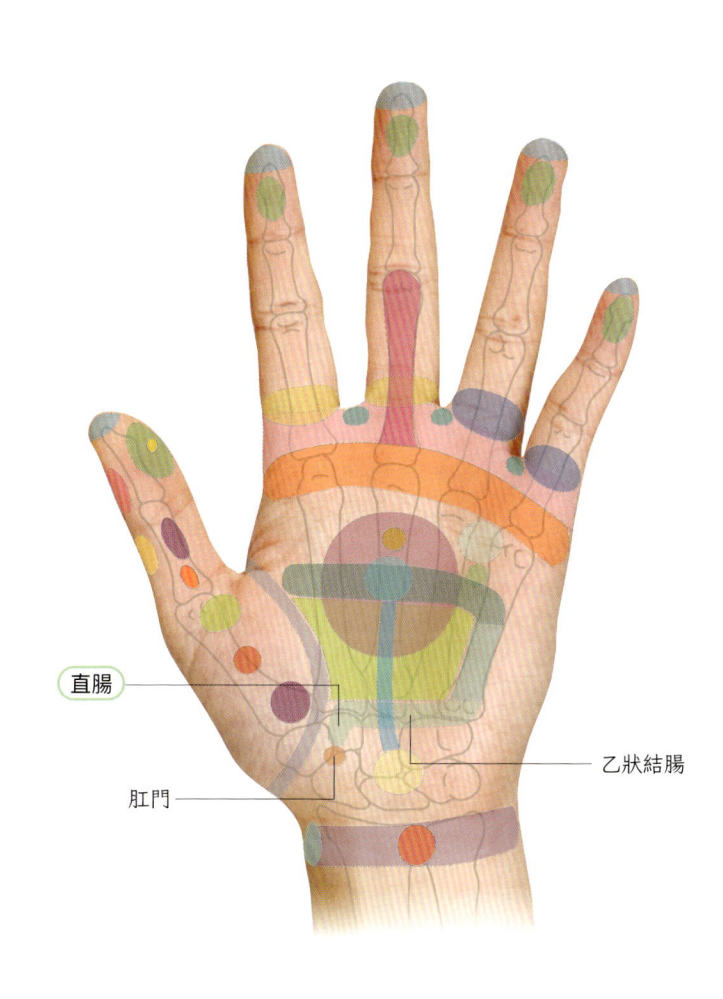

直腸

肛門

乙狀結腸

② 手背面反射區

小腦・腦幹

- **主　　治**　頭痛、眩暈、失眠、記憶力減退、帕金森氏症。
- **定　　位**　在雙手掌面，拇指指腹尺側。
- **特效按摩**　由指尖往指根方向推按10～15次。

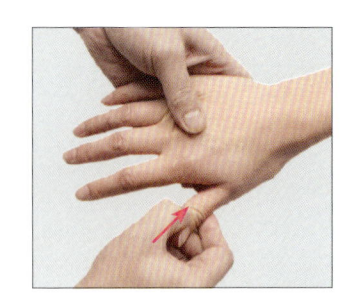

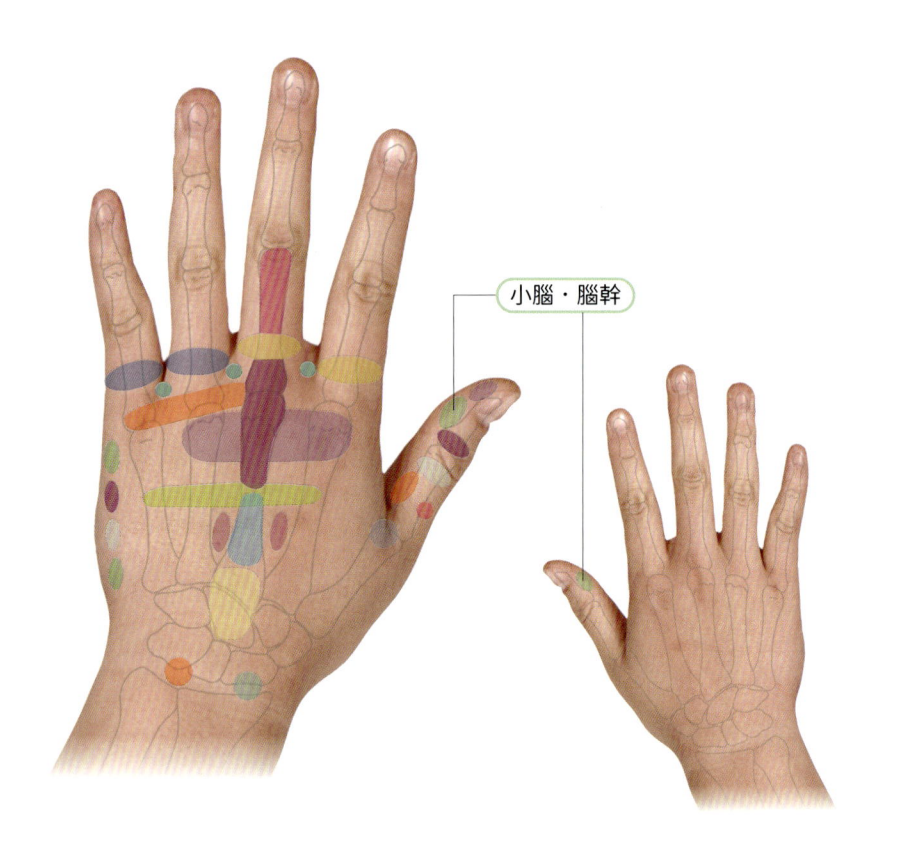

三叉神經

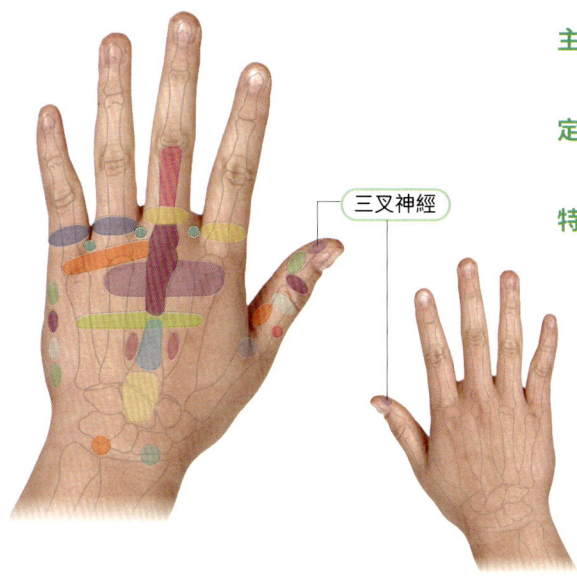

主　治　偏頭痛、牙痛、顏面神經麻痺、三叉神經痛。

定　位　雙手拇指末節指腹遠端尺側緣。

特效按摩　往虎口方向推按10～15次。

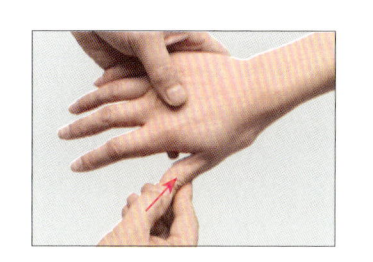

三叉神經

上頜・下頜

主　治　牙痛、顳頜關節炎、牙周病。

定　位　雙手拇指背側，拇指指間關節橫紋上下的帶狀區域，遠側為上頜，近側為下頜。

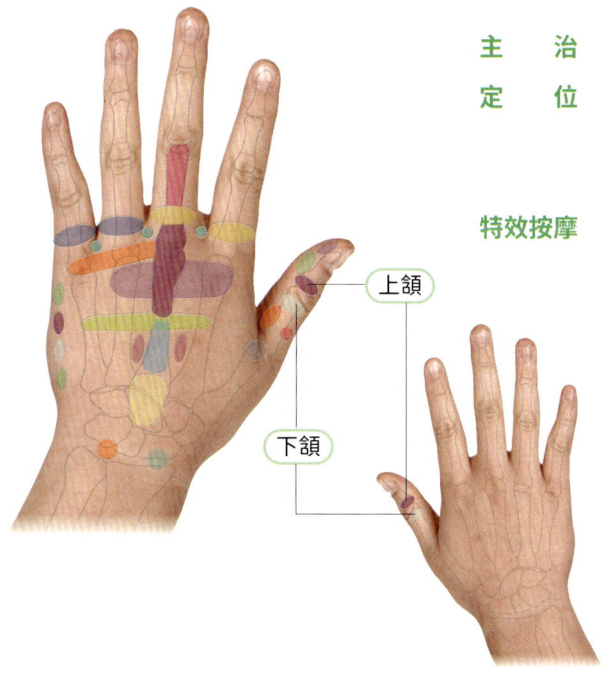

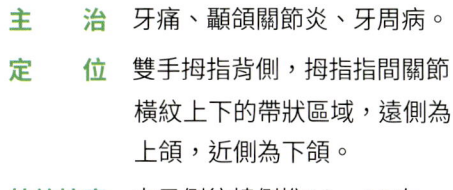

特效按摩　由尺側往橈側推10～15次。

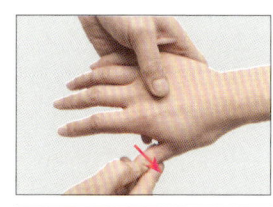

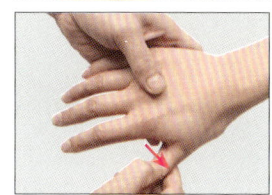

上頜

下頜

耳

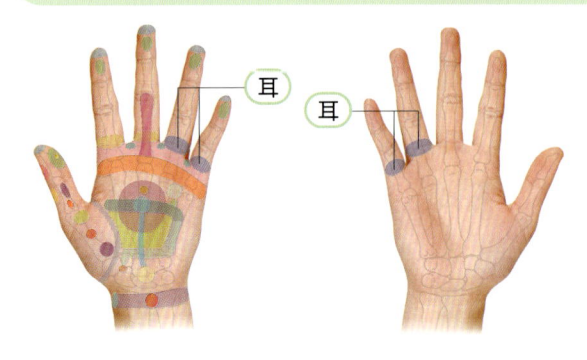

主　治	中耳炎、耳鳴、耳聾、眩暈。
定　位	雙手掌面和手背面第4、5指指根部。
特效按摩	橫推20次。

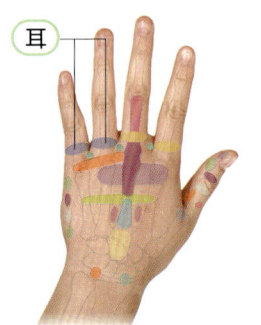

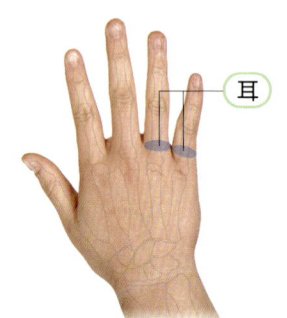

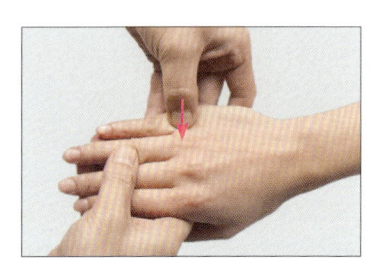

胸・乳房

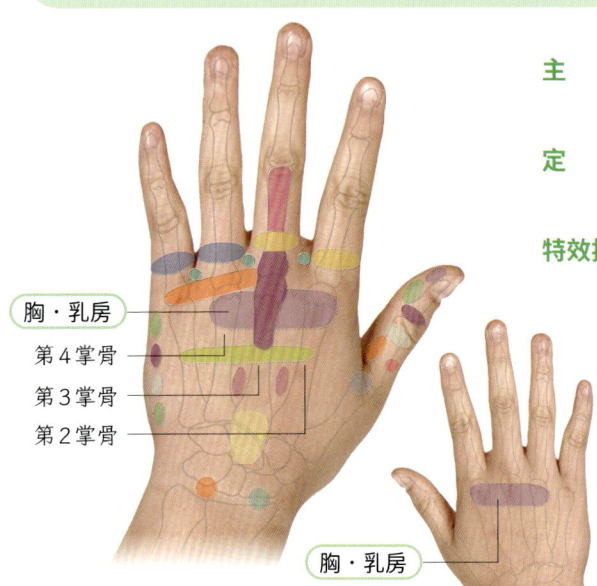

胸・乳房
第4掌骨
第3掌骨
第2掌骨

主　治	乳腺炎、乳腺增生、乳腺癌、食道炎。
定　位	雙手背面第2、3、4掌骨的中上部。
特效按摩	從尺側往橈側推15～20次。

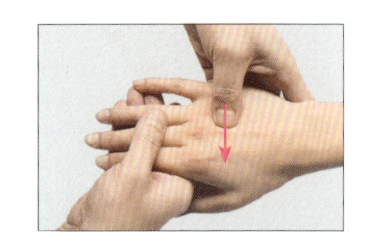

咽喉

主 治 氣管炎、咽喉炎、咳嗽、聲音嘶啞。

定 位 雙手拇指近節指骨背側中央。

特效按摩 點按15～20次。

近節指骨

咽喉

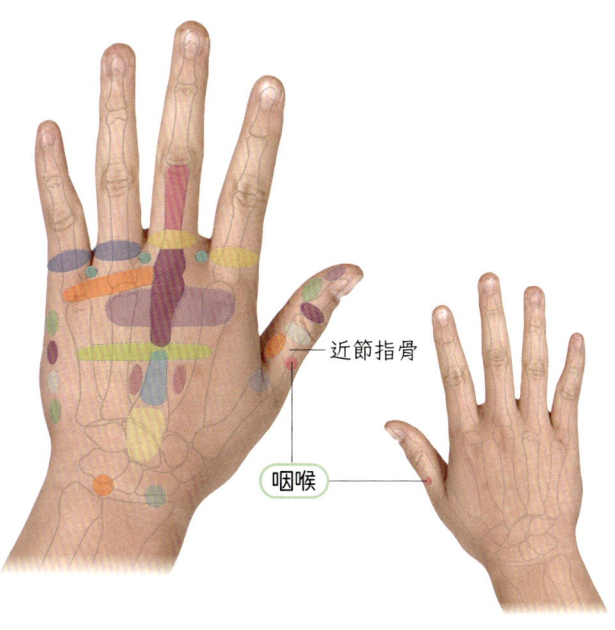

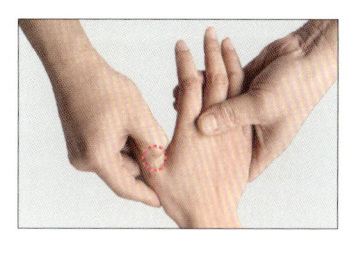

口腔

主 治 口腔潰瘍、味覺異常、口唇疱疹。

定 位 雙手拇指背側，拇指近側指間關節的尺側緣。

特效按摩 點按15～20次。

口腔

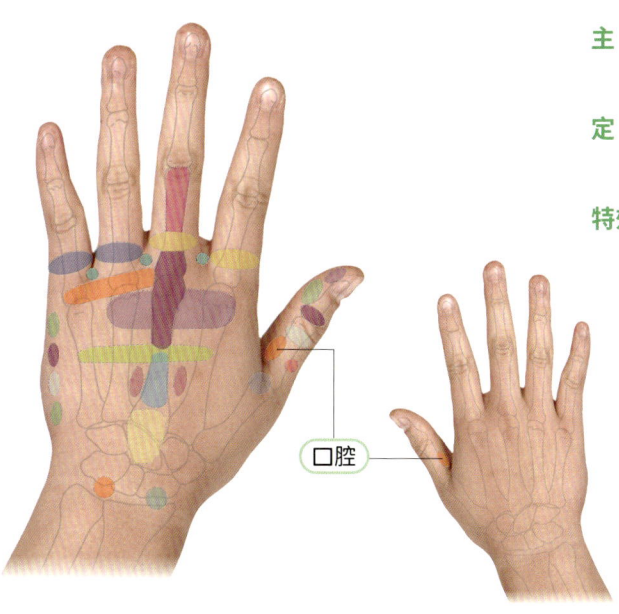

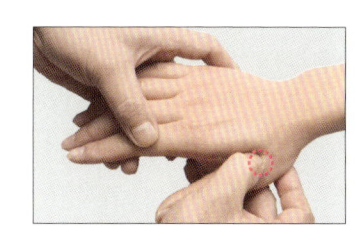

頭頸淋巴結

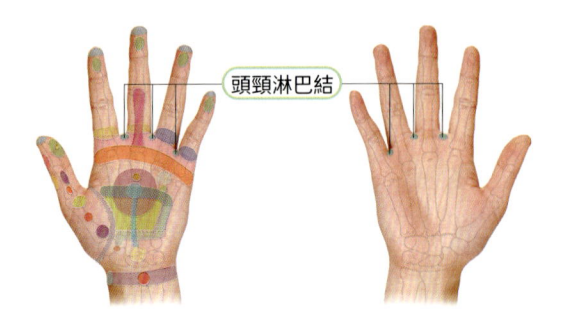

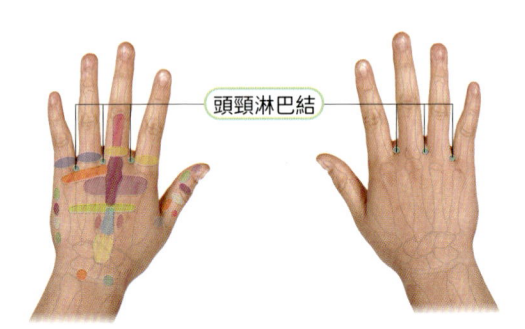

主　治	眼、耳、舌、口腔、牙齒等部位的病症，淋巴結腫大，甲狀腺腫大，免疫力低下。
定　位	在手掌面和手背面，第2～5指指根部間的凹陷處。
特效按摩	點掐5～10次。

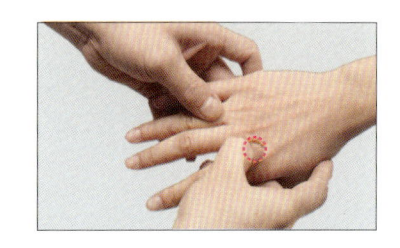

副甲狀腺

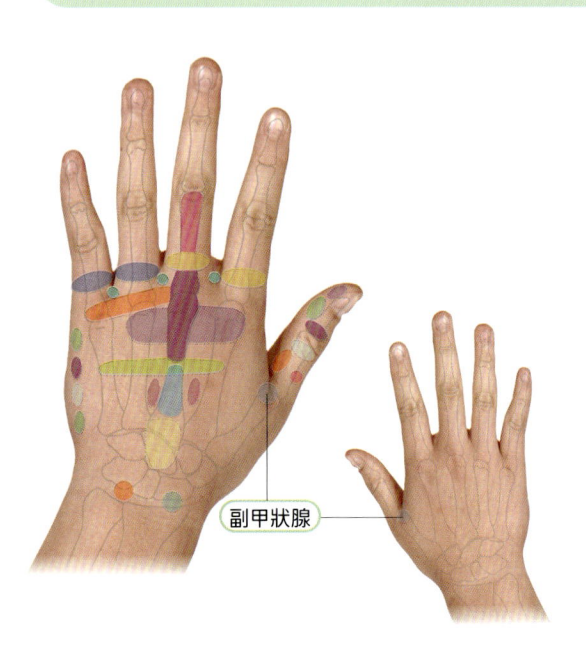

主　治	副甲狀腺功能低下引起的缺鈣症狀，如筋骨痠軟、手足麻痺或痙攣等，以及白內障、癲癇。
定　位	雙手背面第1掌指關節背側的凹陷處。
特效按摩	點按20～25次。

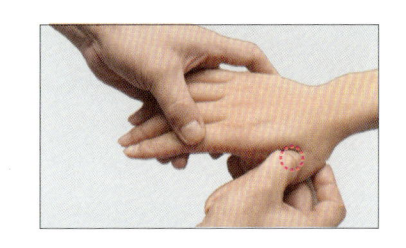

上身淋巴結

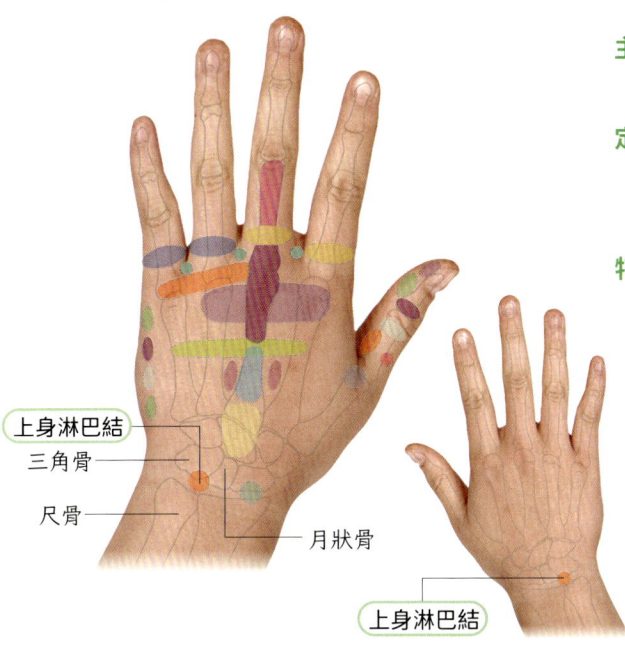

主　　治　各種炎症、發燒、免疫力低下。

定　　位　雙手背面尺側，月狀骨、三角骨與尺骨間的凹陷處。

特效按摩　掐按或撥15～20次。

上身淋巴結
三角骨
尺骨
月狀骨
上身淋巴結

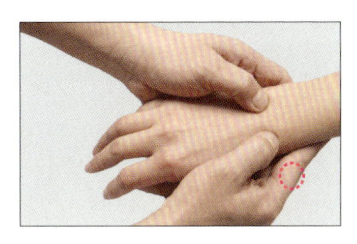

下身淋巴結

主　　治　各種炎症、發燒、免疫力低下。

定　　位　雙手背面橈側，舟狀骨與橈骨間的凹陷處。

特效按摩　掐按或撥15～20次。

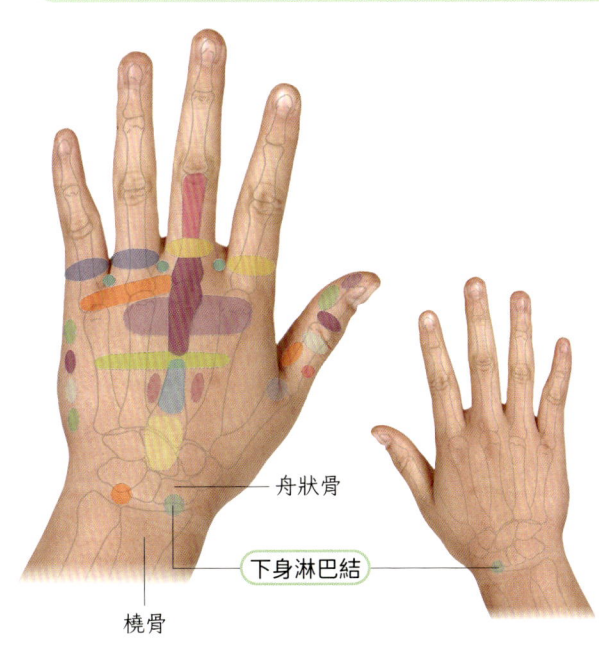

舟狀骨
下身淋巴結
橈骨

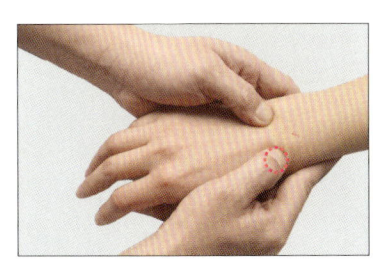

眼

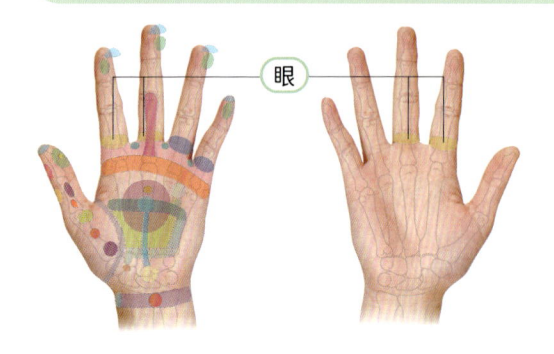

主　　治　結膜炎、角膜炎、近視、遠視、青光眼、白內障、眼出血。
定　　位　雙手掌面和手背面第2、3指指根部。
特效按摩　橫推20次。

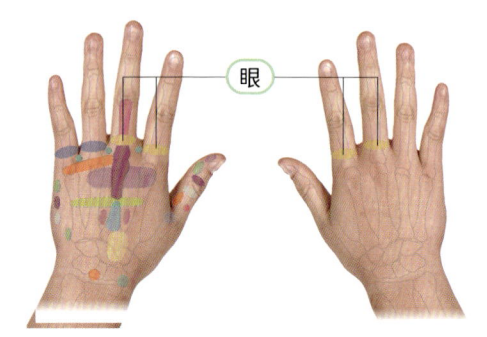

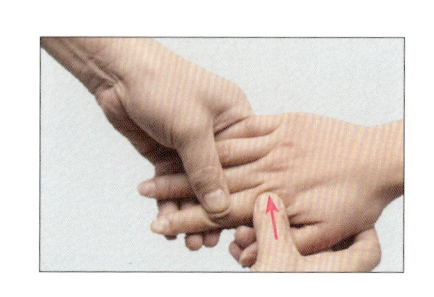

內耳迷路

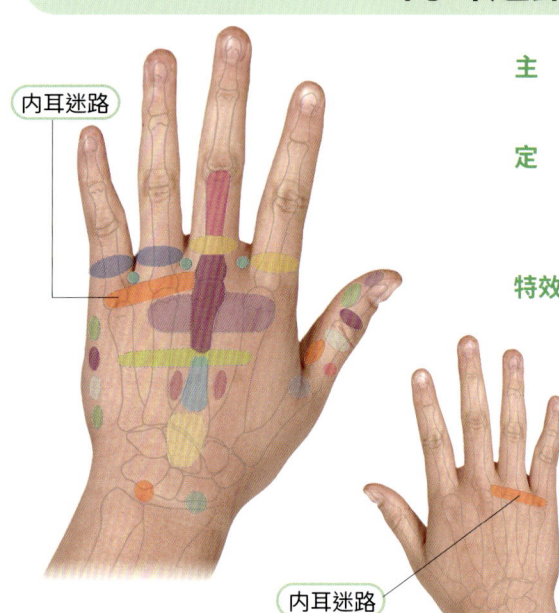

主　　治　頭暈、暈車暈船、耳鳴、高血壓、低血壓、平衡功能障礙。
定　　位　雙手背側，橫跨第3、4、5掌指關節的帶狀區域，第3、4、5指指根結合部。
特效按摩　橫推10～15次。

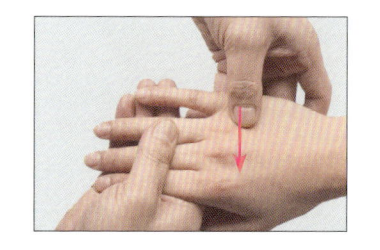

橫膈膜

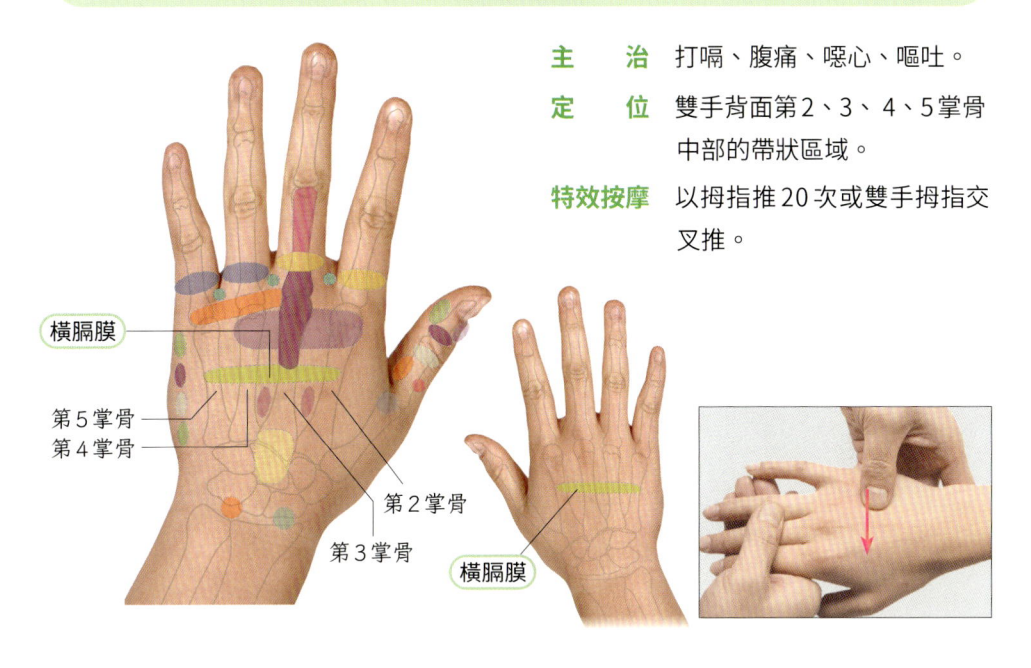

主 治 打嗝、腹痛、噁心、嘔吐。

定 位 雙手背面第2、3、4、5掌骨中部的帶狀區域。

特效按摩 以拇指推20次或雙手拇指交叉推。

- 橫膈膜
- 第5掌骨
- 第4掌骨
- 第2掌骨
- 第3掌骨
- 橫膈膜

頸椎

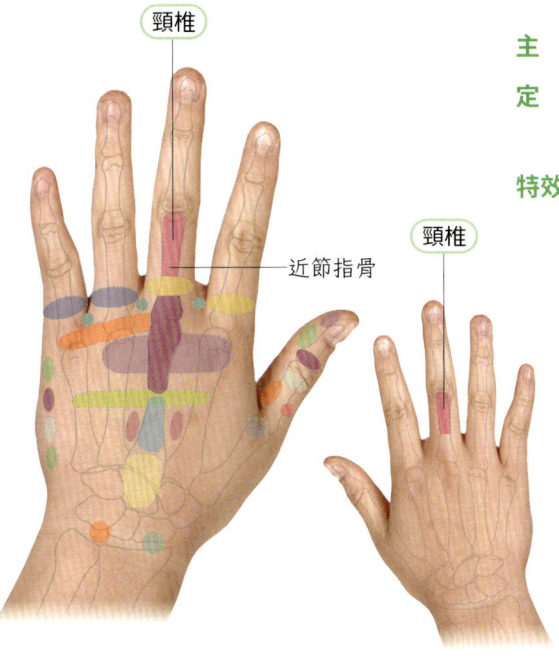

主 治 頸椎病、落枕。

定 位 雙手背面，中指近節指骨遠端2/3。

特效按摩 往手腕方向推約20～25次。

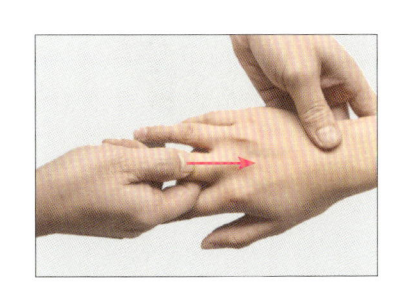

- 頸椎
- 近節指骨
- 頸椎

腰椎

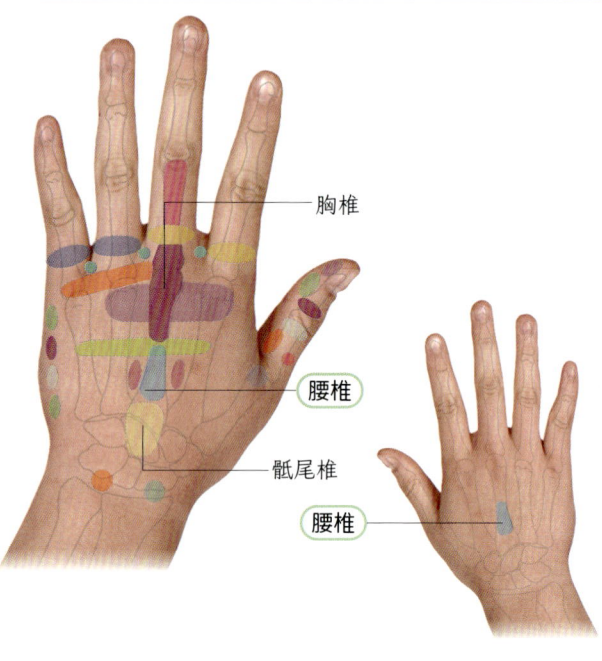

主　治　腰痠背痛、急性腰扭傷、慢性腰肌勞損、腰椎骨質增生、腰椎間盤突出、坐骨神經痛。

定　位　雙手背面胸椎反射區至骶尾椎反射區之間的部分。

特效按摩　往手腕方向推20次。

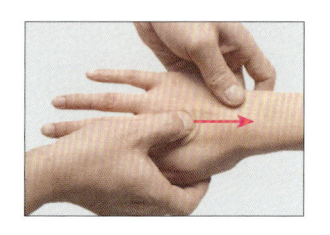

- 胸椎
- 腰椎
- 骶尾椎
- 腰椎

胸椎

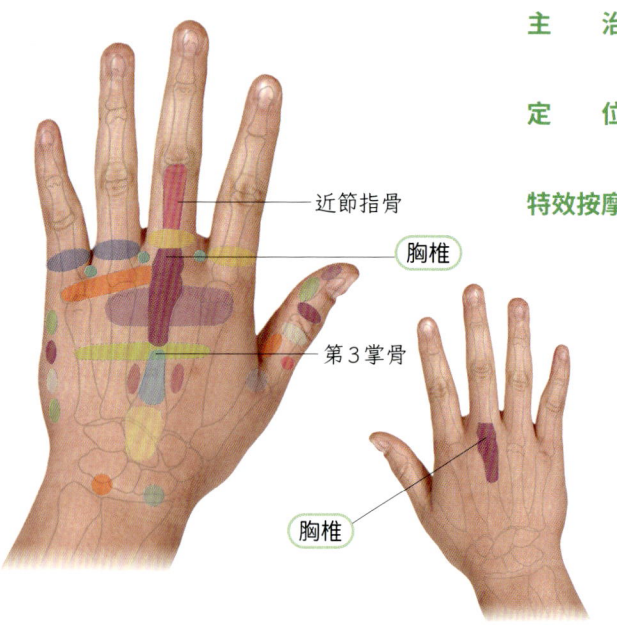

主　治　頸肩部軟組織損傷、胸痛、胸悶。

定　位　雙手背面中指近節指骨近端1/3至第3掌骨中點。

特效按摩　往手腕方向推約20次。

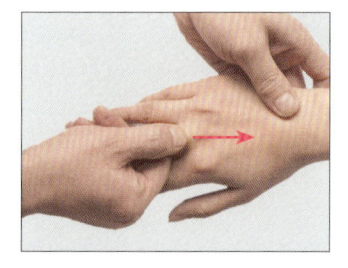

- 近節指骨
- 胸椎
- 第3掌骨
- 胸椎

88

骶尾椎

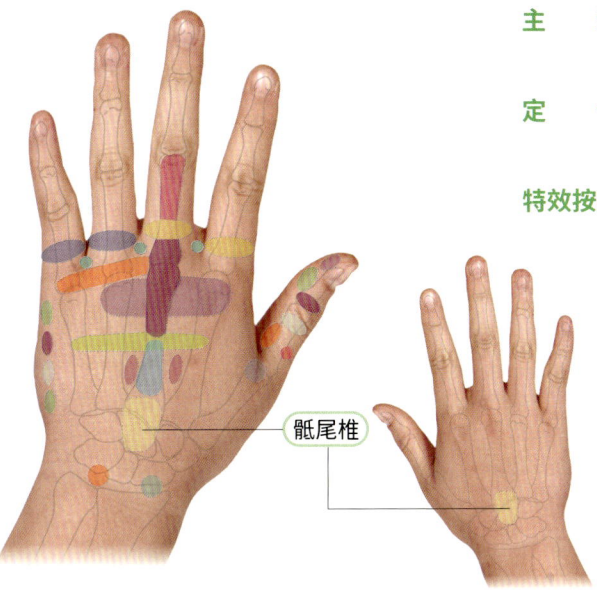

主　治　坐骨神經痛、腰骶部勞損、便祕。

定　位　雙手背面脊柱反射區末端部分，腕掌關節結合處。

特效按摩　往手腕方向推20次。

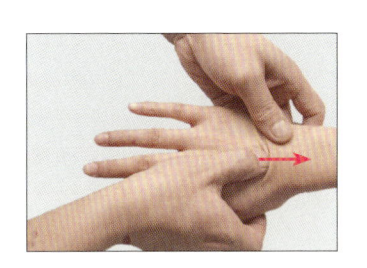

脊柱

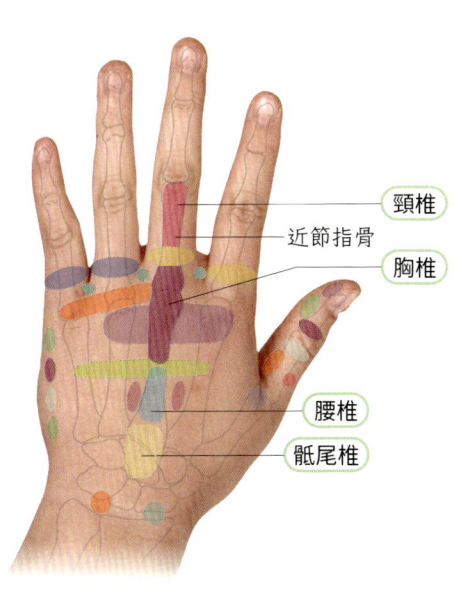

主　治　頸椎病、落枕、背部不適、腰痛、腰肌勞損、腰椎間盤突出。

定　位　雙手背側中指近節指骨至腕部（含頸椎、胸椎、腰椎、骶尾椎）。

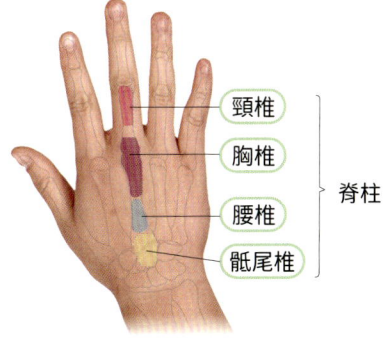

肩關節

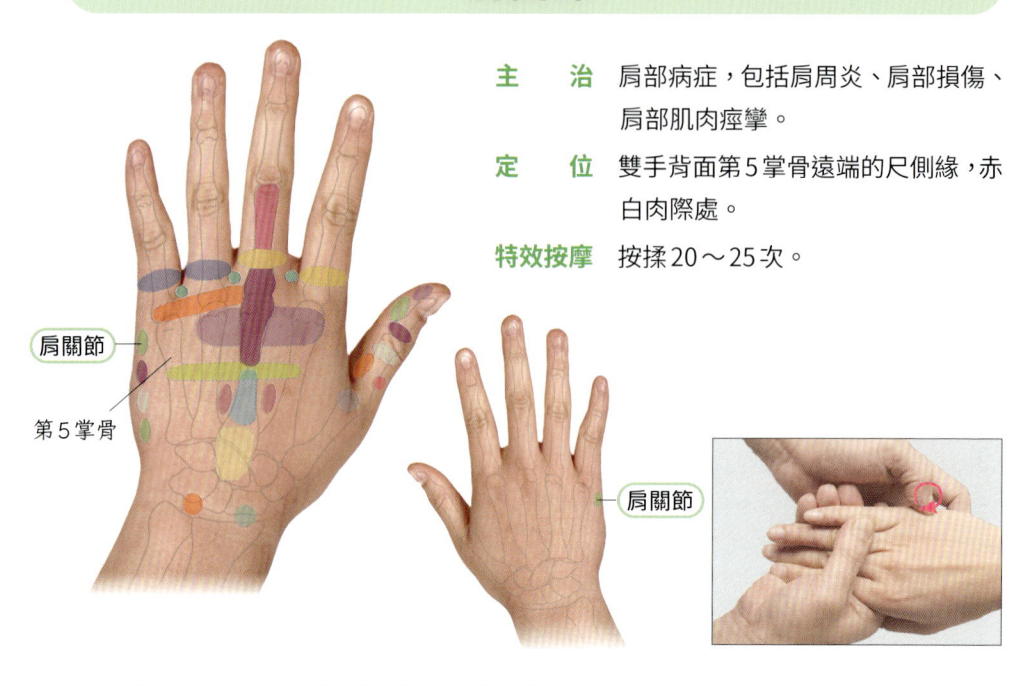

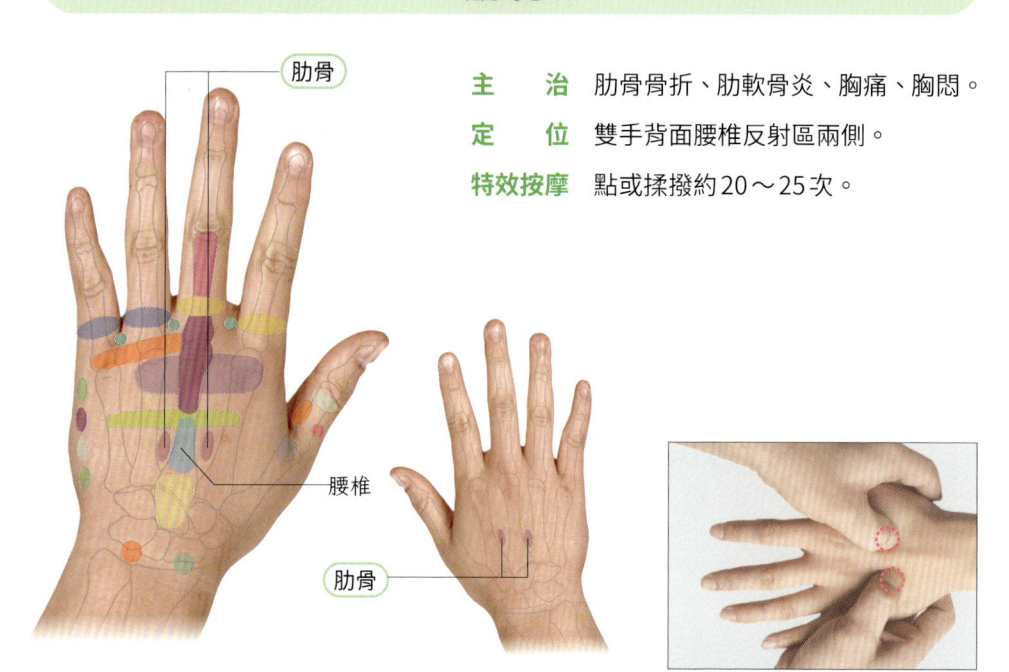

主　治　肩部病症,包括肩周炎、肩部損傷、肩部肌肉痙攣。

定　位　雙手背面第5掌骨遠端的尺側緣,赤白肉際處。

特效按摩　按揉20～25次。

肩關節
第5掌骨
肩關節

肋骨

主　治　肋骨骨折、肋軟骨炎、胸痛、胸悶。

定　位　雙手背面腰椎反射區兩側。

特效按摩　點或揉撥約20～25次。

肋骨
腰椎
肋骨

肘關節

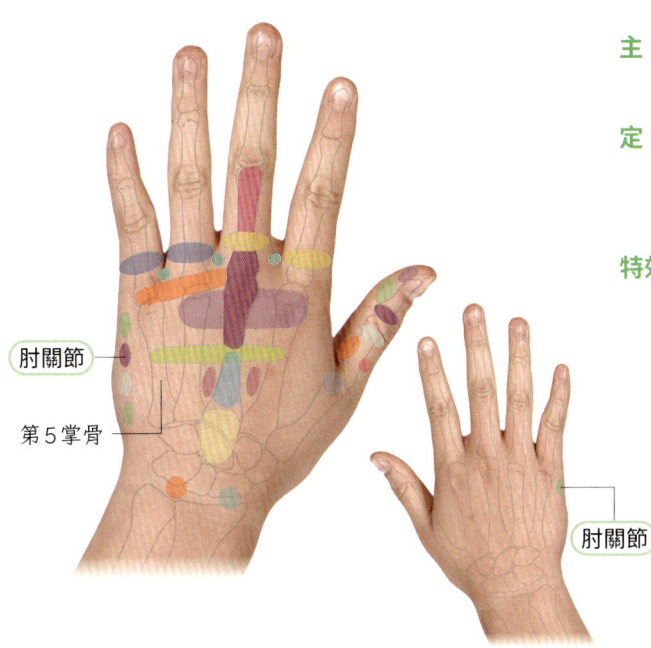

主　治　肱骨外上髁炎（網球肘）、肘部疼痛。

定　位　雙手背面第5掌骨尺側遠端1/4至1/2之間的區域。

特效按摩　按揉10～15次。

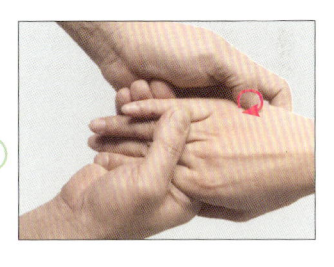

肘關節
第5掌骨
肘關節

髖關節

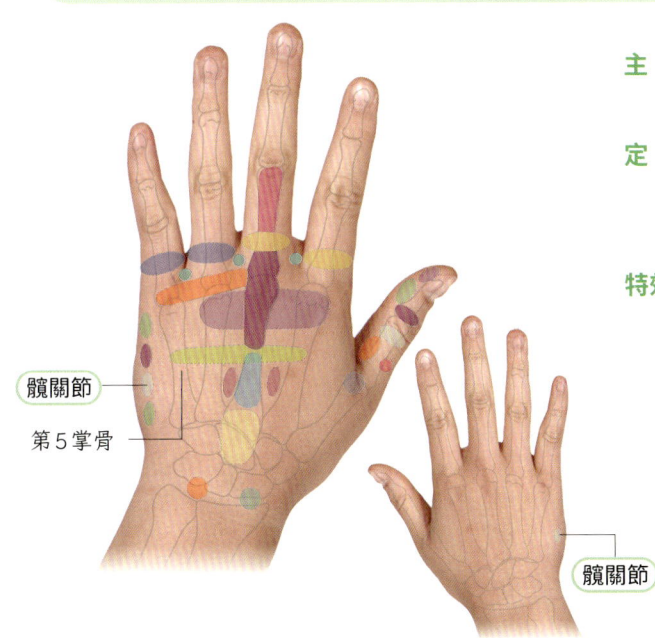

主　治　髖關節痛、坐骨神經痛、腰背疼痛。

定　位　雙手背面第5掌骨肘關節反射區與膝關節反射區之間的區域。

特效按摩　按揉10～15次。

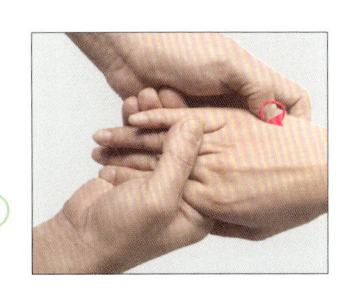

髖關節
第5掌骨
髖關節

了解手足反射區按摩

了解手部反射區

了解足部反射區

了解手部特效穴

了解足部特效穴

膝關節

主　治　膝關節痛、膝關節炎。
定　位　雙手背面第5掌骨近端的尺側緣。
特效按摩　按揉10～15次。

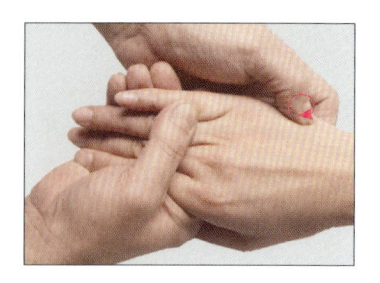

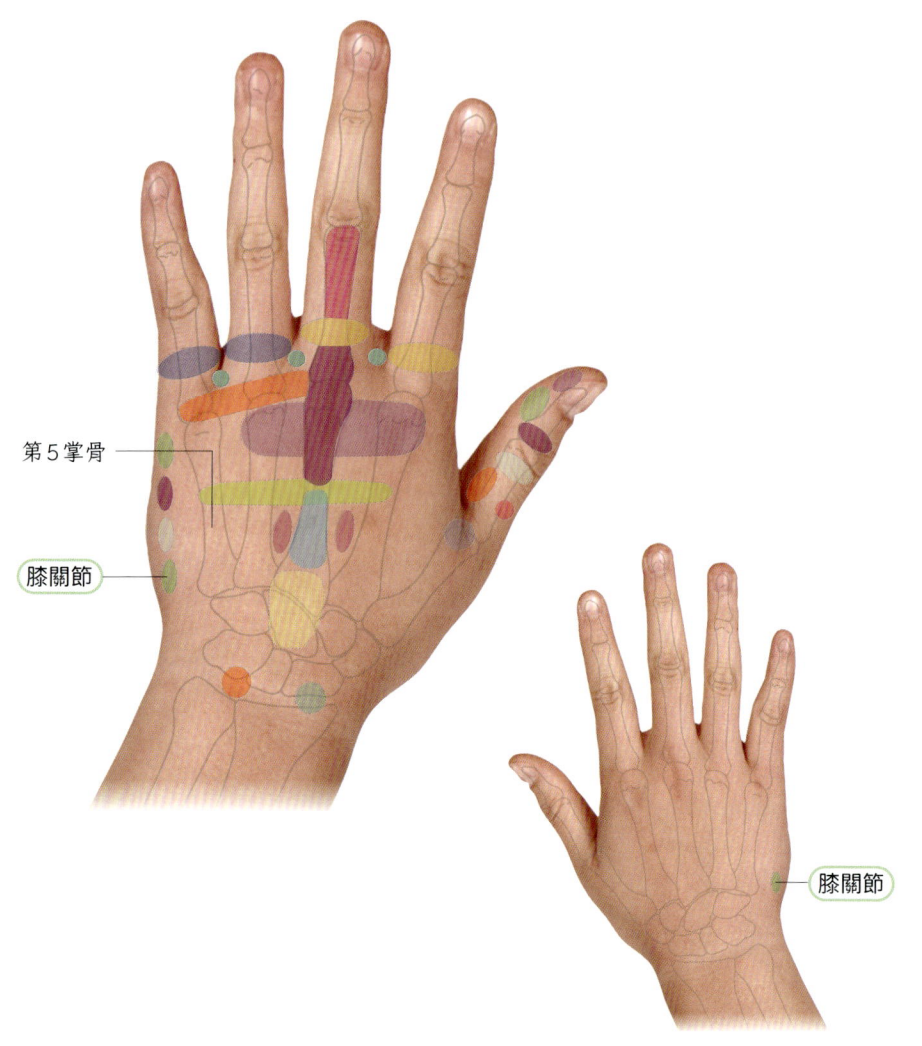

第5掌骨

膝關節

膝關節

三、手部全息區

全身部位在手部的全息定位是診病的基礎，無論左手、右手均以靠大拇指側為身體的左側，靠小指側為身體的右側，以中指為身體的正中分界線。主要用於疾病的輔助診斷，提示相應部位可能存在的疾患。

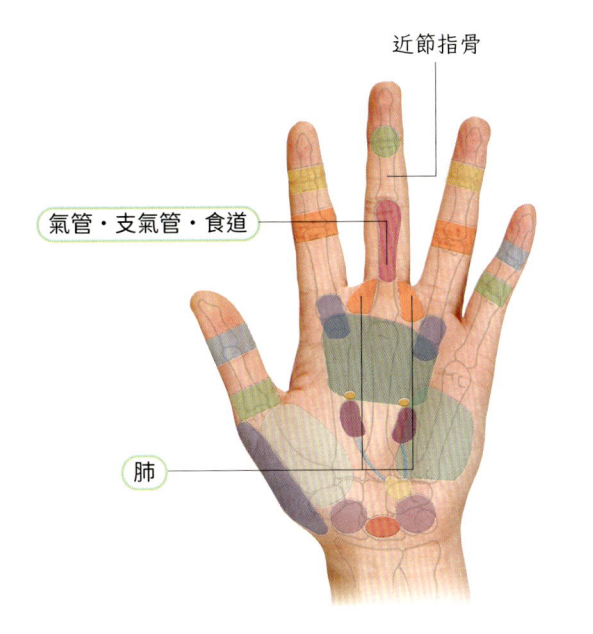

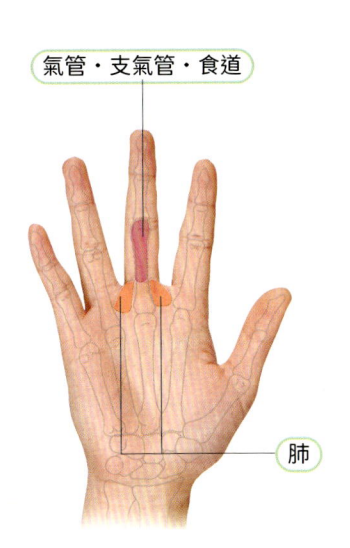

近節指骨

氣管・支氣管・食道

氣管・支氣管・食道

肺

肺

氣管・支氣管・食道

定　位　雙手掌面中指近節指骨遠端2/3處。
反映疾病　氣管、支氣管及食道部位的病症。

肺

定　位　雙手掌面中指近節指骨近端1/3的兩側。
反映疾病　肺部、氣管、支氣管部位的病症。

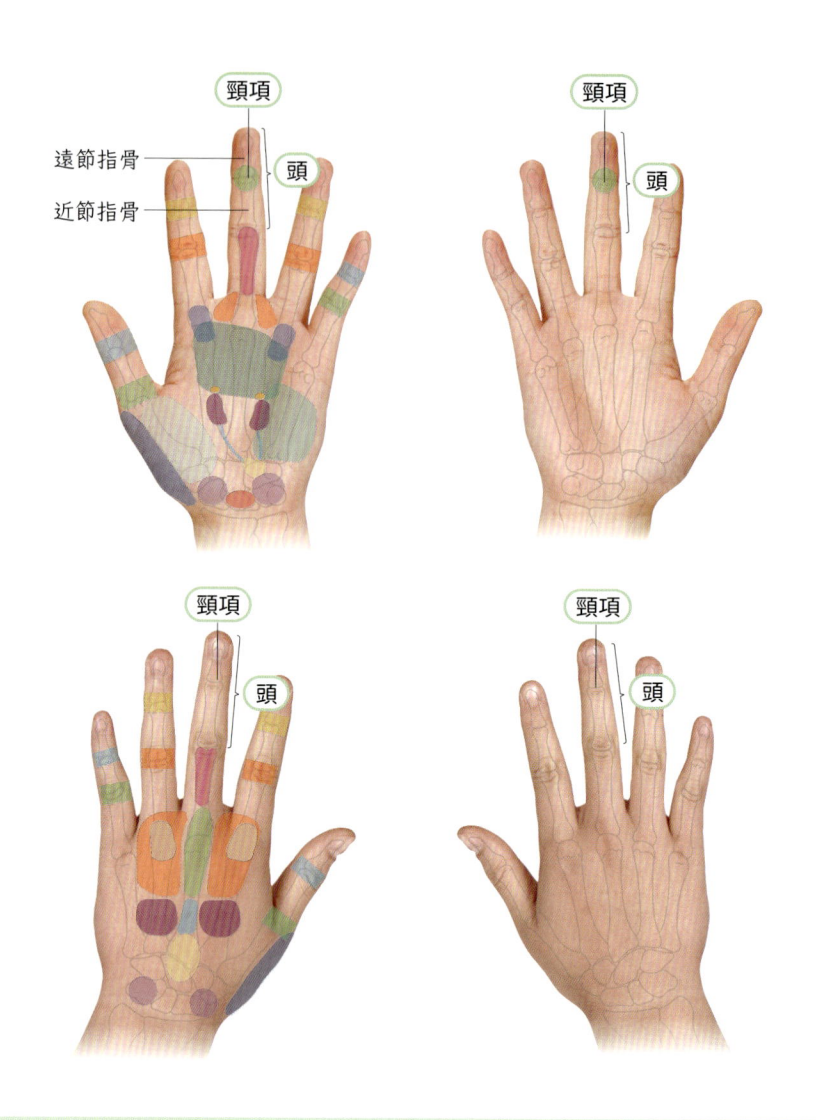

頭

定　位　雙手掌面和背面，中指遠節及中節指骨，包括腦、眼、耳、鼻、口等。

反映疾病　相應的五官病症。

頸項

定　位　雙手掌面中指遠側指間關節處。

反映疾病　頸項部病症。

第 2 掌骨
第 3 掌骨
第 4 掌骨
第 5 掌骨

消化系統①

消化系統②

消化系統①
消化系統②

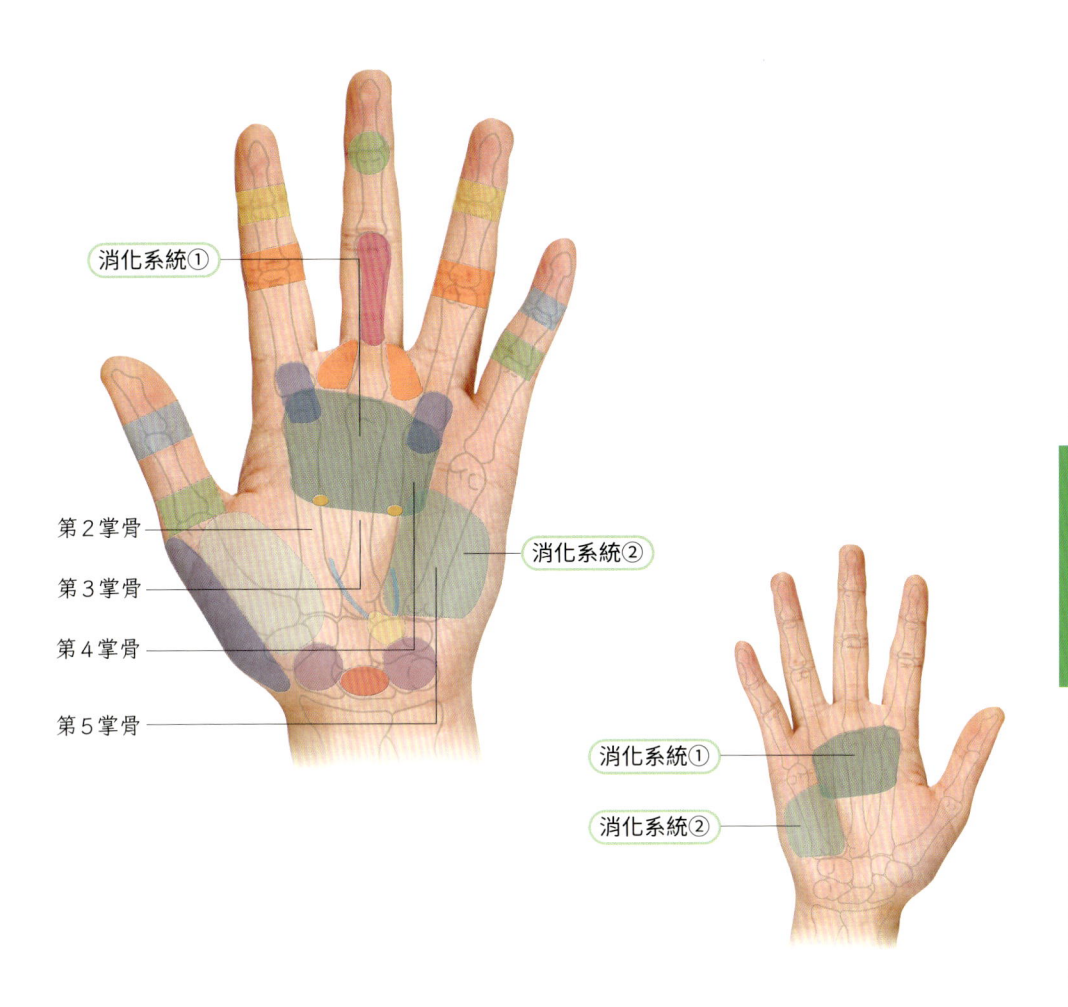

消化系統①

定　位　雙手掌面第2、3、4掌骨的遠端1/2處。包括胃、肝、膽、胰、脾及十二指腸。

反映疾病　相應各器官的病症。

消化系統②

定　位　雙手掌面第4、5掌骨近端2/3處。包括升結腸、橫結腸、降結腸、乙狀結腸、直腸、小腸、肛門。

反映疾病　相應各器官的病症。

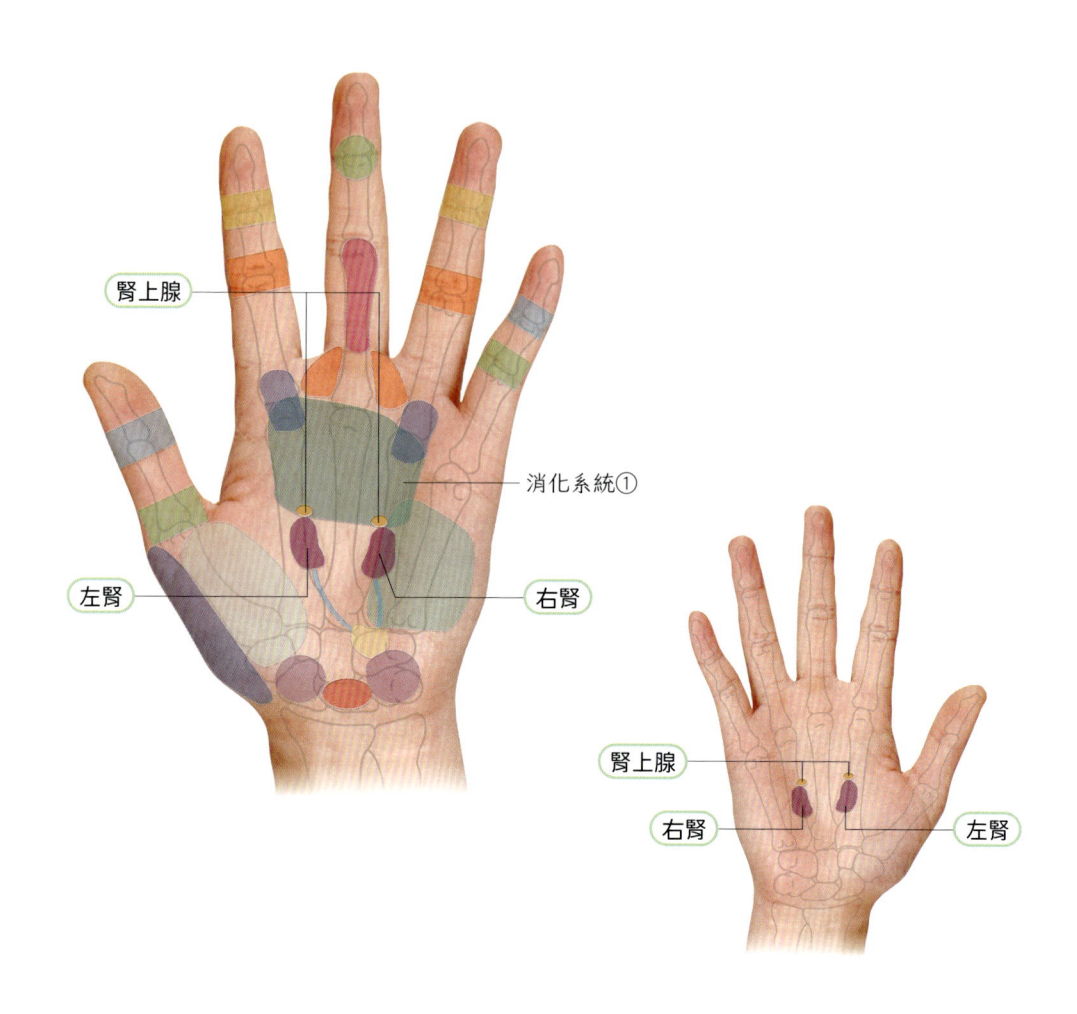

腎

定　位　雙手掌面，消化系統①區中部至掌根部橫紋的豎直線的中部兩側，拇指側為左腎，小指側為右腎。

反映疾病　腎及腎上腺等病症。

腎上腺

定　位　雙手掌面腎區的遠側。

反映疾病　腎及腎上腺病症。

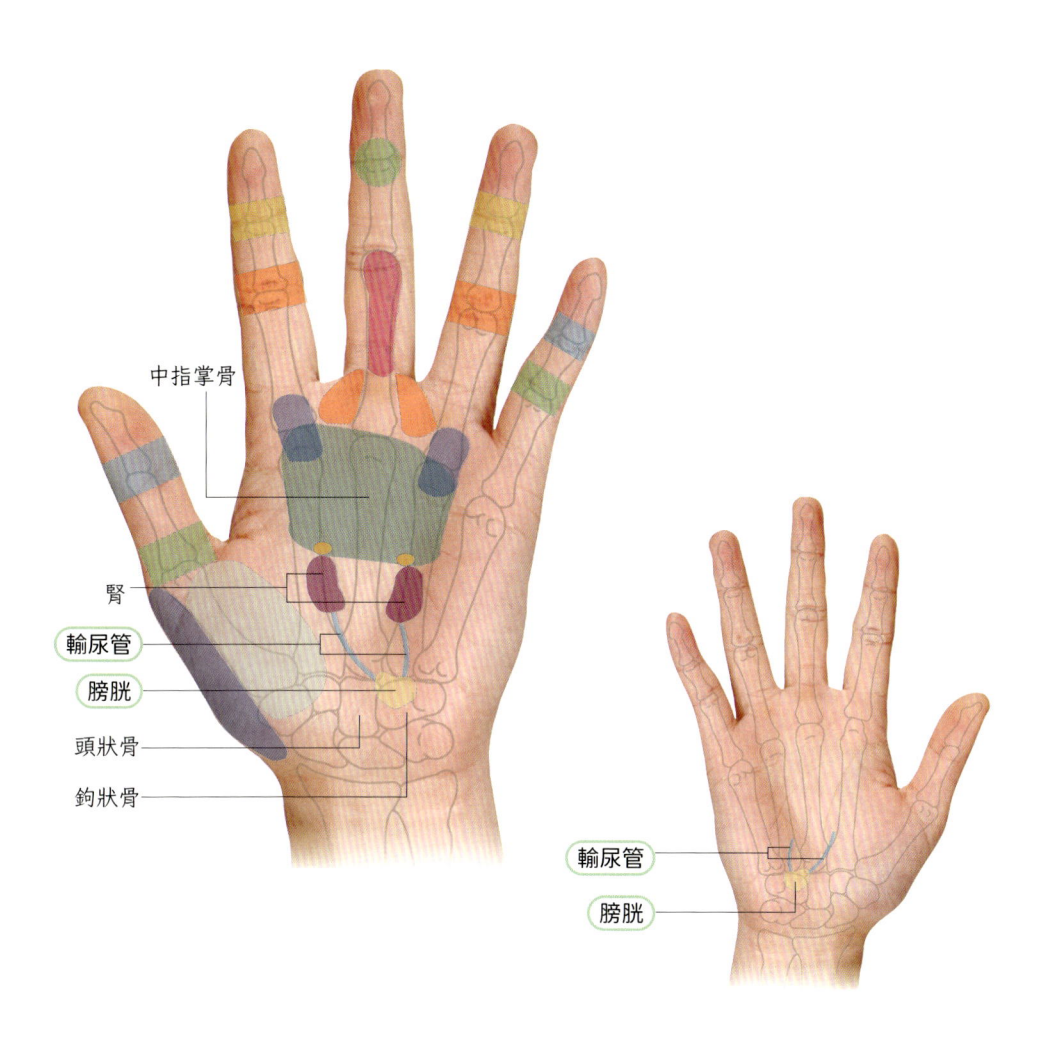

膀胱

定　位　雙手掌面中指掌骨與頭狀骨、鉤狀骨之間。

反映疾病　膀胱、尿道等泌尿系統病症。

輸尿管

定　位　雙手掌面腎與膀胱之間的帶狀區域。

反映疾病　輸尿管病症。

心臟

生殖系統

月狀骨

心臟

生殖系統

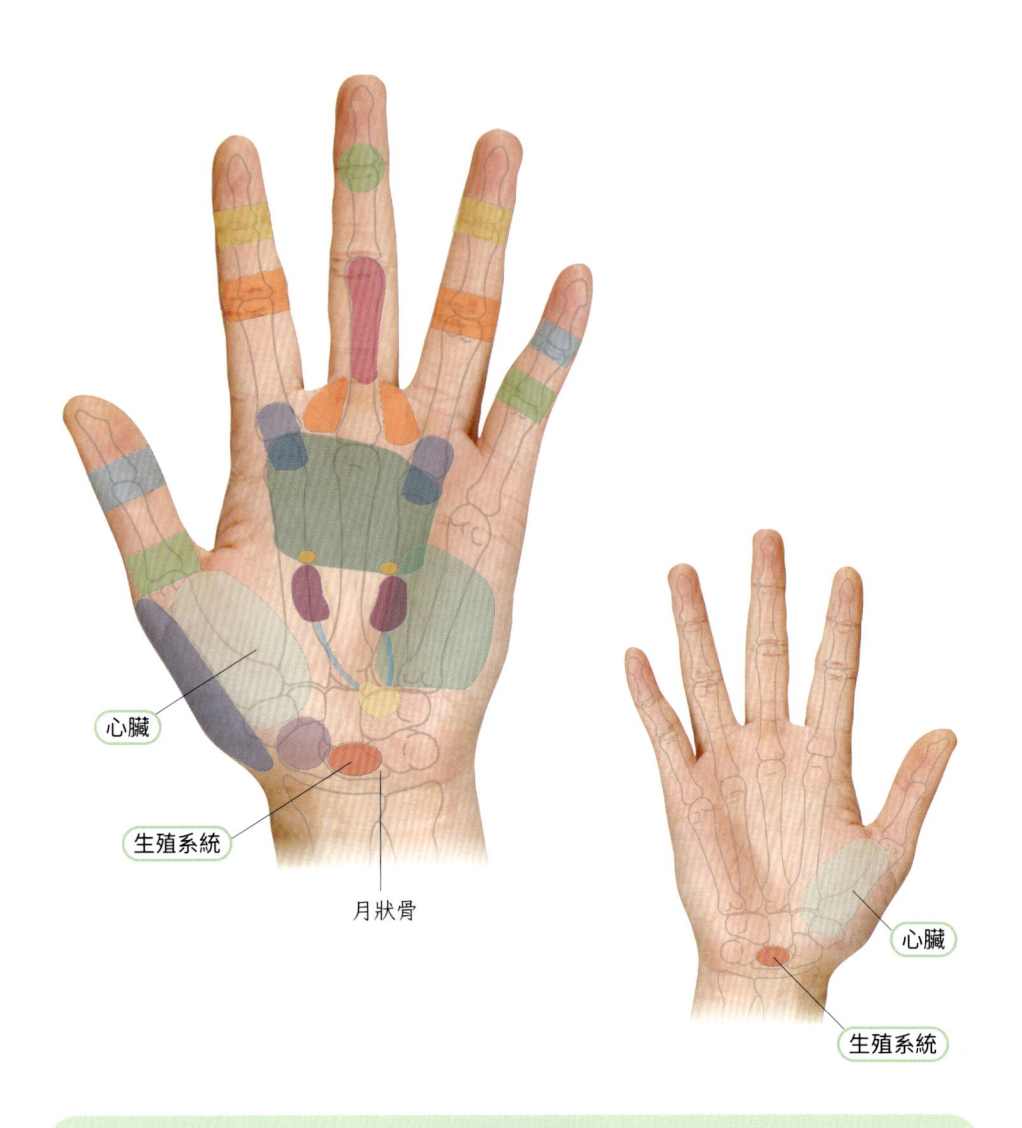

生殖系統

定　　位　雙手掌面，約在手掌的月狀骨區域。

反映疾病　男性的前列腺病症，女性的子宮、陰道、輸卵管等婦科病症。

心臟

定　　位　雙手掌面的大魚際處。

反映疾病　心血管病症。

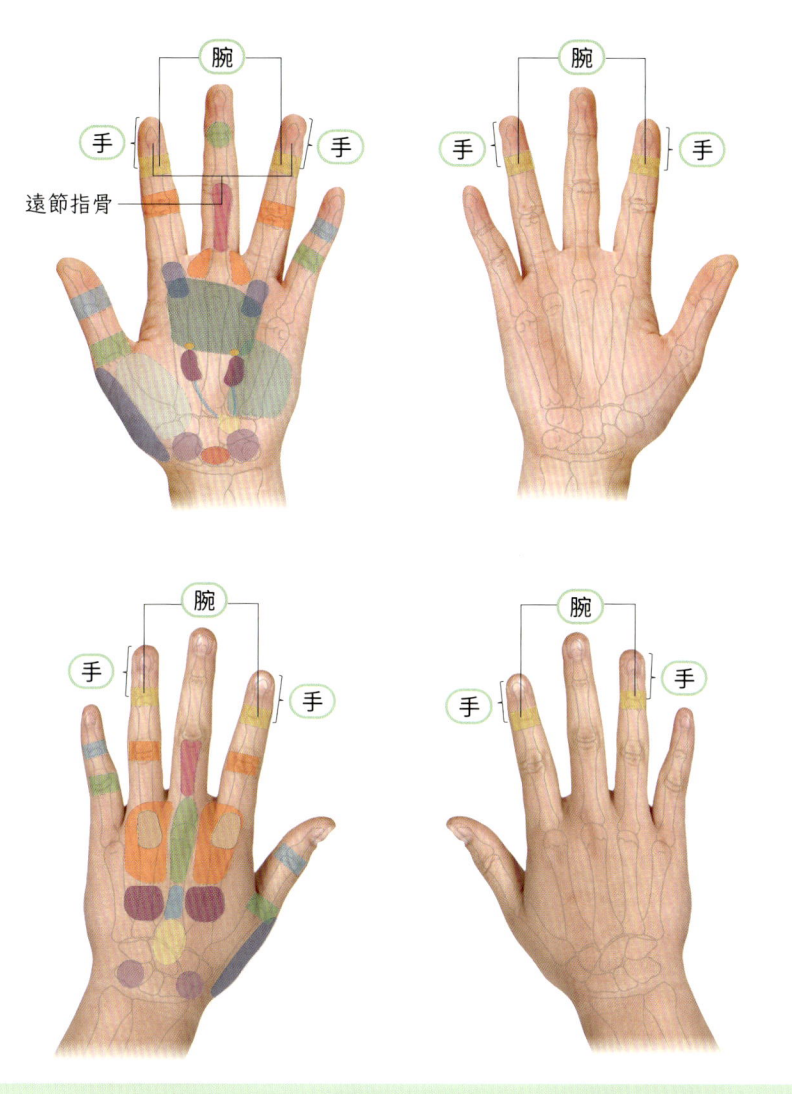

手

定　位　雙手掌面和背面，食指、無名指的遠節指骨。

反映疾病　手部病症。

腕

定　位　雙手掌面和背面，食指、無名指的遠側指間關節。

反映疾病　手腕病症。

前臂

定　位　雙手掌面和背面，食指、無名指的中節指骨。

反映疾病　前臂病症。

肘

定　位　雙手掌面和背面，食指、無名指的近側指間關節。

反映疾病　肘部病症。

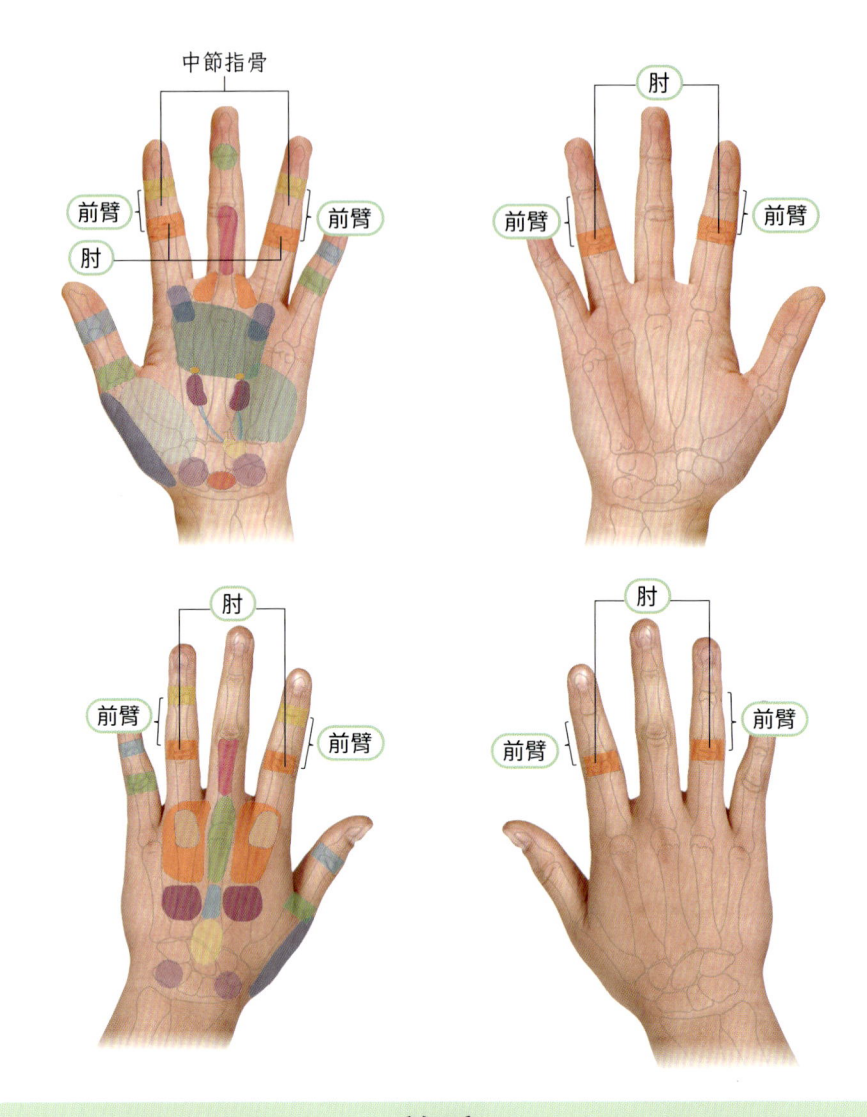

上臂

定　位　雙手掌面和背面，食指、無名指的近節指骨。

反映疾病　上臂病症。

肩

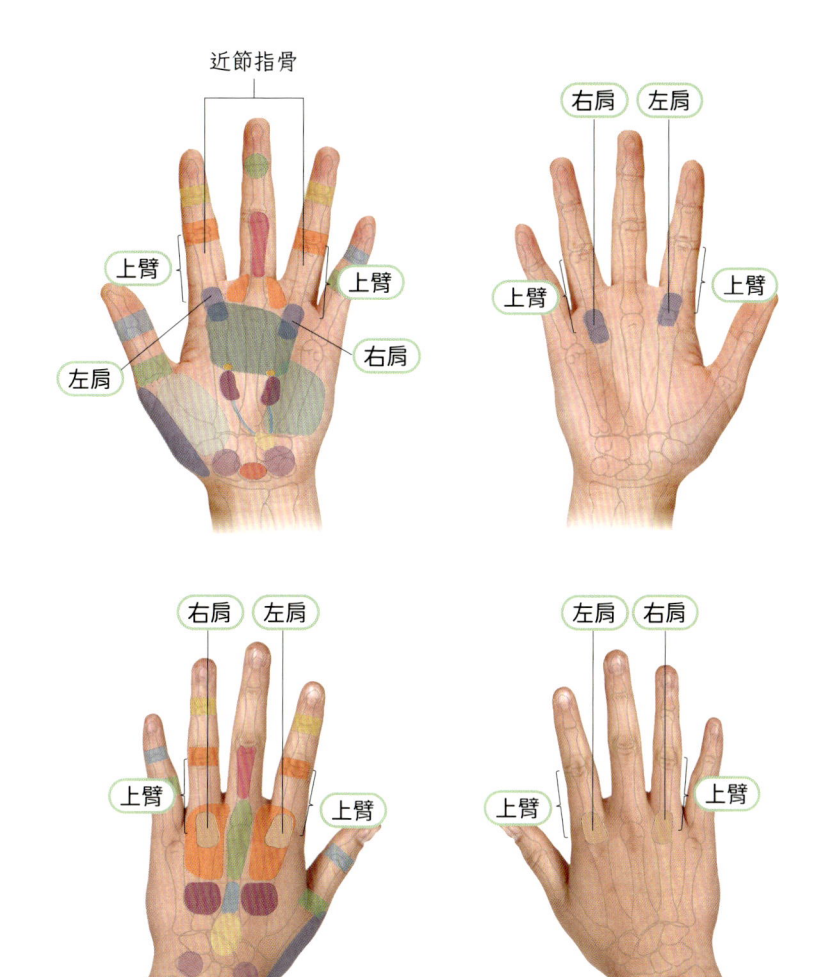

定　位　雙手掌面和背面，食指、無名指的掌指關節，食指掌指關節為左肩，無名指掌指關節為右肩。

反映疾病　肩部病症。

標示：踝、足、遠節指骨

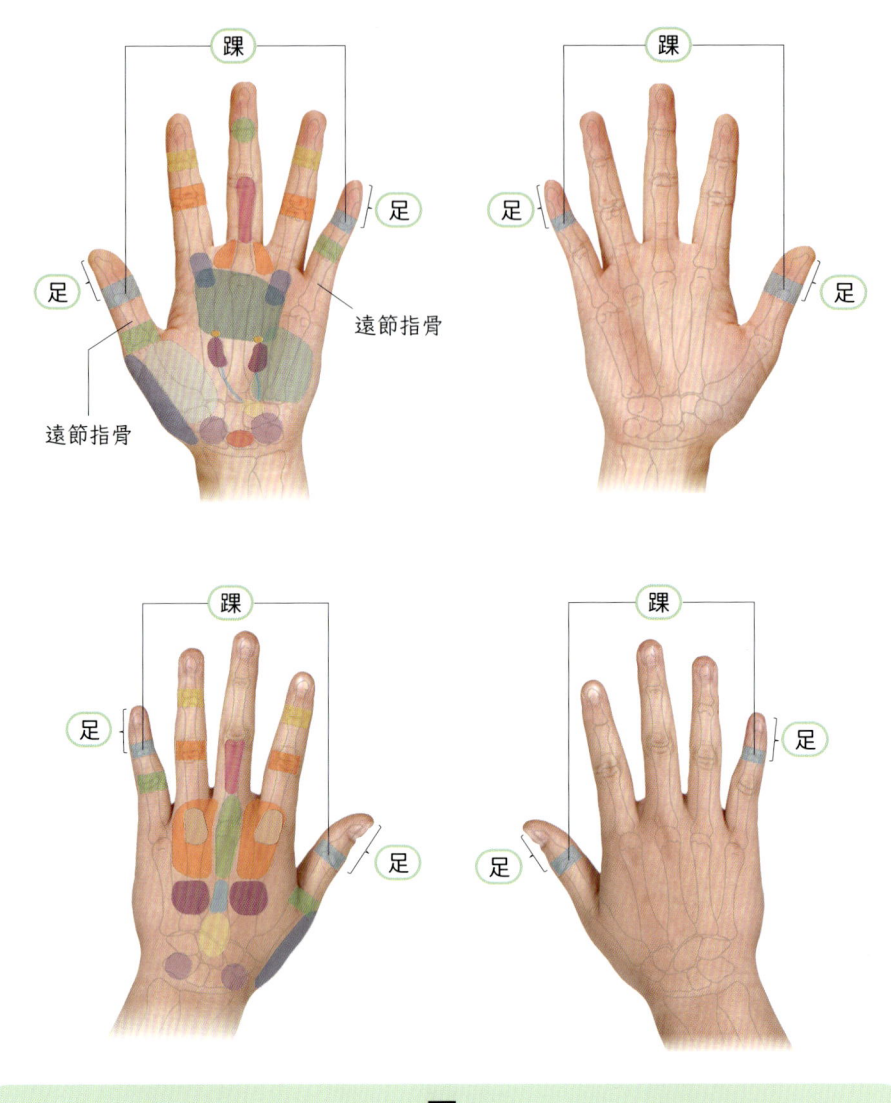

足

定　位　雙手掌面和背面，拇指、小指的遠節指骨。

反映疾病　足部病症。

踝

定　位　雙手掌面和背面，拇指的指間關節和小指遠側指間關節。

反映疾病　踝部病症。

102

小腿

定　位　雙手掌面和背面，拇指近節指骨和小指中節指骨。

反映疾病　小腿病症。

膝

定　位　雙手掌面和背面，拇指掌指關節和小指的近側指間關節。

反映疾病　膝關節病症。

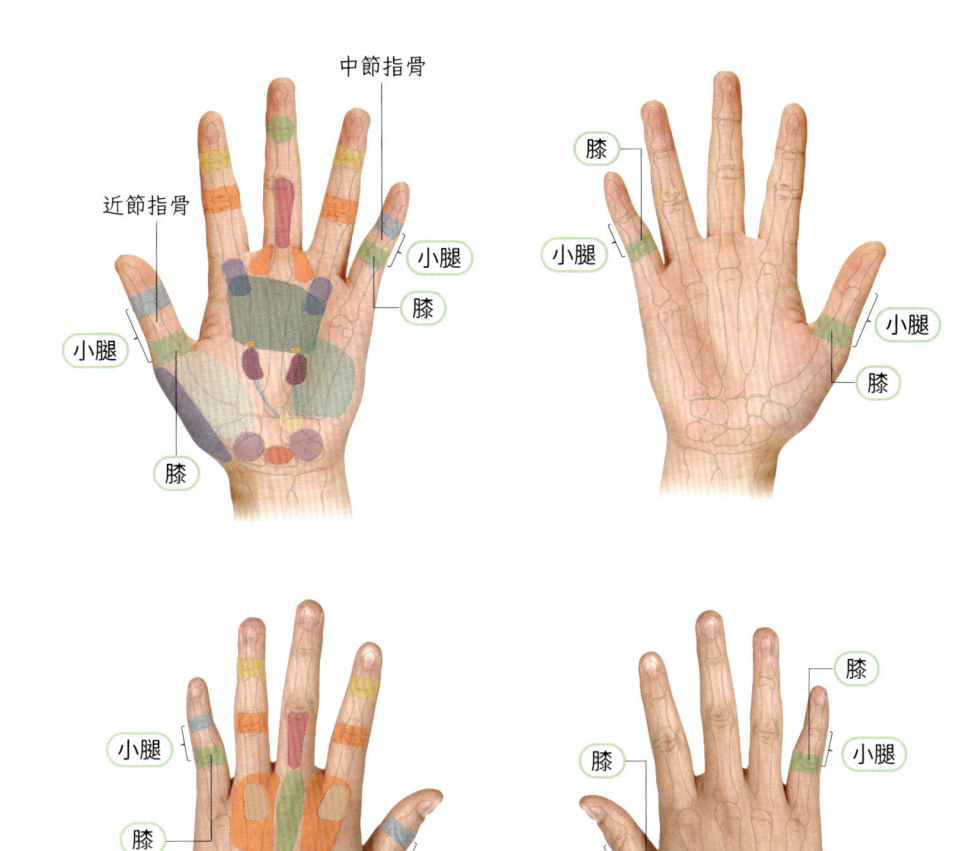

大腿

定　位　雙手掌面和背面，拇指大魚際橈側緣，小指近節指骨及其近側區域的尺側緣。

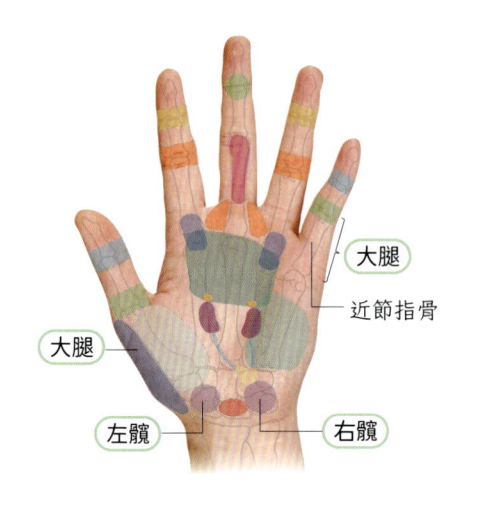

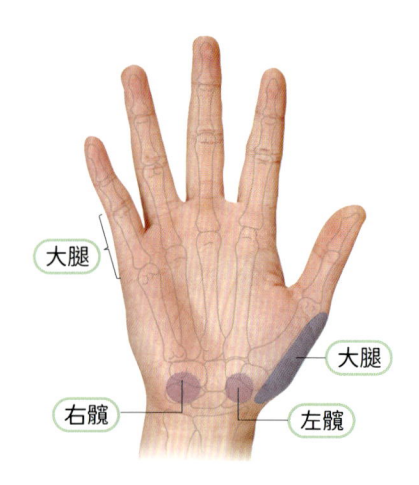

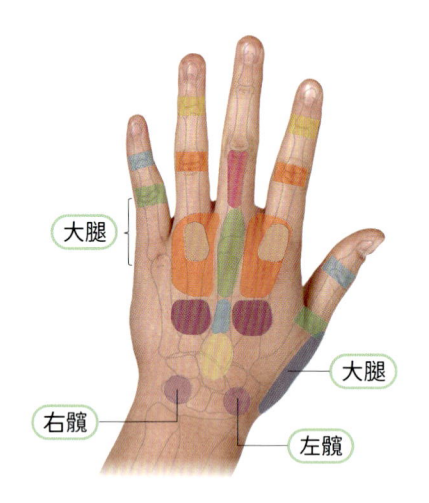

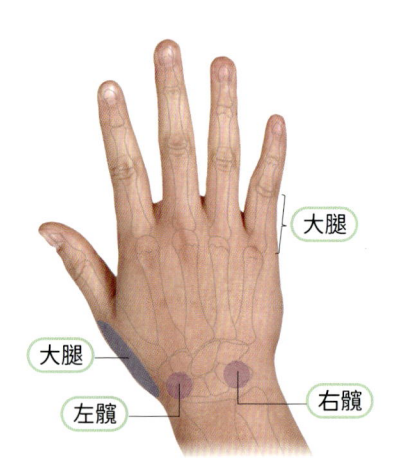

反映疾病　大腿病症。

髖

定　位　雙手掌面大魚際、小魚際與腕橫紋之間的區域，以及手背面與掌面相對應的區域，拇指側為左髖，小指側為右髖。

反映疾病　髖部病症。

頸椎

近節指骨

頸椎

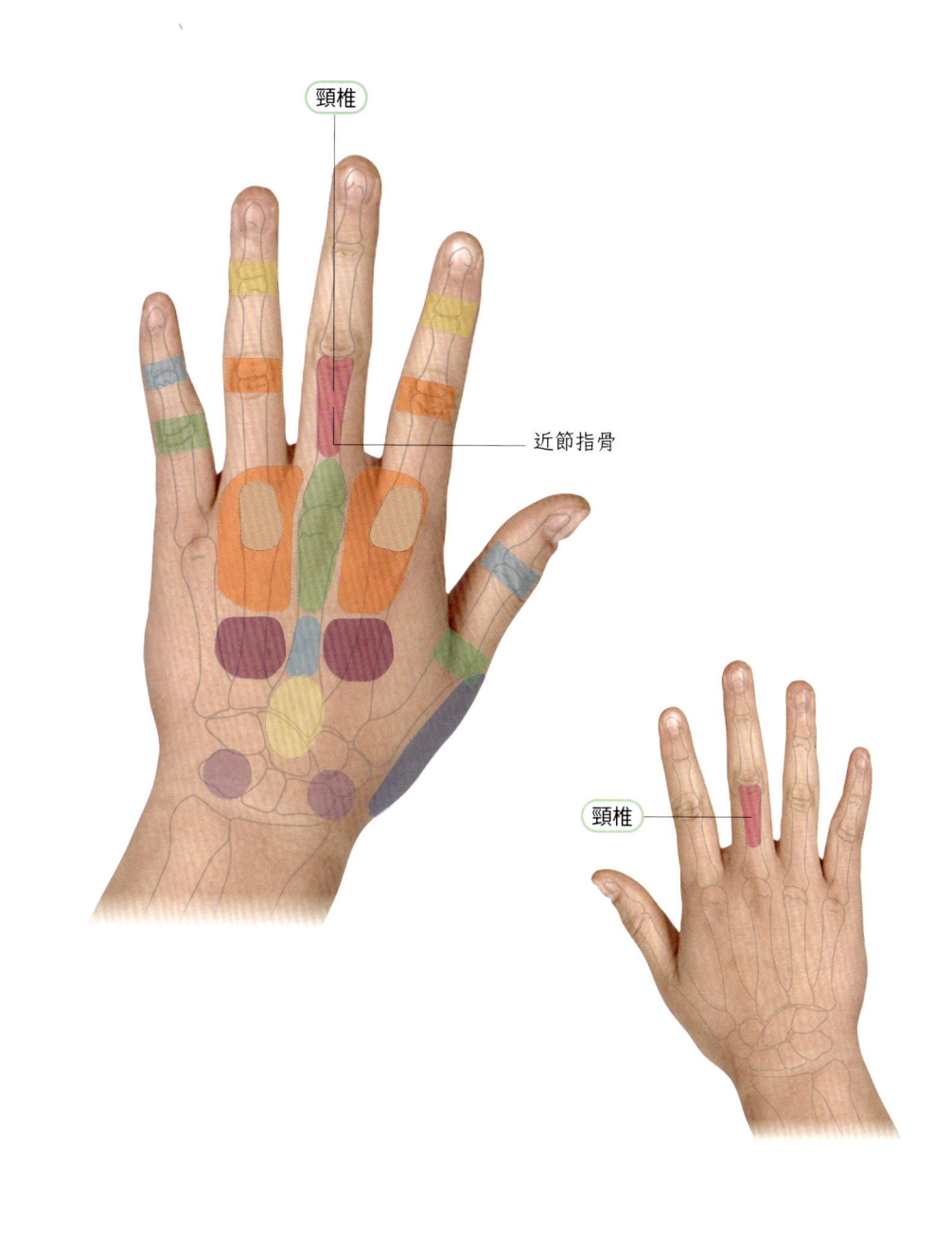

頸椎

定　　位　雙手背面中指近節指骨遠端2/3處。

反映疾病　頸椎病症。

胸椎
第 3 掌骨
腰椎
骶尾椎

近節指骨

胸椎
腰椎

胸椎

定　　位　雙手背面中指近節指骨近端1/3至第3掌骨的遠端1/2的區域。
反映疾病　胸椎病症。

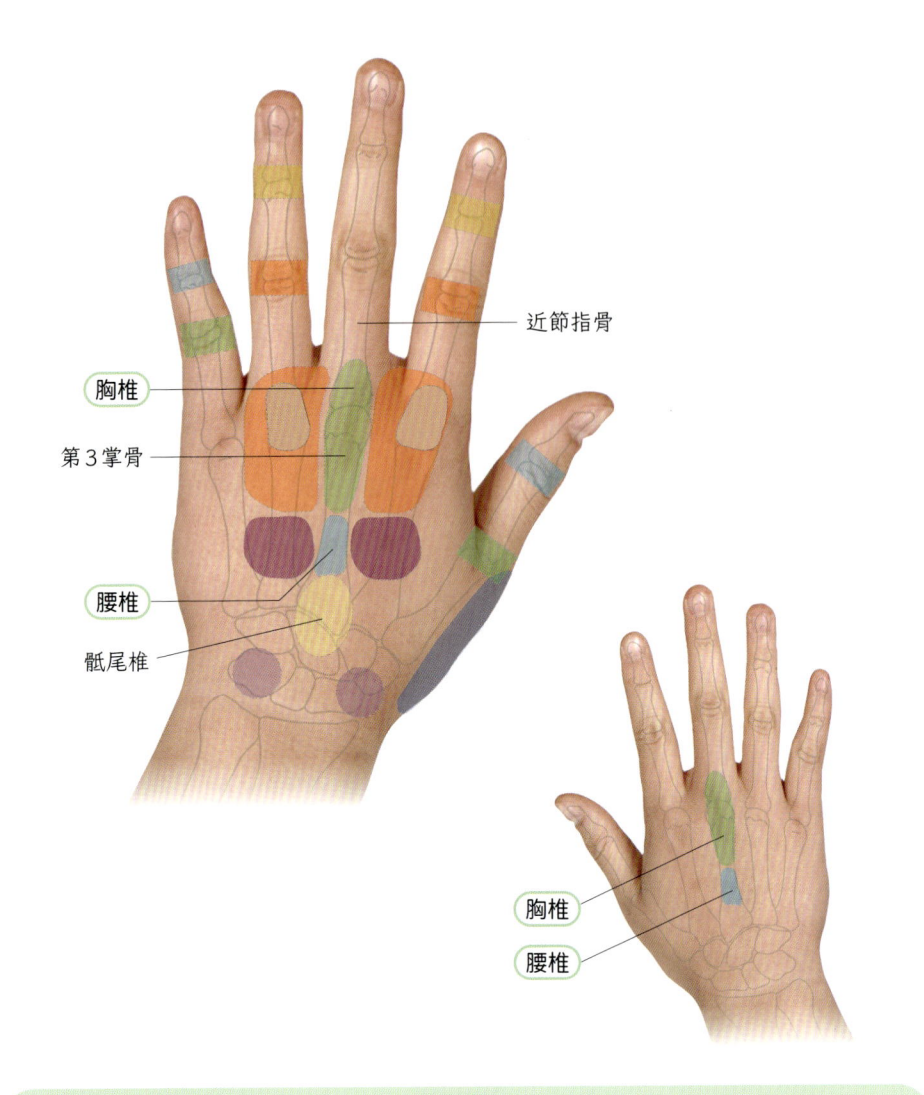

腰椎

定　　位　雙手背面第3掌骨胸椎全息區與骶尾椎全息區之間。
反映疾病　腰、腰肌及腰骶椎的病症。

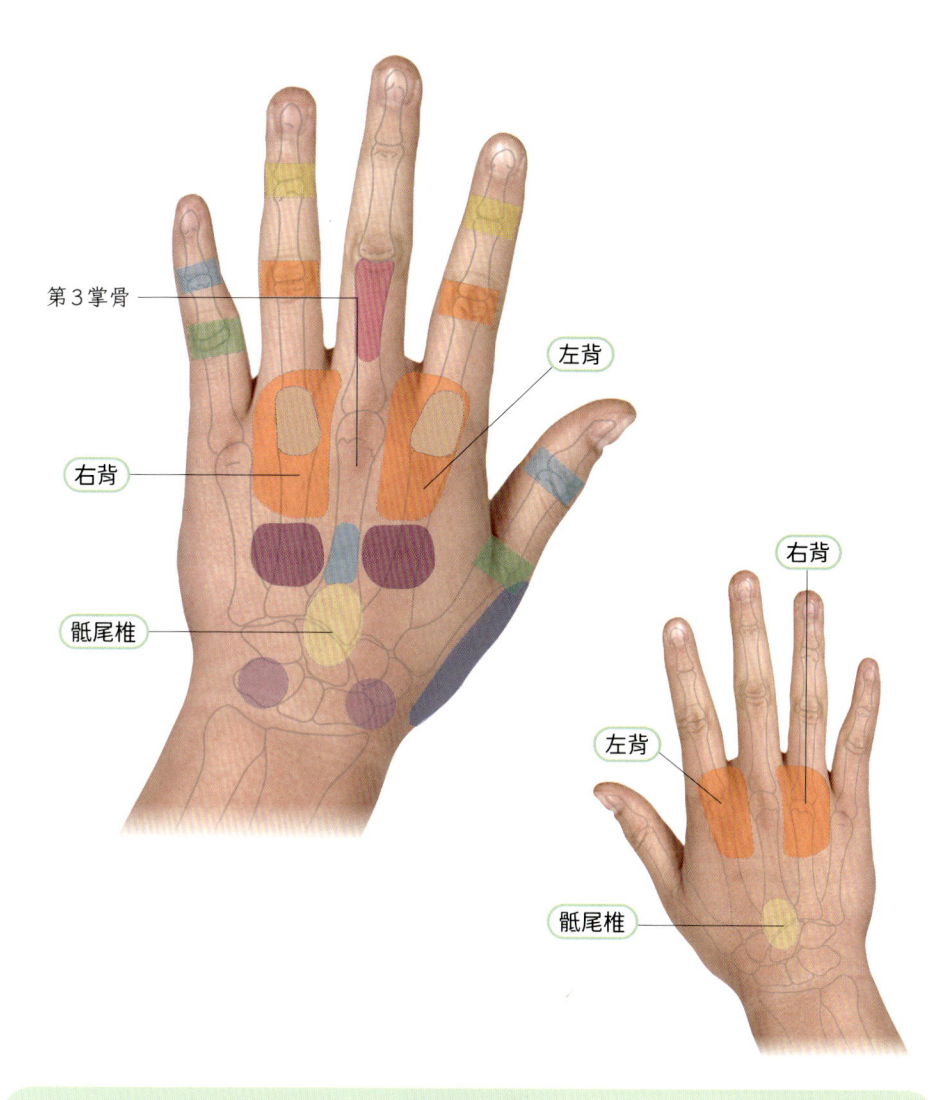

骶尾椎

定　位　雙手背面，第3掌骨近心端與腕骨關節之間的區域。

反映疾病　骶尾椎病症。

背

定　位　胸椎全息區兩側的區域，拇指側為左背，小指側為右背。

反映疾病　背部病症。

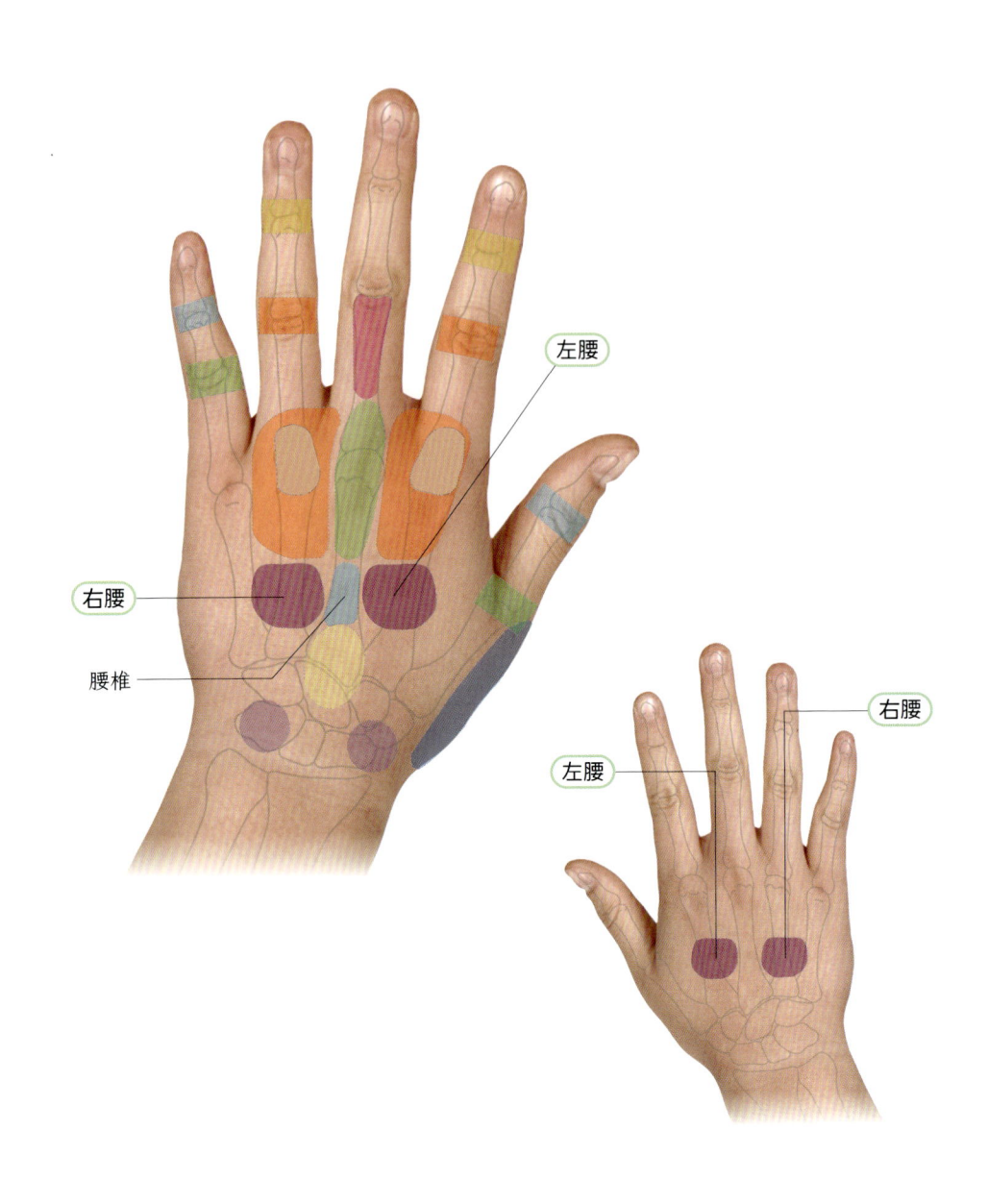

腰

定　位　腰椎全息區的兩側，拇指側為左腰，小指側為右腰。

反映疾病　腰部病症。

四、手部全息穴

1 第2掌骨全息穴

第2掌骨全息穴為第2掌骨體橈側從遠心端的頭穴，到近心端的足穴，依次排列的12穴。可用拇指端或指甲掐按全息穴來輔助治療相應臟器的疾病。

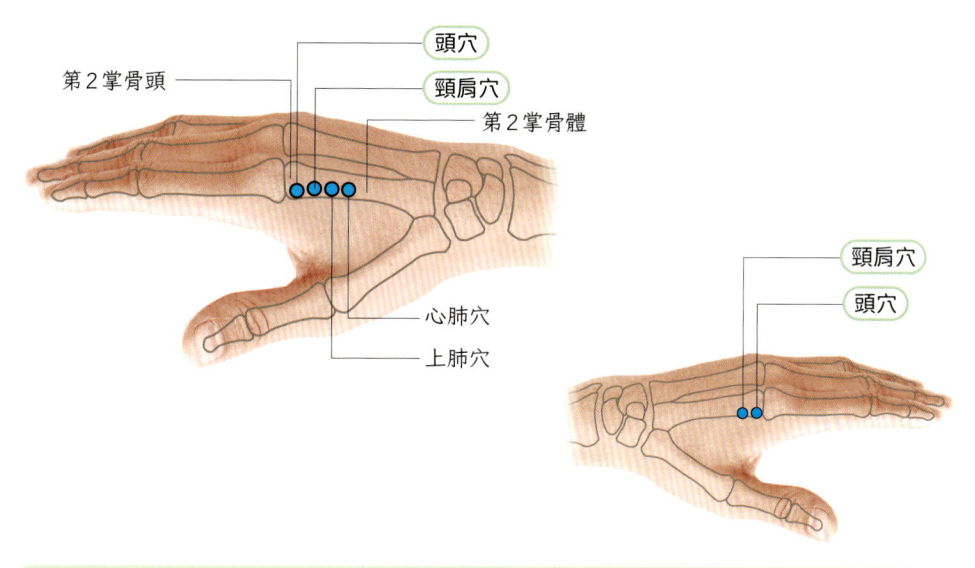

頭穴

定　位　食指掌指關節橈側後的凹陷處（第2掌骨頭橈側）。

主　治　頭痛、牙痛、三叉神經痛、急性結膜炎，以及頭面、眼、耳、鼻、口、牙、腦等部位病症。

頸肩穴

定　位　第2掌骨體遠端橈側，頭穴與上肢穴之間，將頭穴與心肺穴間三等分，遠端分點即是。

主　治　頸肩、甲狀腺、咽喉、氣管上段、食道上段等部位病症。

109

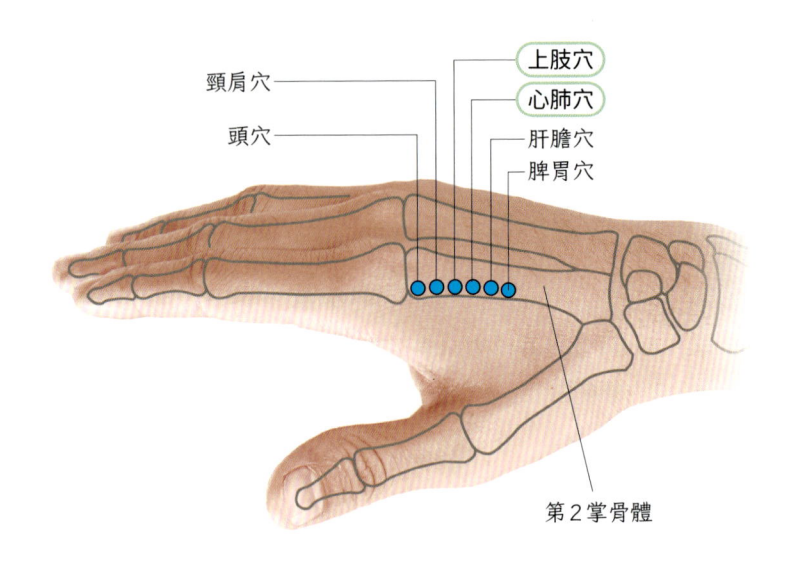

標示：頸肩穴、頭穴、上肢穴、心肺穴、肝膽穴、脾胃穴、第2掌骨體

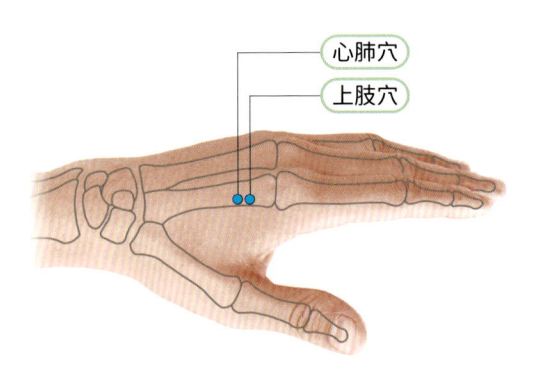

標示：心肺穴、上肢穴

上肢穴

定　位　第2掌骨體遠端橈側，頸肩穴與心肺穴之間，將頭穴與心肺穴間三等分，近端分點即是。

主　治　肩、上肢、肘、腕、手及食道中段的病症。

心肺穴

定　位　第2掌骨體遠端橈側，頭穴與脾胃穴連線中點。

主　治　心、肺、胸、乳房、氣管下段、食道下段及背部病症。

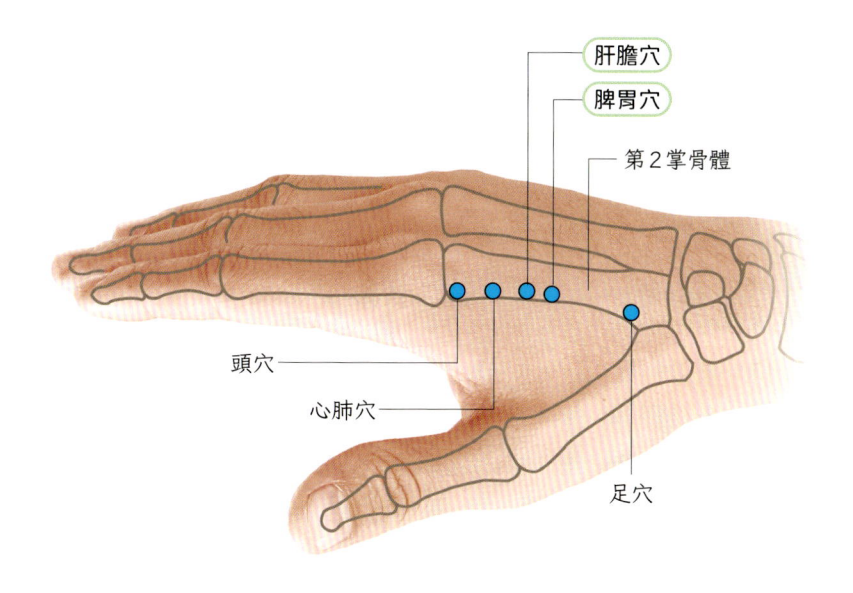

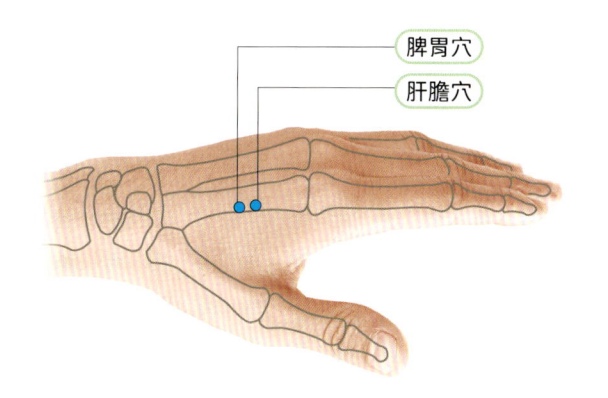

肝膽穴

定　位　第2掌骨體中段橈側，脾胃穴與心肺穴連線中點。

主　治　肝膽病症。

脾胃穴

定　位　第2掌骨體中段橈側，頭穴與足穴連線中點。

主　治　脾、胃及胰臟病症。

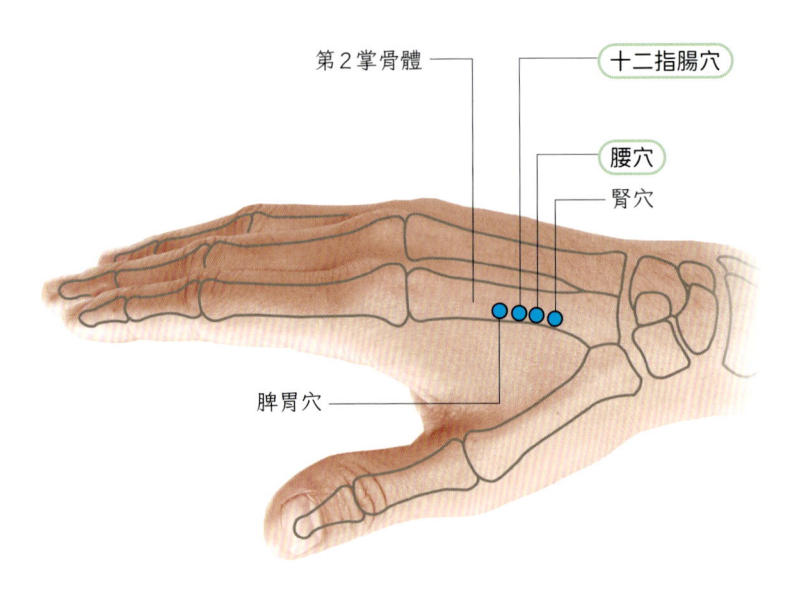

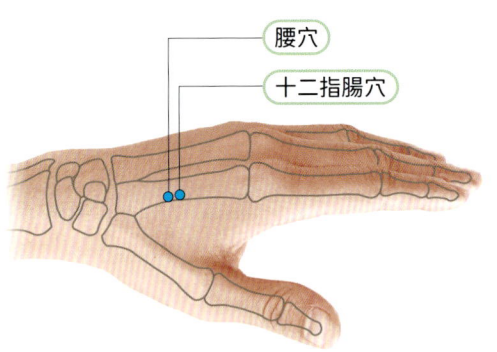

十二指腸穴

定　位　第2掌骨體中段橈側，脾胃穴與腰穴之間，將脾胃穴與腎穴間三等分，遠端分點即是。

主　治　十二指腸及結腸右曲部病症。

腰穴

定　位　第2掌骨體近端橈側，十二指腸穴與腎穴之間，將脾胃穴與腎穴間三等分，近端分點即是。

主　治　腰扭傷、腰腿痛、大腸與小腸病症。

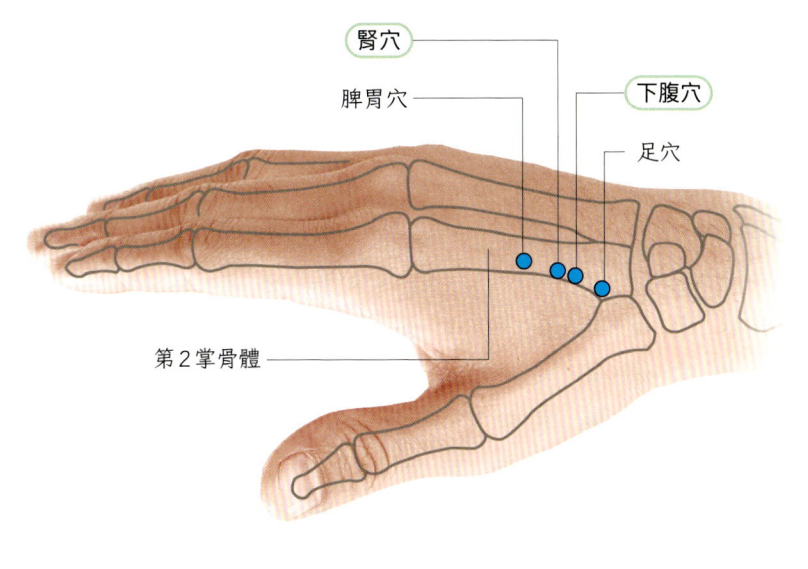

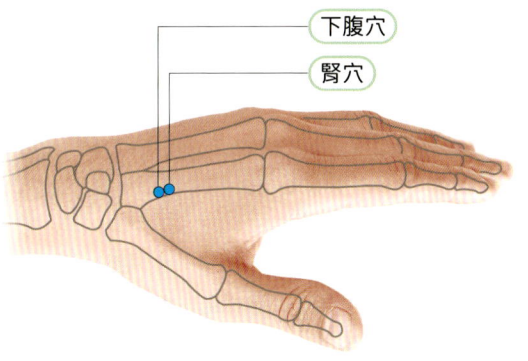

腎穴

定　位　第2掌骨體近端橈側，脾胃穴與足穴連線中點。

主　治　腎、輸尿管、大腸、小腸疾病。

下腹穴

定　位　第2掌骨體近端橈側，腎穴與足穴之間，將腎穴與足穴間三等分，遠端分點即是。

主　治　下腹部、骶尾部、子宮、膀胱、結腸、直腸、闌尾、卵巢、陰道、睪丸、尿道、肛門等部位病症。

腿穴

定　位　第2掌骨體近端橈側，下腹穴與足穴之間，將腎穴與足穴間三等分，近端分點即是。

主　治　臀部、股部、膝關節等下肢病症。

足穴

定　位　第2掌骨底橈側。

主　治　足、踝部病症。

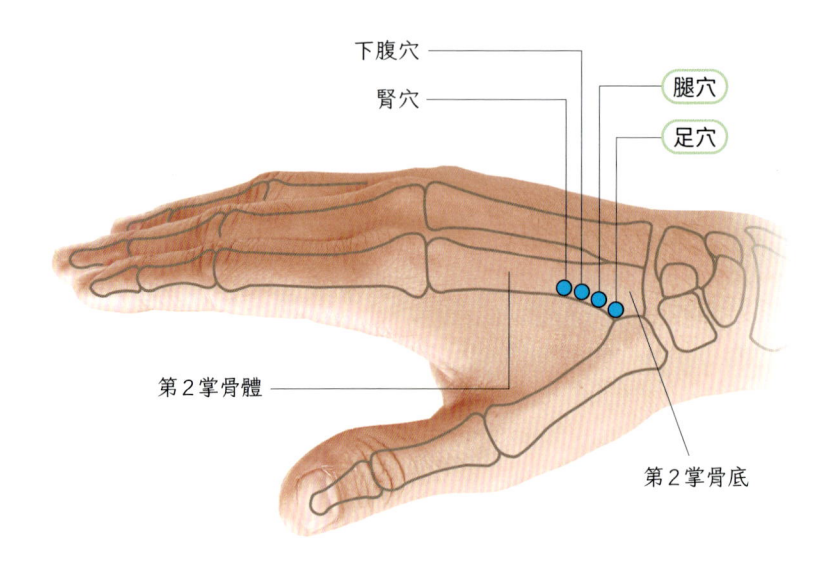

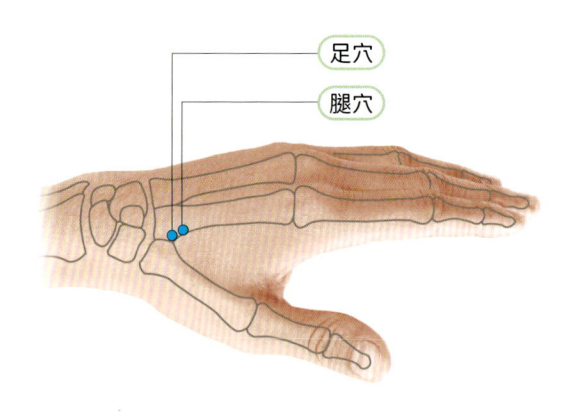

② 第5掌骨全息穴

第5掌骨全息穴為第5掌骨尺側從遠心端的頭穴，到近心端的生殖穴，依次排列的8穴。可用拇指端或指甲掐按全息穴來輔助治療相應臟器的疾病。

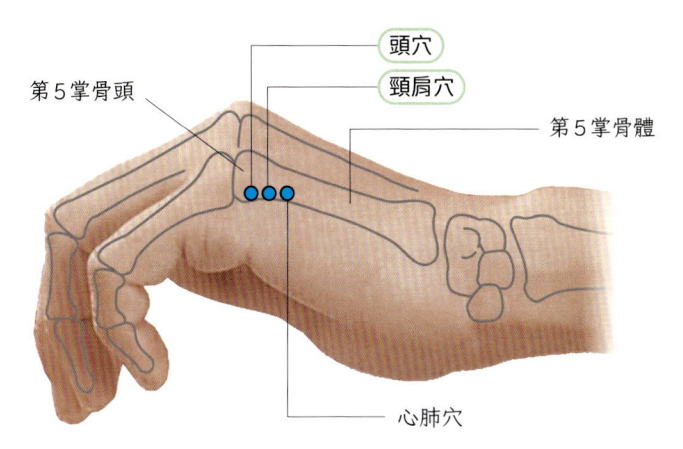

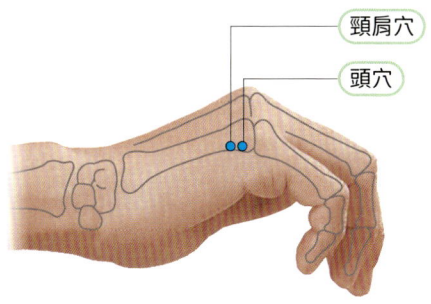

第5掌骨頭
頭穴
頸肩穴
第5掌骨體
心肺穴

頸肩穴
頭穴

頭穴

定　位　第5掌骨頭尺側。

主　治　頭面部及眼、耳、鼻、口腔等病症。

頸肩穴

定　位　第5掌骨體遠端尺側，頭穴與心肺穴連線中點。

主　治　肩周炎、肩部扭傷、落枕、頸椎病等。

115

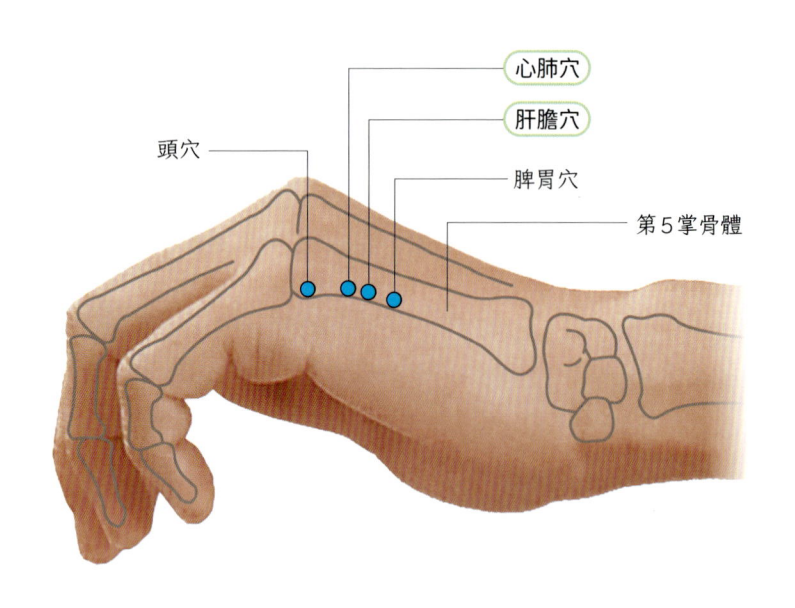

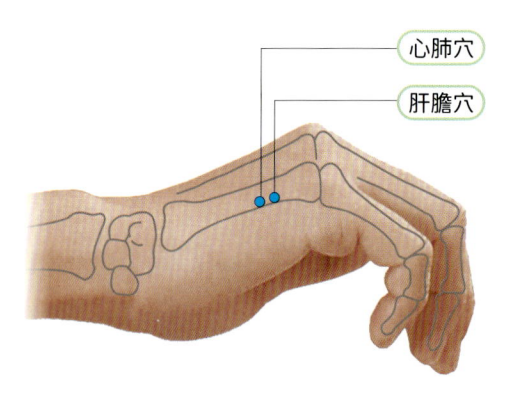

心肺穴

定　位　第5掌骨體遠端尺側，頭穴與脾胃穴連線中點。

主　治　心、肺、氣管及胸背部病症。

肝膽穴

定　位　第5掌骨體中段尺側，心肺穴與脾胃穴連線中點。

主　治　肝膽病症。

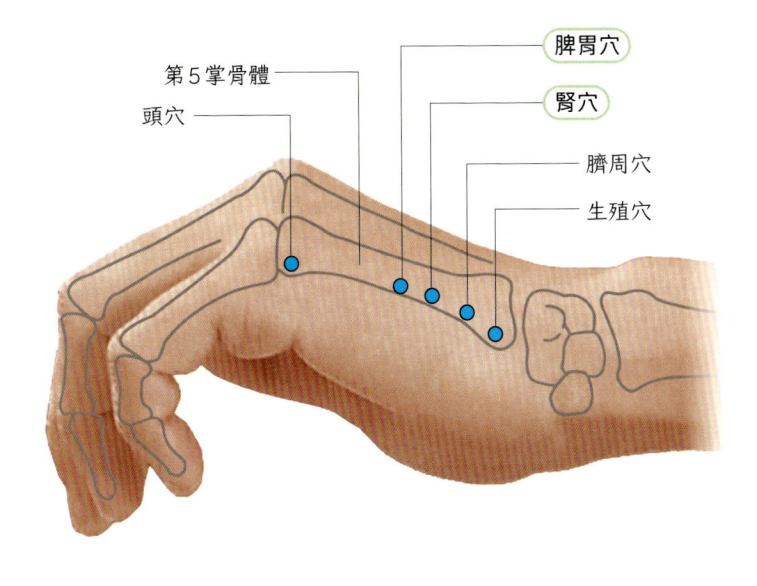

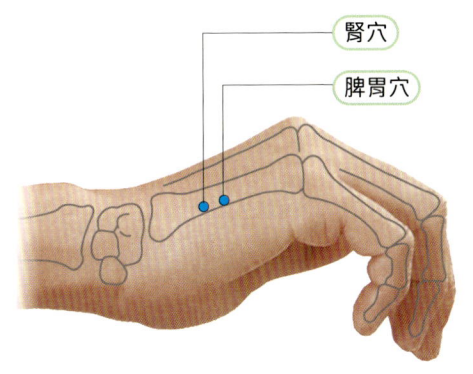

脾胃穴

定　位　第5掌骨體中段尺側，頭穴與生殖穴連線中點。

主　治　脾、胃、肌肉病症。

腎穴

定　位　第5掌骨體近端尺側，脾胃穴與臍周穴之間，將脾胃穴與生殖穴間三等分，遠端分點即是。

主　治　遺尿等腎、膀胱及生殖系統病症。

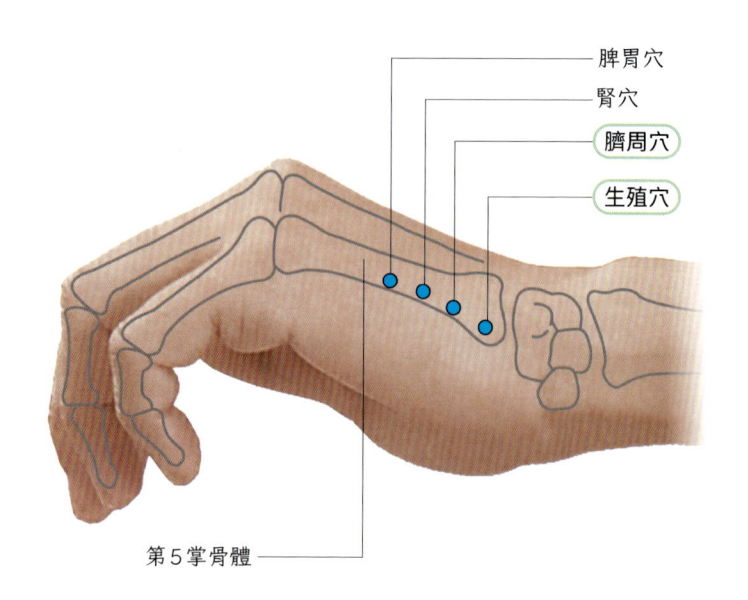

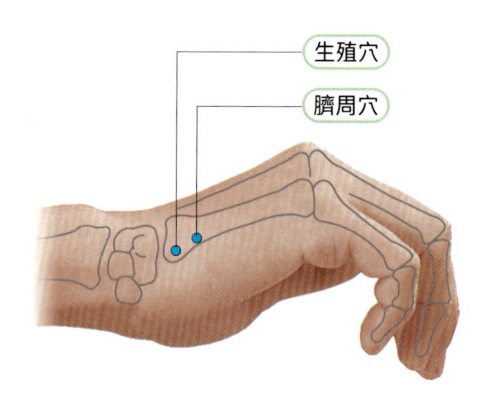

臍周穴

定　位　第5掌骨體近端尺側，腎穴與生殖穴之間，將脾胃穴與生殖穴間三等分，近端分點即是。

主　治　結腸炎、小腸炎、腰扭傷。

生殖穴

定　位　第5掌骨基底部尺側。

主　治　生殖系統病症、肛周疾病、腰腿痛等。

第三章

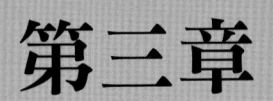

了解足部反射區
——按按雙足巧治病

一、足部各部位名稱圖解

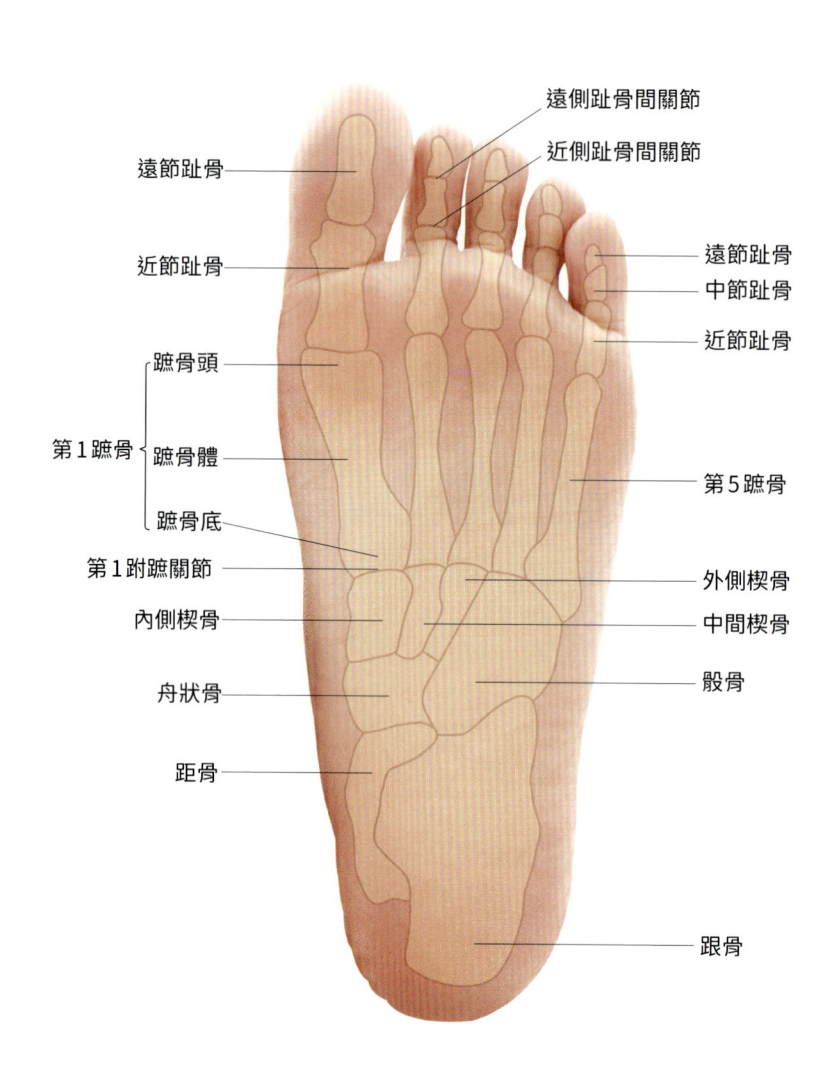

足底部

遠側趾骨間關節
近側趾骨間關節
遠節趾骨
近節趾骨
遠節趾骨
中節趾骨
近節趾骨
蹠骨頭
第1蹠骨 { 蹠骨體
蹠骨底
第5蹠骨
第1跗蹠關節
外側楔骨
內側楔骨
中間楔骨
舟狀骨
骰骨
距骨
跟骨

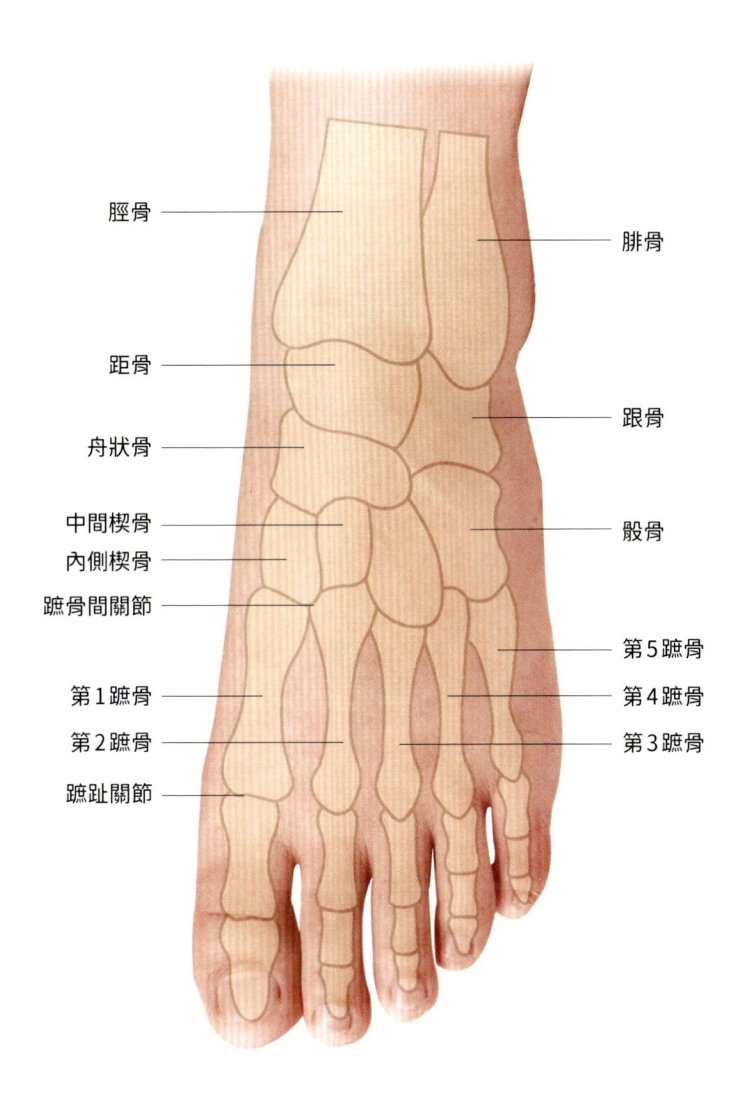

脛骨	腓骨
距骨	跟骨
舟狀骨	
中間楔骨	骰骨
內側楔骨	
蹠骨間關節	
第1蹠骨	第5蹠骨
第2蹠骨	第4蹠骨
蹠趾關節	第3蹠骨

足背部

了解手足反射區按摩

了解手部反射區

了解足部反射區

了解手部特效穴

了解足部特效穴

121

脛骨

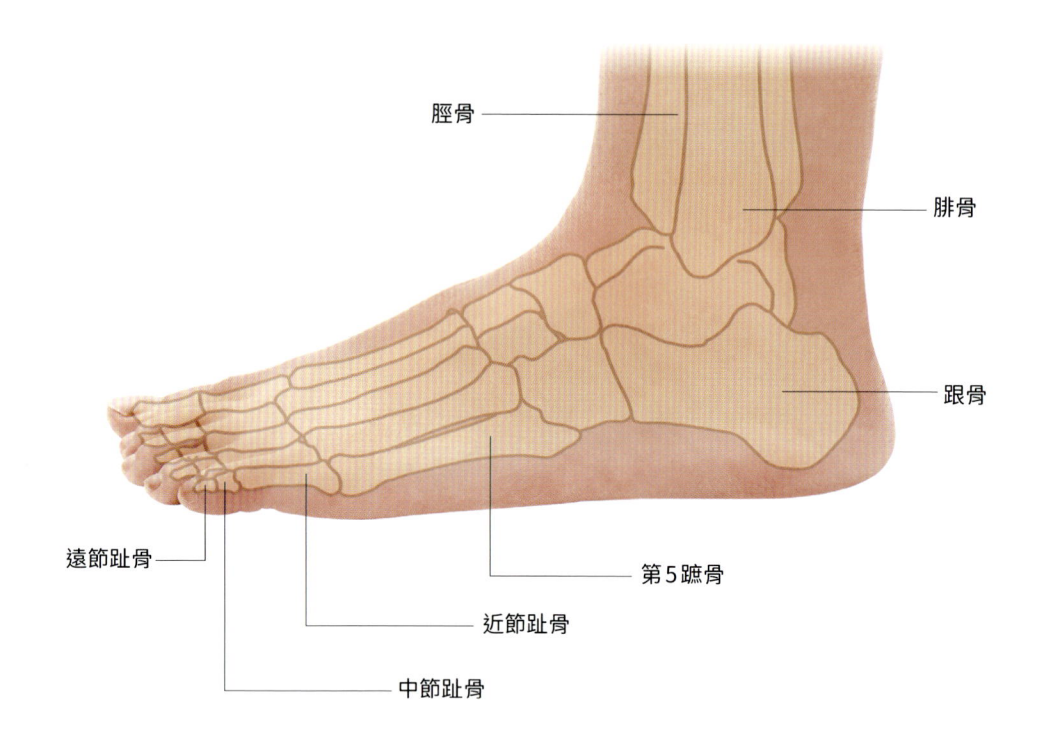

腓骨

跟骨

第5蹠骨

遠節趾骨

近節趾骨

中節趾骨

足外側

脛骨

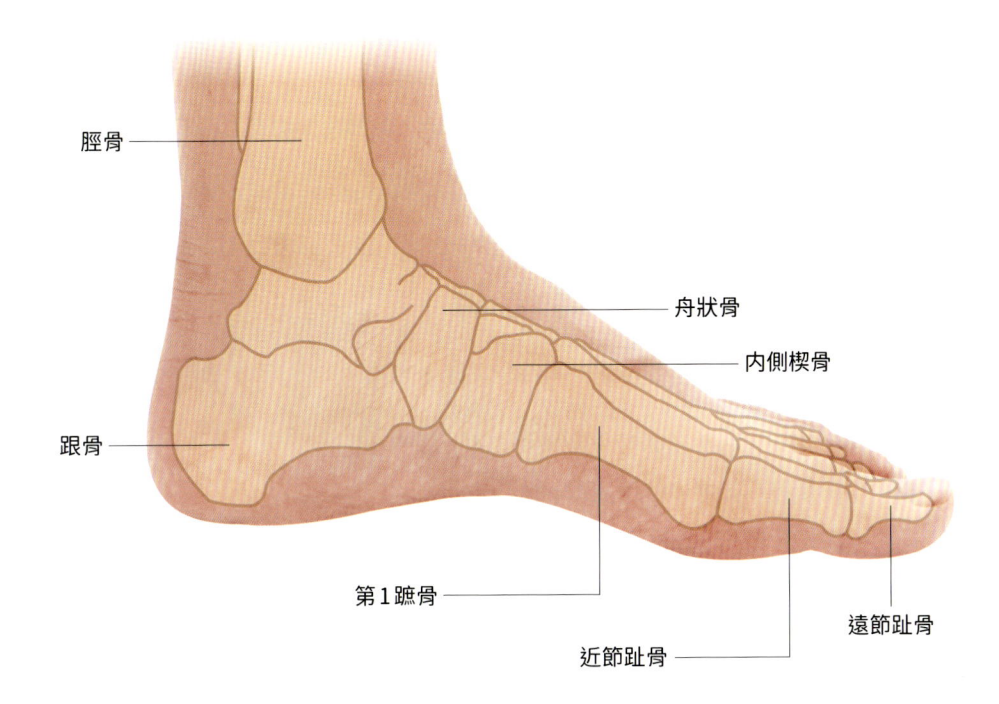

舟狀骨

內側楔骨

跟骨

第1蹠骨

遠節趾骨

近節趾骨

足內側

二、足部反射區

① 足底反射區

　　身體右側組織與器官對應的足部反射區在左足，身體左側組織與器官對應的足部反射區在右足。

腎上腺

主　治　消炎、止痛、止喘、抗過敏、抗休克，適用於風溼性關節炎、甲狀腺功能亢進或低下及其他內分泌疾患。

定　位　雙足底腳掌中央第1、2蹠趾關節所形成的「人」字形交叉點略偏外側處。

特效按摩　用拇指指端或食指近側指間關節施力按壓3～5次。

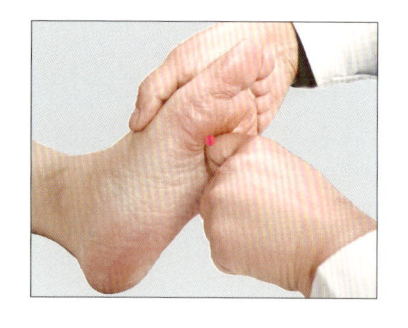

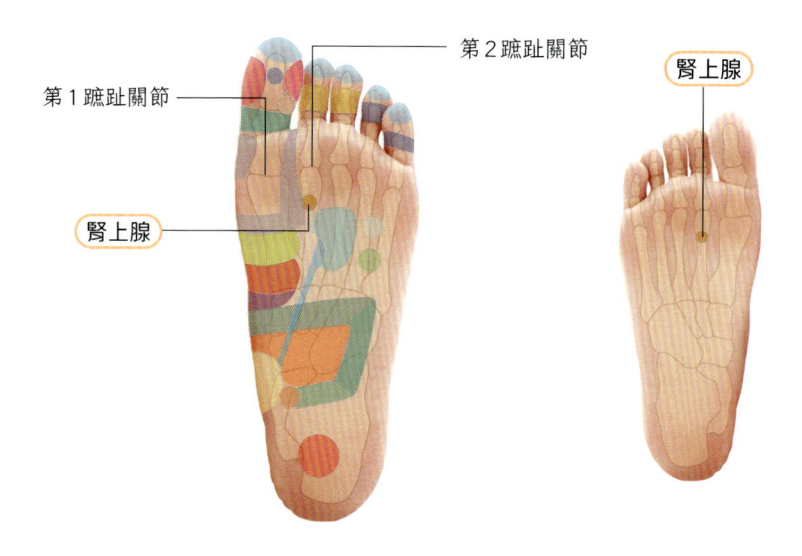

第2蹠趾關節
第1蹠趾關節
腎上腺
腎上腺

腎

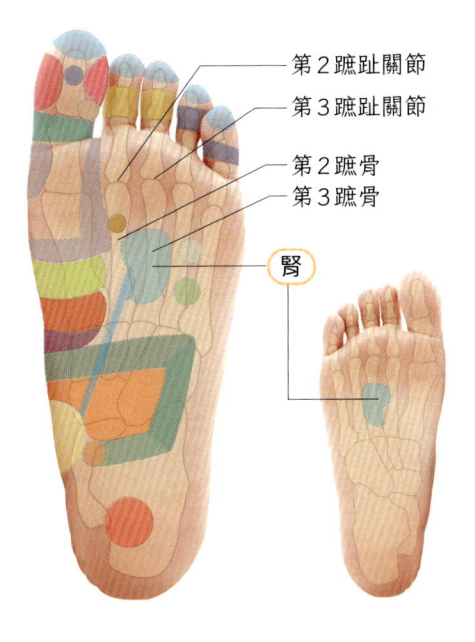

標注：第2蹠趾關節、第3蹠趾關節、第2蹠骨、第3蹠骨、腎

主　治　泌尿系統疾患，以及水腫、風溼性關節炎、腎血管性高血壓等病症。

定　位　雙足底腳掌中央第2、3蹠骨與蹠趾關節所形成的「人」字形交叉點後方陷凹處。

特效按摩　用拇指指腹或食指近側指間關節施力，先深按，不抬起，再沿著足心往足跟方向推按3～5次。

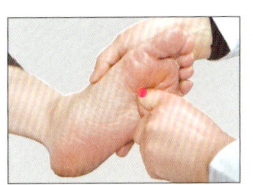

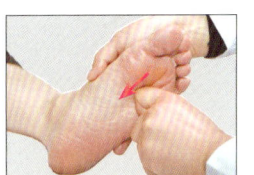

輸尿管

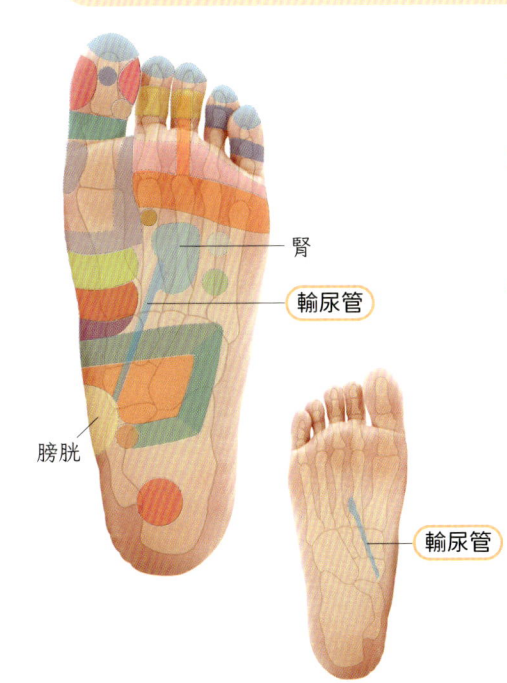

標注：腎、輸尿管、膀胱、輸尿管

主　治　尿路結石、前列腺炎、前列腺增生、排尿困難等泌尿系統病症。

定　位　雙足底，腎反射區與膀胱反射區之間，呈斜線狀的一個弧形帶狀區域。

特效按摩　用拇指指腹或食指近側指間關節施力，先深按、不抬起，再從腎反射區往膀胱反射區方向，慢慢推按3～5次。

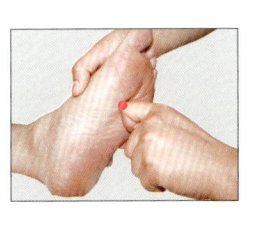

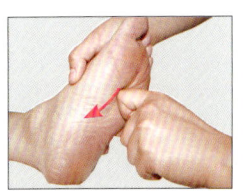

膀胱

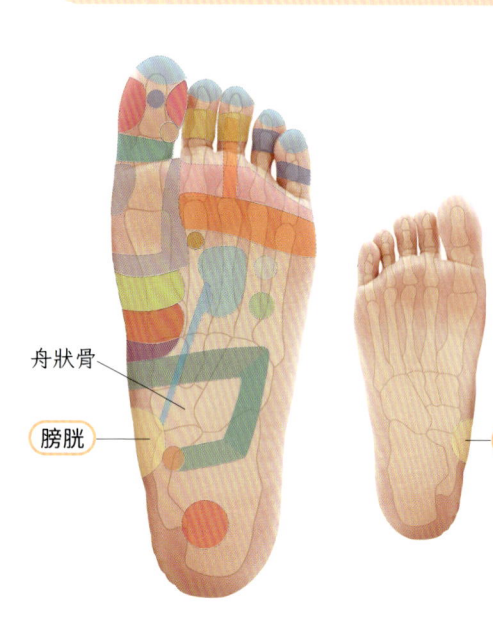

主　治	膀胱病症及其他泌尿系統病症。
定　位	雙足底與足內側交界處，舟狀骨下方，外展拇肌旁，足內踝前方。
特效按摩	用拇指指腹或食指近側指間關節施力，定點往深部按壓，並在定點周圍揉按3～5次。

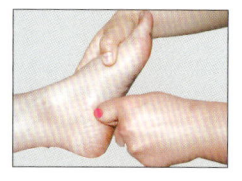

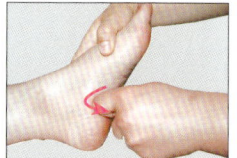

舟狀骨
膀胱
膀胱

額竇

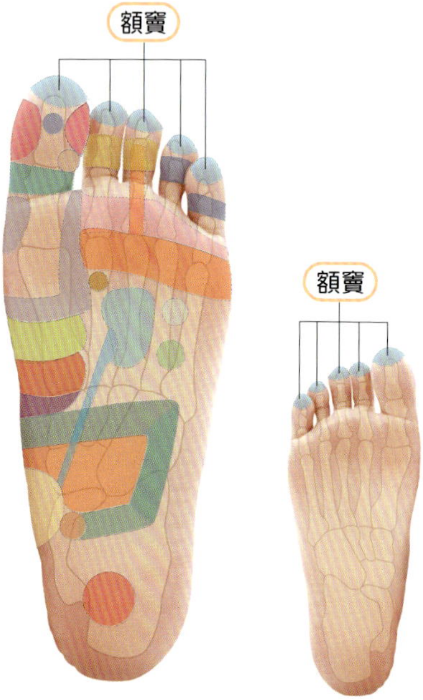

主　治	頭痛、頭暈、失眠，以及鼻、眼、耳、口腔等部位的疾患。
定　位	雙足底，10個腳趾的趾端。
特效按摩	用拇指指端或拇指指間關節或食指近側指間關節，沿趾端做橫向按壓，亦可自趾端往趾根方向推按3～5次。

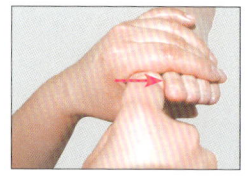

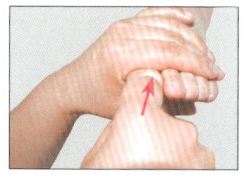

額竇
額竇

腹腔神經叢

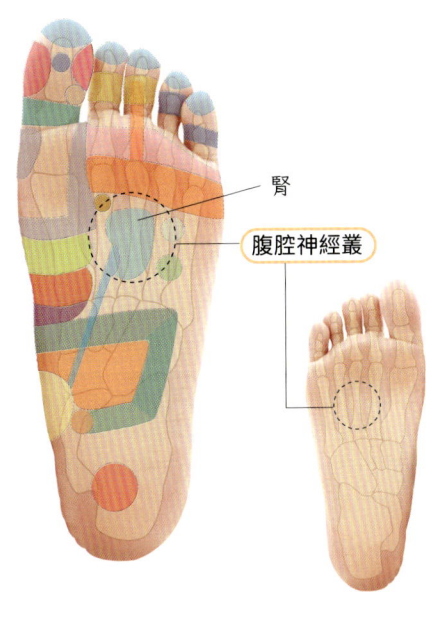

主　治　腹脹、腹瀉、便祕、胃腸痙攣、胃酸逆流等。

定　位　雙足底的中心，分布在腎反射區附近的、大致呈一圓形的區域。

特效按摩　用拇指指腹或食指近側指間關節施力，沿反射區作半圓形推按3～5次。

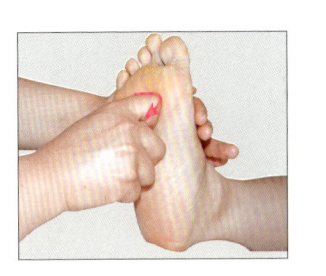

腎
腹腔神經叢

腦下垂體

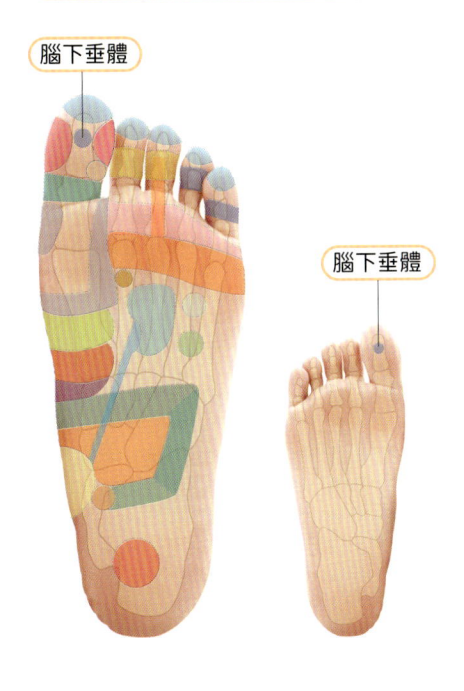

主　治　內分泌疾患、兒童發育不良、兒童智力發展遲緩、更年期症候群等，刺激該反射區還具有抗衰老作用。

定　位　雙足拇趾趾腹的中央。

特效按摩　用拇指指端或食指近側指間關節施力，定點往深部按壓3～5次。

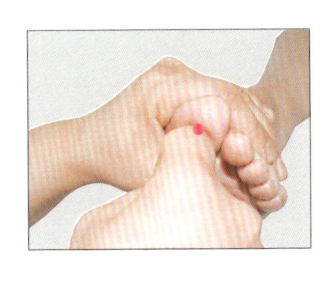

腦下垂體
腦下垂體

小腦・腦幹

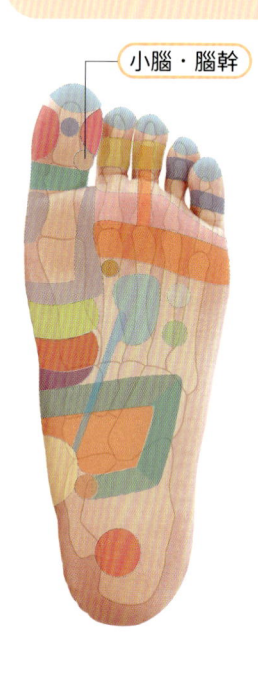

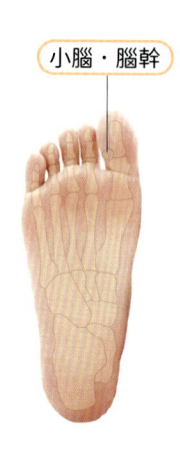

主　治	小腦疾患、高血壓、頭痛、失眠、眩暈、肌肉緊繃、肌腱、關節疾患。
定　位	雙足拇趾趾腹根部，近第2趾的一側。
特效按摩	用拇指指端或食指近側指間關節施力，定點往深部按壓3～5次。

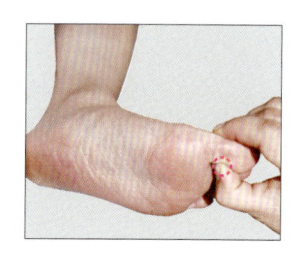

鼻

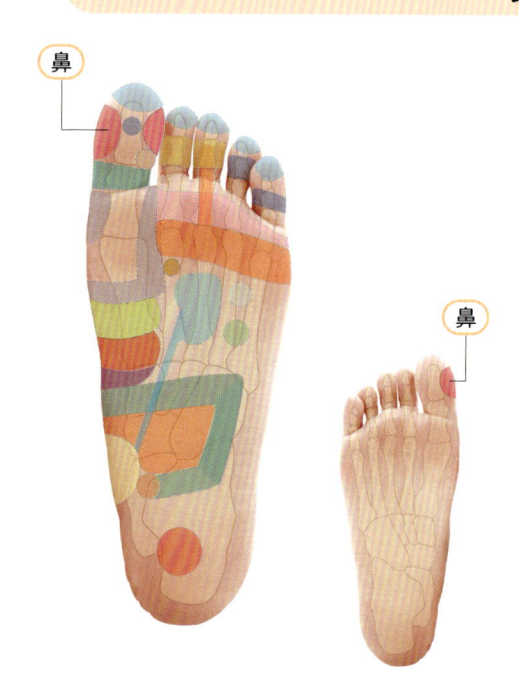

主　治	鼻部各種疾患及上呼吸道感染。
定　位	雙足拇趾內側面，自拇趾趾腹內側緣延伸到拇趾背面趾甲根部，呈「L」形的區域。
特效按摩	用拇指指端或食指近側指間關節施力按壓3～5次。

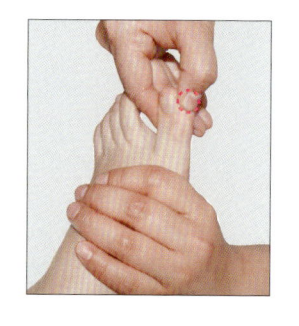

三叉神經

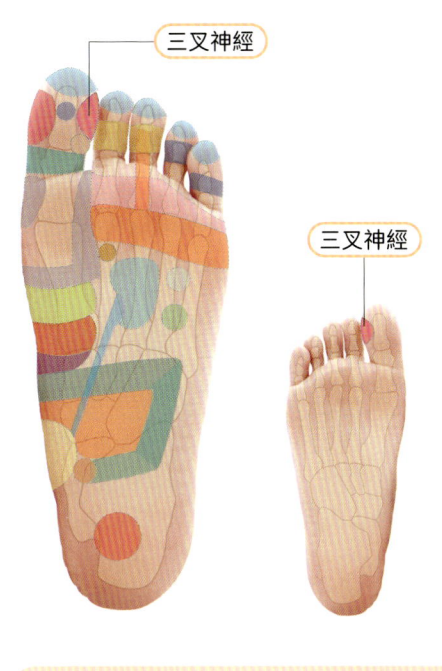

主　　治	偏頭痛、三叉神經痛、顏面神經麻痺、面肌痙攣、腮腺炎及頭面部其他疾患。
定　　位	雙足拇趾趾腹中部，靠近第2趾的一側。
特效按摩	用拇指指端或食指近側指間關節施力，自拇趾趾端往趾根方向推按3～5次。

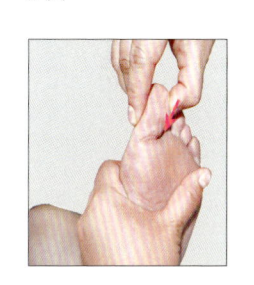

頭部（大腦）

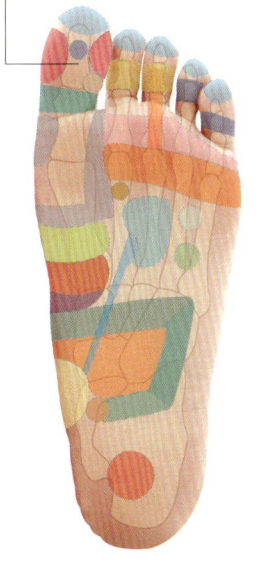

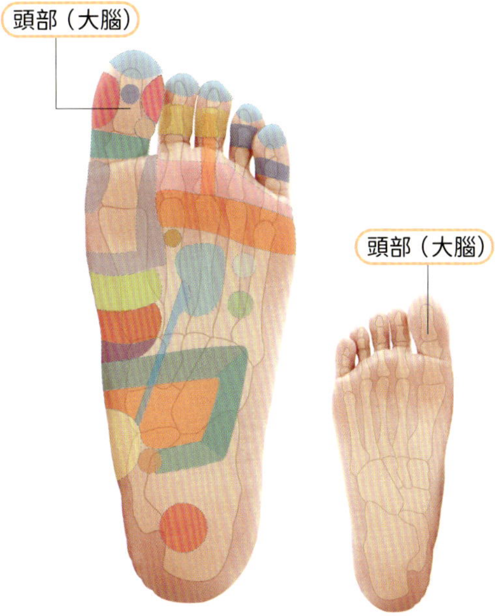

主　　治	腦出血、腦中風及其後遺症、腦震盪、頭痛、頭暈、失眠、神經衰弱、神志不清、大腦萎縮，以及帕金森氏症等。
定　　位	雙足拇趾的整個趾腹。
特效按摩	用拇指指端或食指近側指間關節施力，由趾端往趾根方向按壓3～5次。

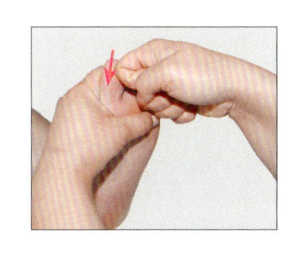

頸項

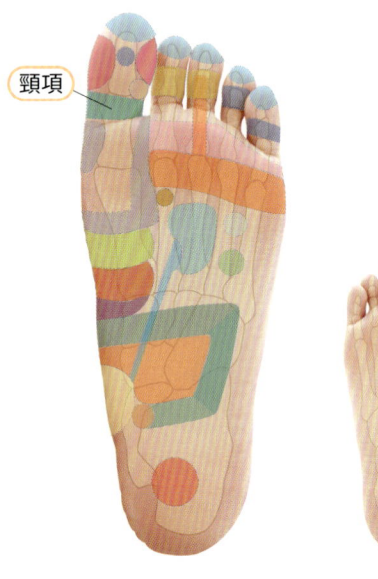

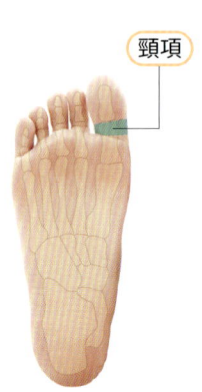

主　治　頸椎病、落枕、頸部軟組織損傷。

定　位　雙足底拇趾根部橫紋處。

特效按摩　用拇指指端沿著拇趾根部，推按3～5次。

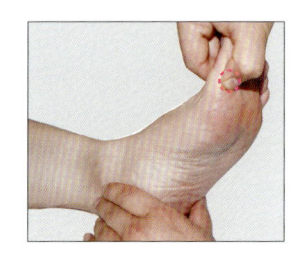

頸項

頸項

耳

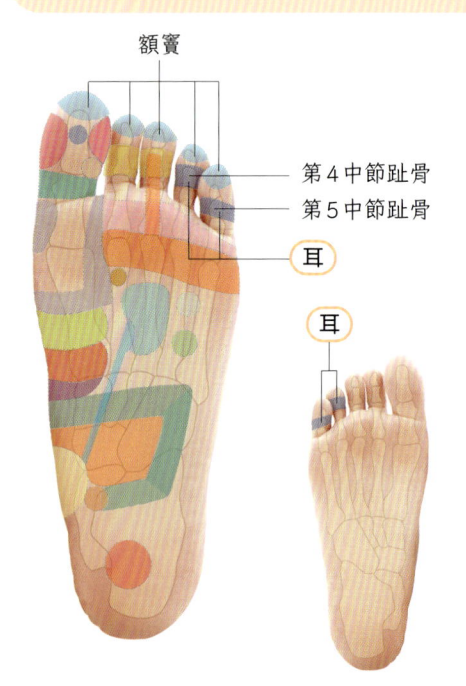

額竇
第4中節趾骨
第5中節趾骨
耳
耳

主　治　耳部各種疾患（中耳炎、耳鳴、耳聾、重聽等）。

定　位　雙足底，第4、5趾額竇反射區下方至中節趾骨底之間的區域。

特效按摩　用拇指指端由趾端向趾根方向按壓；然後用拇指或食指近側指間關節施力，在第4、5趾底的內側和外側，分別深按3～5次。

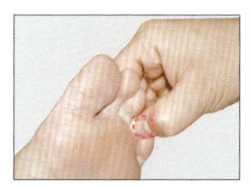

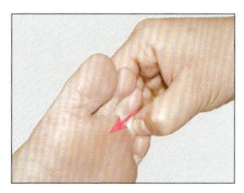

眼

額竇
眼
第 3 中節趾骨
第 2 中節趾骨

眼

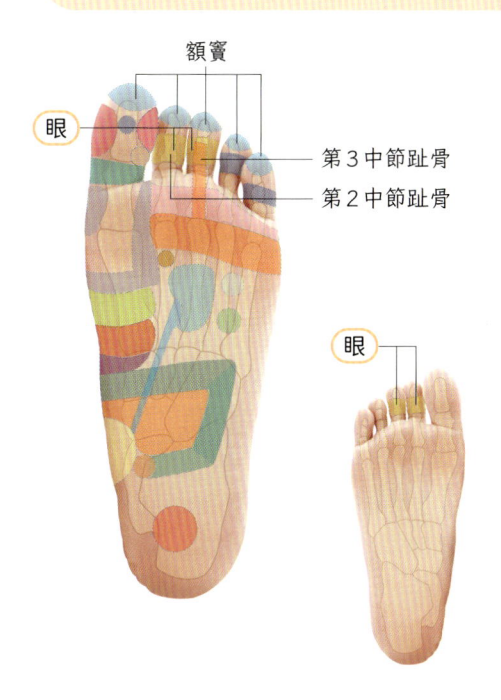

主　治　眼部各種疾患（近視、遠視、青光眼、白內障等）。

定　位　雙足底，第 2、3 趾額竇反射區下方至中節趾骨底之間的區域。

特效按摩　用拇指指端由趾端往趾根方向推按；然後用拇指或食指的近側指間關節施力，在第 2、3 趾底面根部的內側和外側，分別深按 3～5 次。

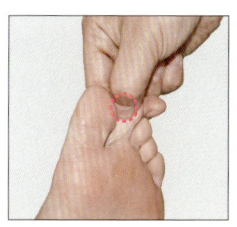

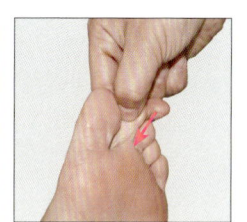

副甲狀腺

副甲狀腺
第 1 蹠趾關節

副甲狀腺

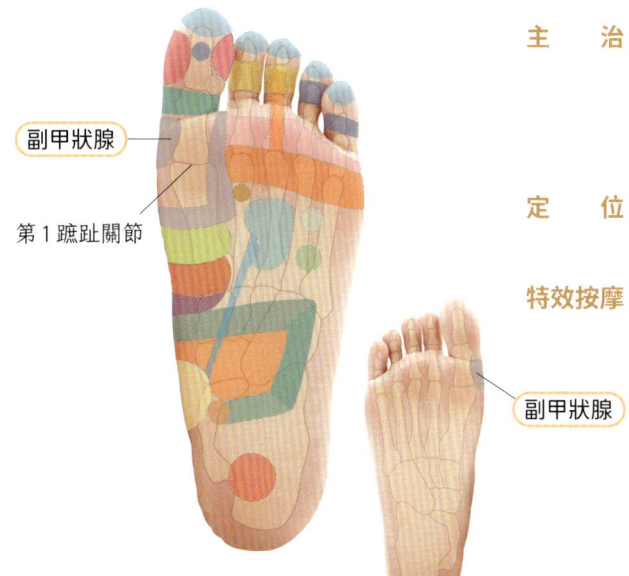

主　治　缺鈣症狀（筋骨痠痛、手足麻痺或痙攣），指甲易斷，中老年缺鈣、骨質疏鬆，癲癇急性發作（用重手法強刺激）。

定　位　雙足底內側緣，第 1 蹠趾關節前方凹陷處。

特效按摩　用拇指指端或食指近側指間關節施力，按壓 3～5 次。

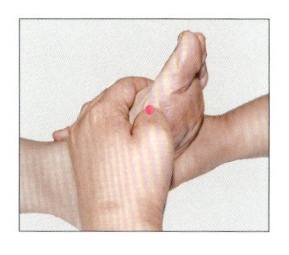

甲狀腺

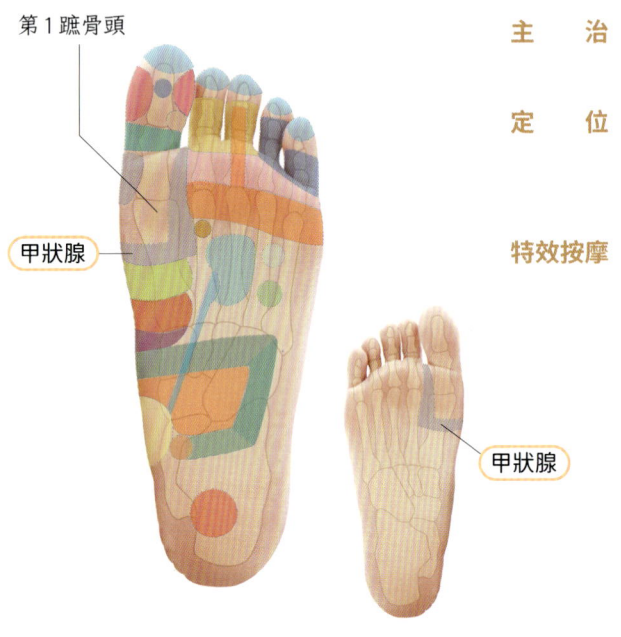

主　治　甲狀腺功能亢進或低下、甲狀腺炎、甲狀腺腫大、肥胖症。

定　位　雙足底，第1、2趾間縫向後延伸，再轉向內側，呈弧形帶狀包圍著第1蹠骨頭。

特效按摩　用拇指指端或拇指指間關節或食指近側指間關節施力，沿反射區按壓3～5次。

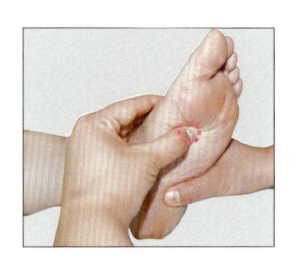

肺・支氣管

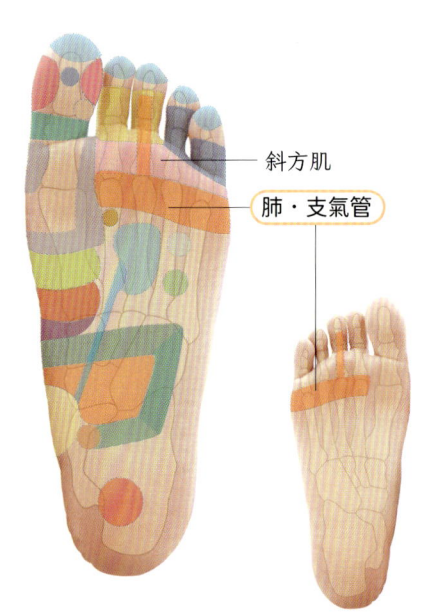

主　治　肺炎、支氣管炎、氣喘、肺氣腫等呼吸系統疾患。

定　位　雙足底，斜方肌反射區的後方約一拇指寬的橫帶狀區域。自橫帶中部向第3趾延伸成一豎條狀區域是支氣管敏感帶。

特效按摩　用拇指指端或食指近側指間關節施力，沿反射區縱向或橫向，按壓3～5次。

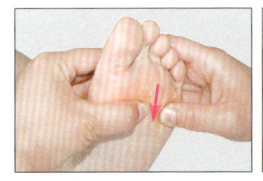

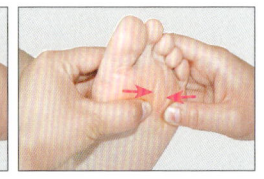

斜方肌

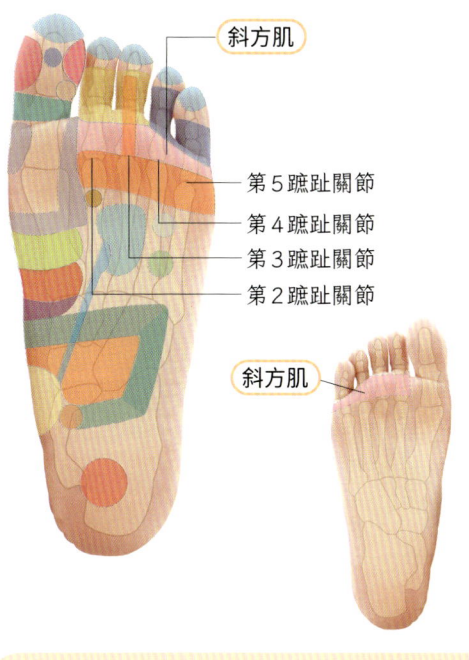

主　治　頸項部及肩背部痠痛、落枕、上肢痠痛無力或麻痺等。

定　位　雙足底，第2、3、4、5蹠趾關節的前方約呈一拇指寬的橫帶狀區域。

特效按摩　用拇指指端或指間關節或食指近側指間關節施力，沿反射區按壓3～5次。

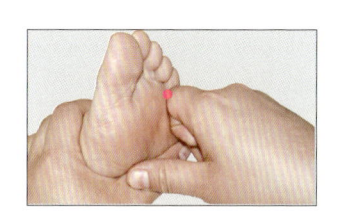

標示：斜方肌、第5蹠趾關節、第4蹠趾關節、第3蹠趾關節、第2蹠趾關節、斜方肌

心

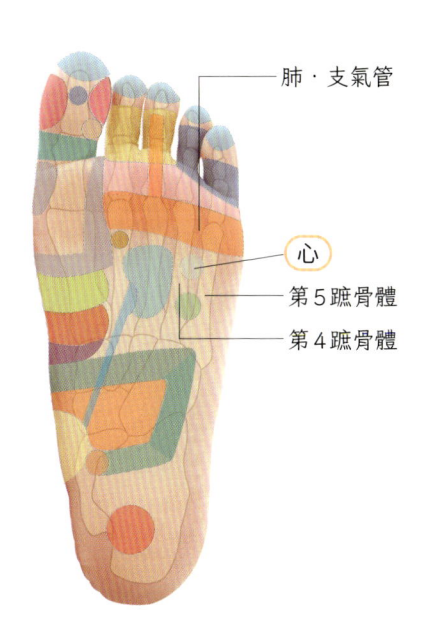

主　治　循環系統疾患如心律不整、心前區疼痛、心肌炎、冠心病、高血脂、動脈硬化、高血壓、低血壓等。

定　位　左足底，第4、5蹠骨體之間，肺·支氣管反射區下方（足跟方向）。

特效按摩　以拇指指腹或食指近側指間關節施力，先輕後重，根據患者的承受程度逐漸加強力量。

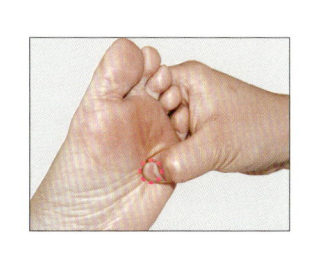

標示：肺·支氣管、心、第5蹠骨體、第4蹠骨體

133

脾

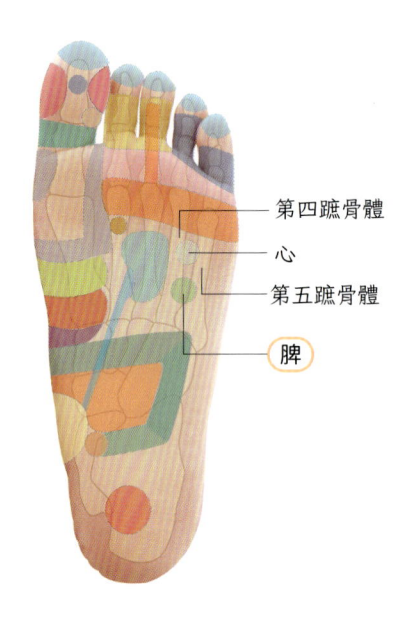

主　治　貧血、皮膚病、食慾不振、消化不良、發燒、各種炎症等，刺激該反射區還有增強免疫能力的功效。

定　位　左足底，第4、5蹠骨體之間，心反射區向足跟方向約一橫指處。

特效按摩　以拇指指端或食指近側指間關節施力，在反射區處點按。

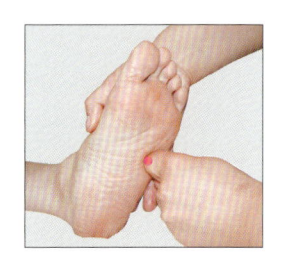

第四蹠骨體
心
第五蹠骨體
脾

胰

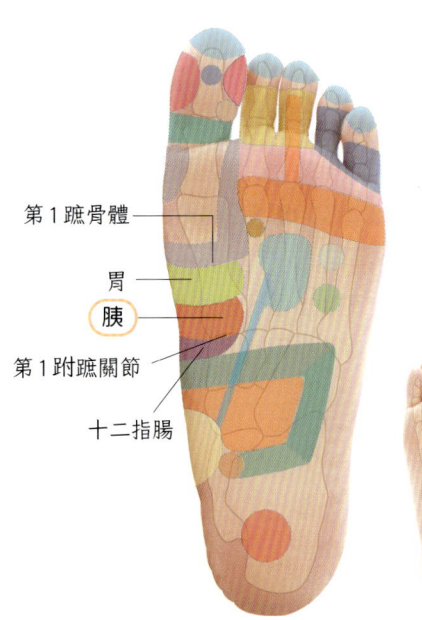

主　治　糖尿病、消化不良、胰腺炎等。

定　位　雙足底內側，第1蹠骨體靠近跗蹠關節處，胃反射區與十二指腸反射區之間，寬度約一橫指的區域。

特效按摩　以拇指指腹或食指近側指間關節施力，按壓3～5次。

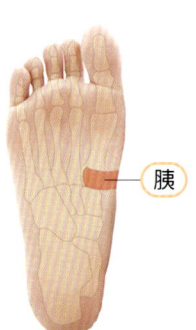

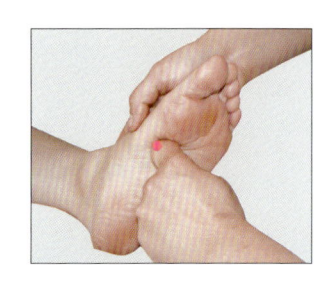

第1蹠骨體
胃
胰
第1跗蹠關節
十二指腸

胰

胃

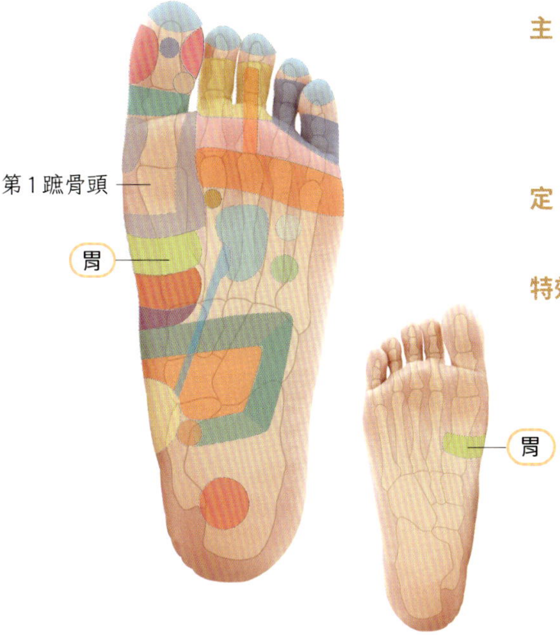

第1蹠骨頭
胃

主　治　消化系統病症，如噁心、嘔吐、腹脹、胃痛、胃酸過多、消化不良、急慢性胃腸炎、胃潰瘍、胃下垂等。

定　位　雙足底內側第1蹠骨頭的後方，寬度約一橫指的區域。

特效按摩　以拇指指腹或食指近側指間關節施力，按壓3～5次。

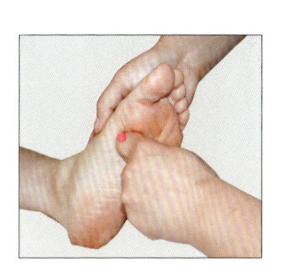

胃

十二指腸

胰
第1趾蹠關節
十二指腸

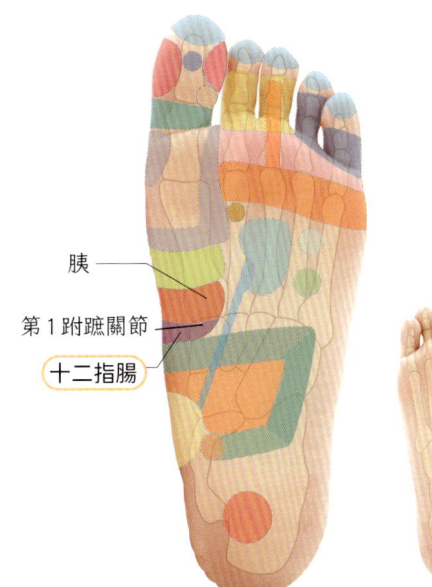

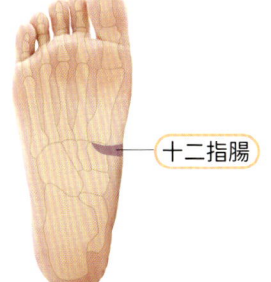

主　治　腹脹、腹痛、消化不良、食慾不振、食物中毒等。

定　位　雙足底內側，第1趾蹠關節前，胰反射區的後方。

特效按摩　以拇指指腹或食指近側指間關節施力，按壓3～5次。

十二指腸

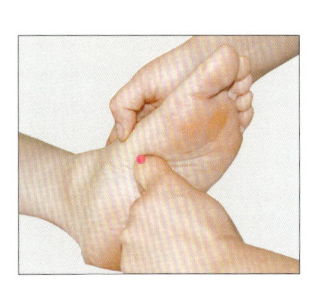

小腸

主　治	胃腸脹氣、腹痛、腹瀉、急慢性腸炎等。
定　位	雙足底中部凹入區域，被升結腸、橫結腸、降結腸、乙狀結腸‧直腸等反射區所包圍。
特效按摩	以拇指指腹，或食指、中指及無名指近側指間關節從足心往足跟方向，推按3～5次。

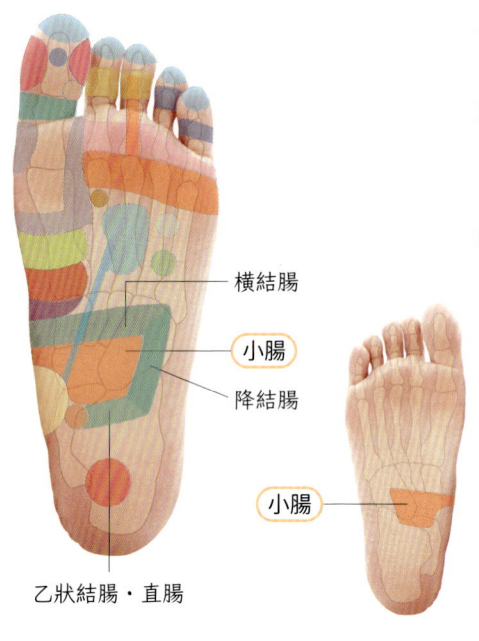

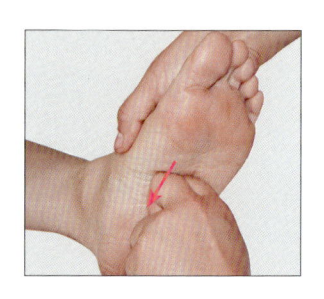

橫結腸
小腸
降結腸
小腸
乙狀結腸‧直腸

降結腸

主　治	腹痛、腹瀉、腸炎、腹脹、便祕等。
定　位	左足底，與足外側平行的豎條狀區，上接橫結腸反射區，止於足跟骨外側前緣。
特效按摩	以拇指指端或食指近側指間關節往足跟方向，按壓3～5次。

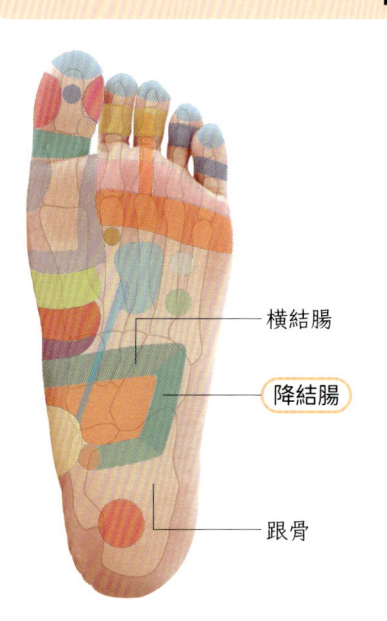

橫結腸
降結腸
跟骨

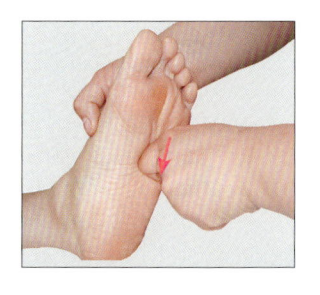

橫結腸

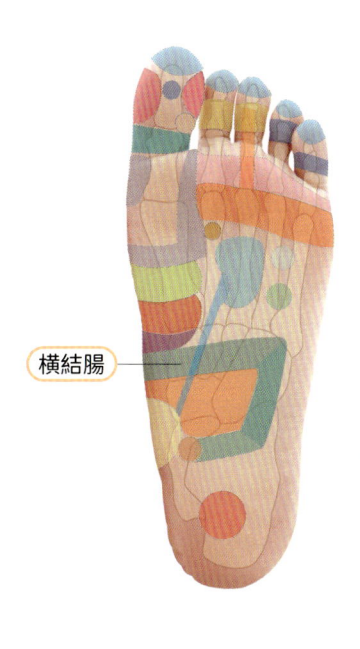

- **主　治** 腹痛、腹瀉、腸炎、便祕等。
- **定　位** 雙足底中部，橫越足底成一橫帶狀的區域。
- **特效按摩** 以拇指指腹，或食指近側指間關節沿反射區施力，左足自足內側往外側，右足自足外側往內側，分別推按3～5次。

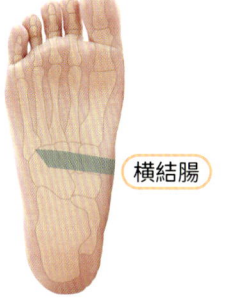

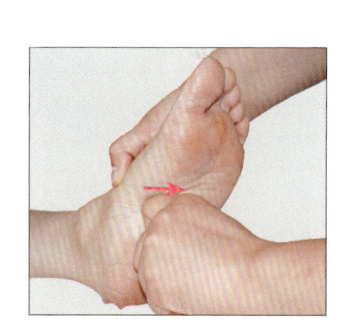

橫結腸

橫結腸

乙狀結腸・直腸

- **主　治** 直腸息肉、腹瀉、便祕、便血。
- **定　位** 左足底，跟骨前緣一橫帶狀區域。
- **特效按摩** 以拇指指端或食指近側指間關節，自足外側往足內側按壓3～5次。

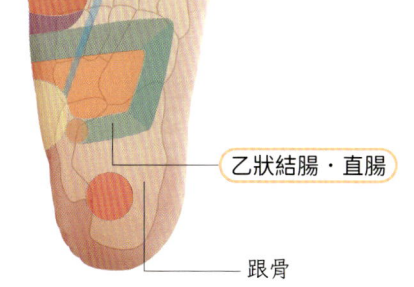

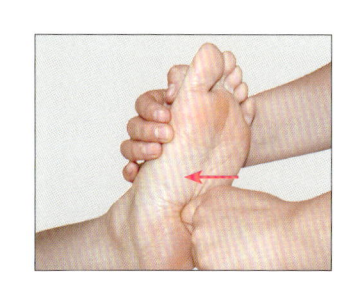

乙狀結腸・直腸

跟骨

肛門

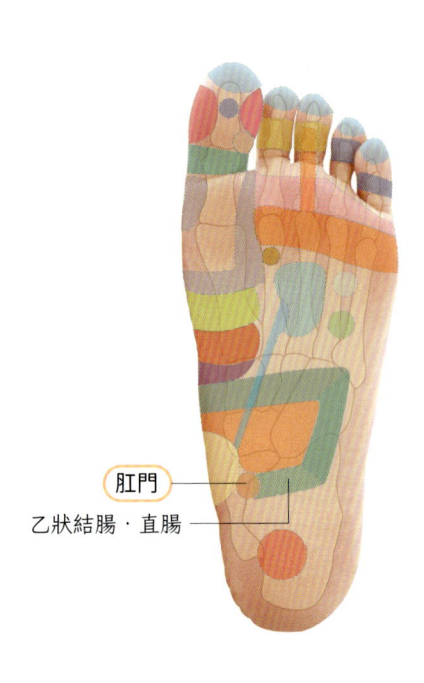

主　　治　便祕、痔瘡、瘻管、脫肛、肛裂、痔瘡術後恢復。

定　　位　左足底，足跟的前緣，乙狀結腸・直腸反射區的末端。

特效按摩　以拇指指端或食指近側指間關節，定點揉按3～5次。

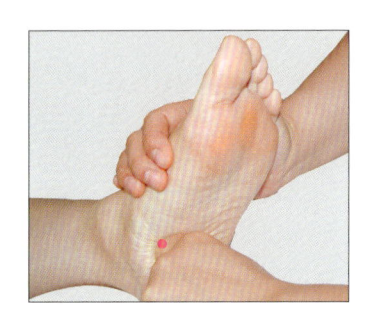

肛門
乙狀結腸・直腸

肝

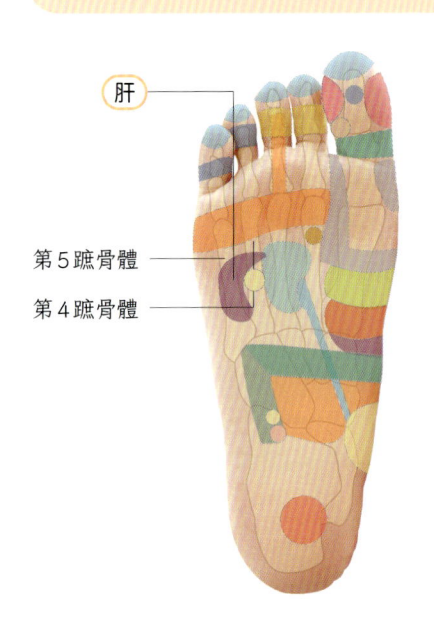

主　　治　肝炎、肝硬化、肝腫大、脂肪肝等。

定　　位　右足底，第4、5蹠骨體之間。

特效按摩　以拇指指端或以食指近側指間關節施力，按壓3～5次。

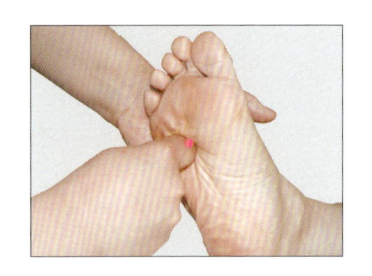

肝
第5蹠骨體
第4蹠骨體

生殖腺

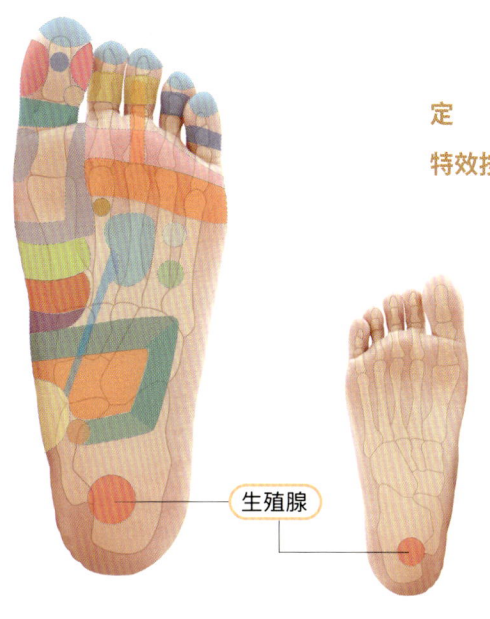

主　治	性功能低下、不孕、更年期症候群、月經不調、痛經、不育、陽痿、早洩、睪丸炎、子宮肌瘤。
定　位	雙足底，足跟中央處。
特效按摩	以拇指指端或食指近側指間關節施力，按揉3～5次。

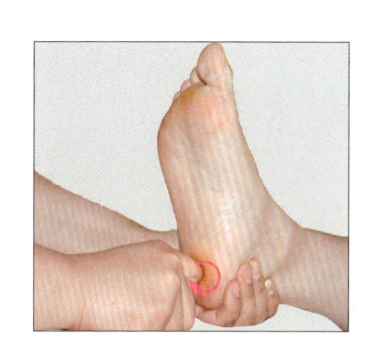

生殖腺

膽囊

第4蹠骨體
肝
第5蹠骨體
膽囊

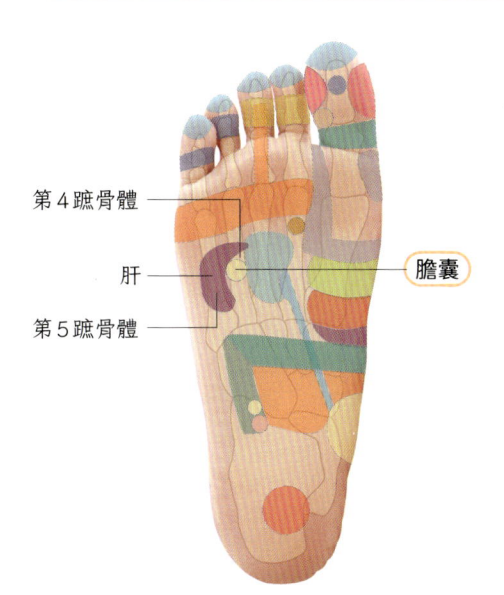

主　治	膽結石、膽囊炎、黃疸等。
特效按摩	以拇指指端或食指近側指間關節施力，按壓3～5次。
定　位	右足底，第4、5蹠骨體間近第4蹠骨處，肝反射區的內下方。

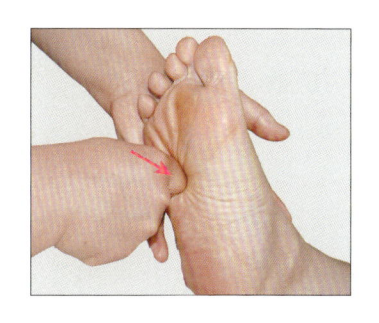

盲腸・闌尾

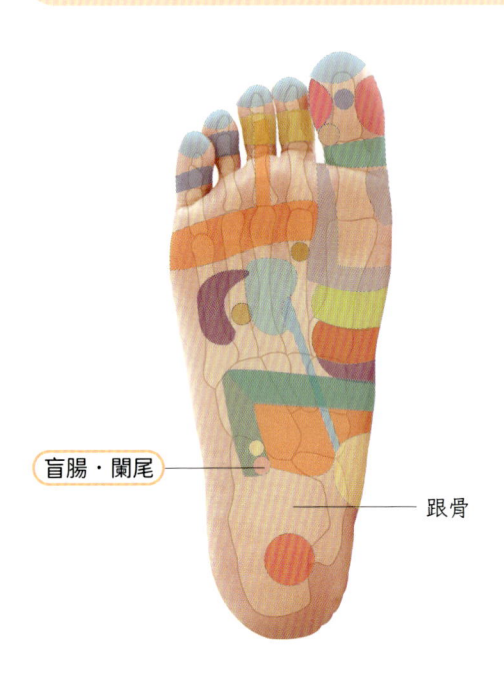

主　　治　腹脹、消化不良、闌尾炎、闌尾術後疼痛。

定　　位　右足底，第4、5趾間垂直線上，跟骨前緣。

特效按摩　以拇指指端或食指近側指間關節施力，按壓3～5次。

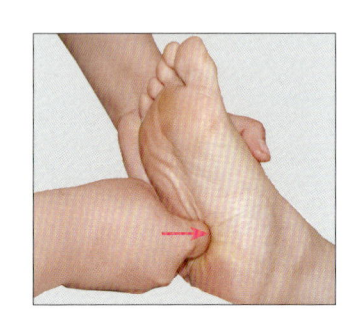

盲腸・闌尾

跟骨

升結腸

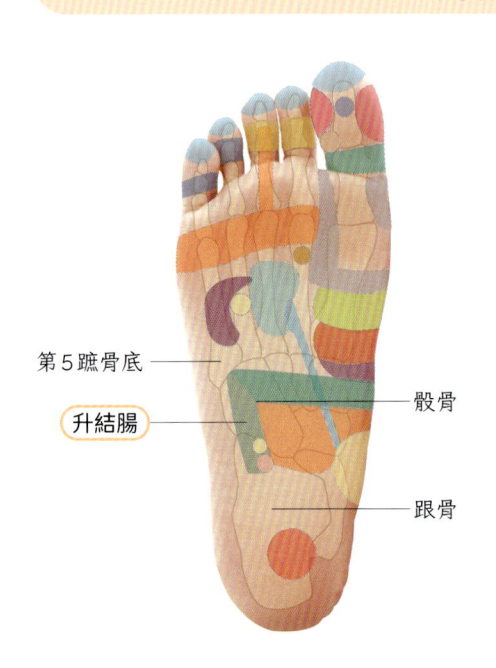

主　　治　腹痛、腹瀉、腸炎等。

定　　位　右足底，自跟骨前緣沿骰骨外側至第5蹠骨底與足外側平行的帶狀區。

特效按摩　以拇指指端或食指近側指間關節施力，由足跟往足趾方向，推按3～5次。

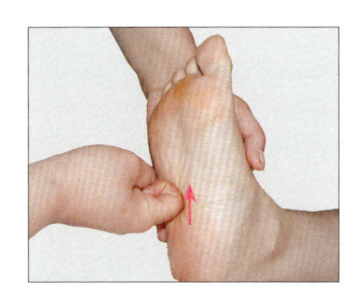

第5蹠骨底

升結腸

骰骨

跟骨

迴盲瓣

主　治　腹脹、腹痛、消化不良，可促進術後腸蠕動恢復。

定　位　右足底，跟骨前緣的外側，盲腸・闌尾反射區的上方（腳趾方向）。

特效按摩　以拇指指端或食指近側指間關節施力，按壓3～5次。

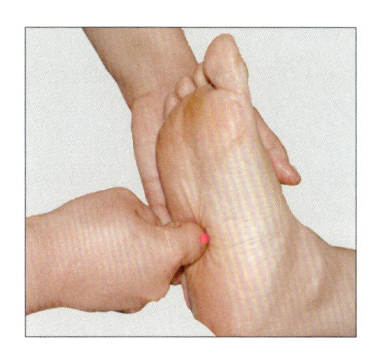

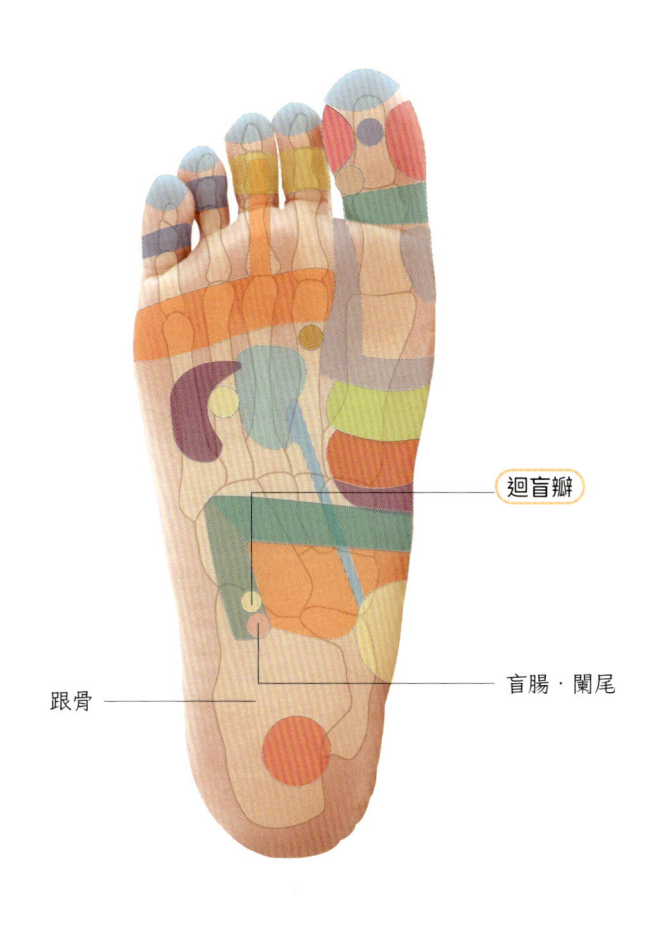

迴盲瓣

跟骨　　　　　　　　　　盲腸・闌尾

② 足內側反射區

頸椎

主　治　頸項痠痛、頸項僵硬、落枕及各種頸椎病變（包括骨質增生及因頸椎病引起的手麻、手痛等）。

定　位　雙足拇趾根部橫紋內側盡頭處。

特效按摩　以拇指指端按揉3～5次，或食指、中指彎曲成鉗狀夾住被按摩者的拇趾根部，以食指側緣在反射區位置上施力，按壓3～5次。

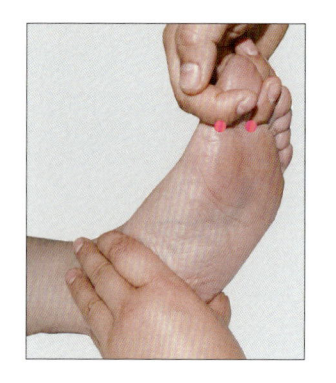

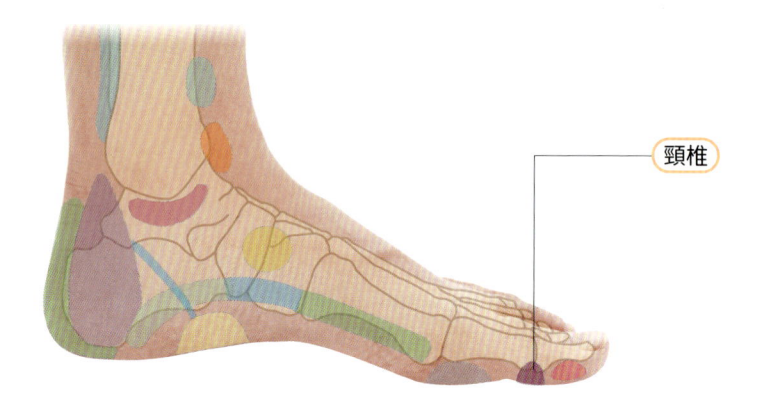

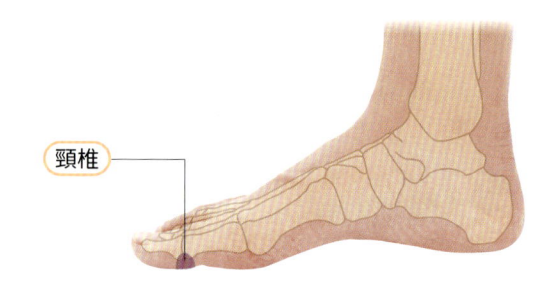

胸椎

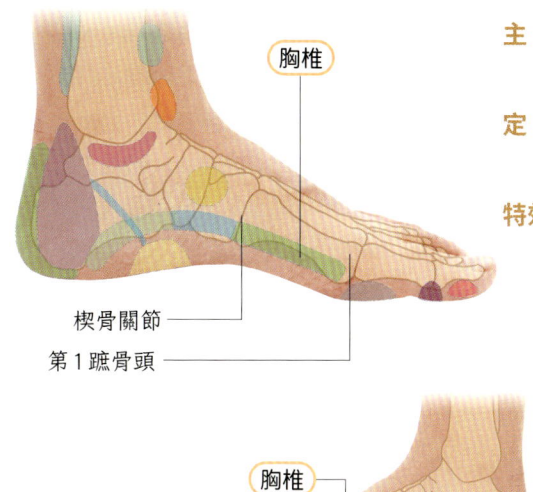

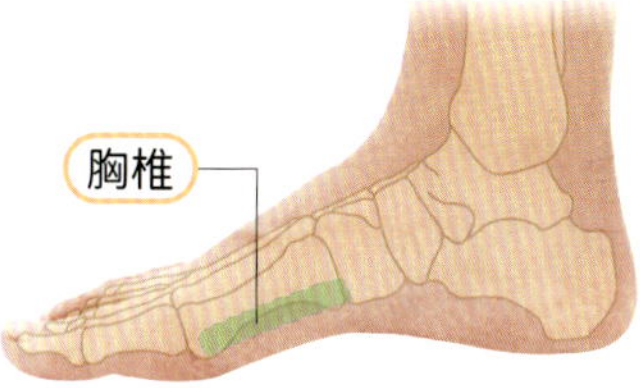

主　治　肩背痠痛、胸椎疾病、心臟病、腎病、肺部疾病。

定　位　雙足弓內側緣,從第1蹠骨頭到楔骨關節處。

特效按摩　以拇指指腹或指端施力,揉按3～5次。

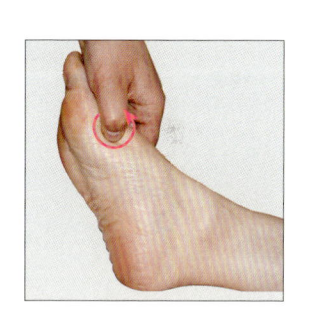

標註:胸椎、楔骨關節、第1蹠骨頭、胸椎

腰椎

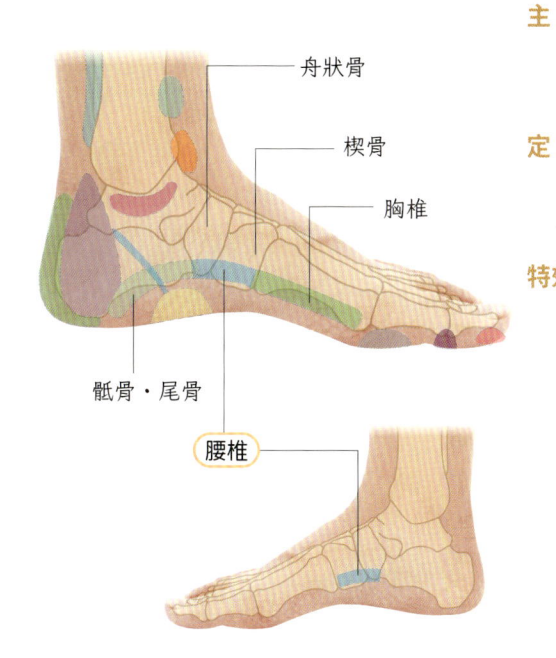

主　治　急性腰扭傷、腰背痠痛、腰椎間盤突出、骨質增生及其他腰椎疾患。

定　位　雙足弓內側緣,內側楔骨至舟狀骨的下方。上接胸椎反射區,下連骶骨‧尾骨反射區。

特效按摩　以拇指指腹或食指指端施力,揉按3～5次。

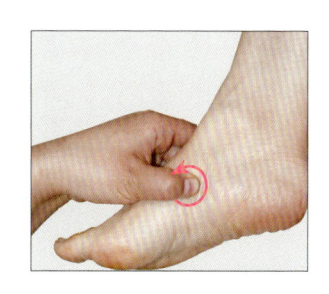

標註:舟狀骨、楔骨、胸椎、骶骨‧尾骨、腰椎

骶骨・尾骨

距骨
舟狀骨
骶骨・尾骨
跟骨

骶骨・尾骨

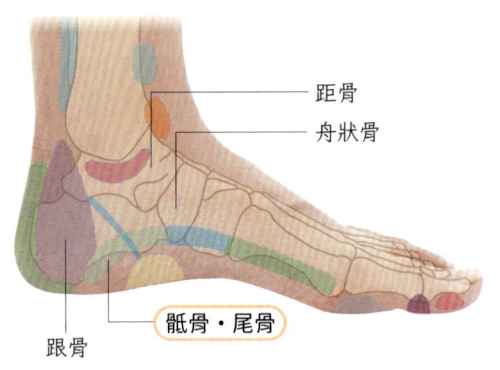

主　治　骶、尾骨骨質增生，骶、尾骨損傷，坐骨神經痛。

定　位　腰椎反射區的後方，雙足弓內側緣自舟狀骨後方起，經距骨下方至跟骨前緣。

特效按摩　以拇指的指腹或食指指端施力，按壓3～5次。

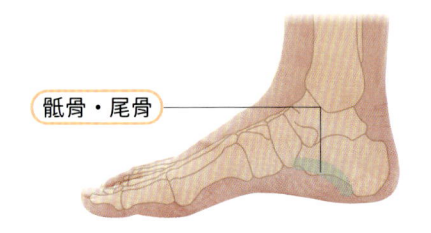

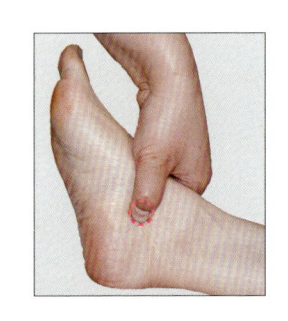

前列腺・子宮

前列腺・子宮

前列腺・子宮

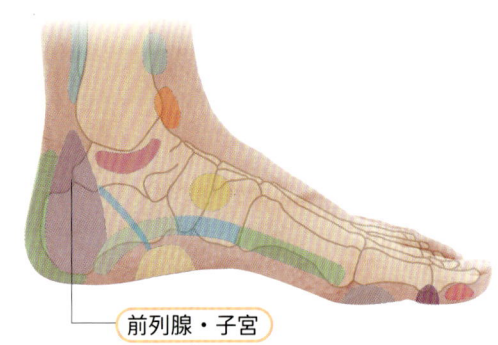

主　治　前列腺肥大、前列腺炎、子宮肌瘤、子宮頸炎、子宮下垂、痛經、月經不調等。

定　位　雙足跟內側，內踝後下方的三角形區域。

特效按摩　以拇指指腹或食指側緣施力，按壓3～5次。

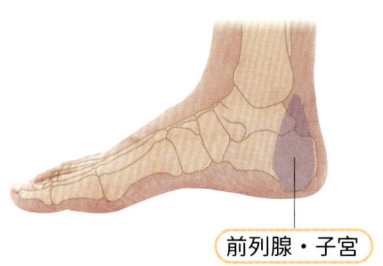

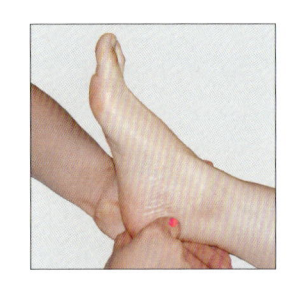

臀部・坐骨神經

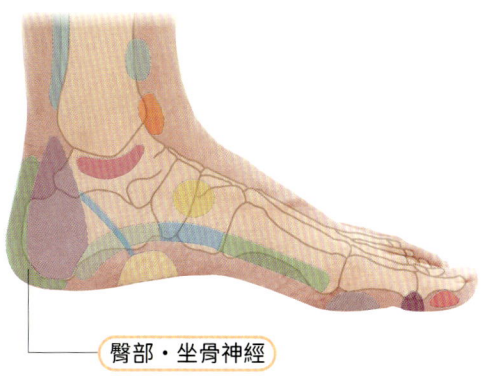

主　　治 坐骨神經痛、腳麻。

定　　位 雙足內側足跟後緣上行至內踝下的帶狀區域。

特效按摩 以拇指固定在腳掌跟部，食指彎曲呈鐮刀狀，以食指側緣施力，沿腳後跟自上而下刮壓至足跟內側緣，操作3～5次。

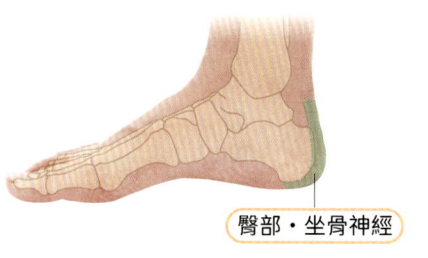

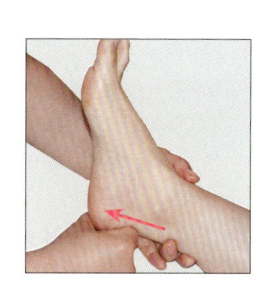

臀部・坐骨神經

臀部・坐骨神經

尿道・陰道

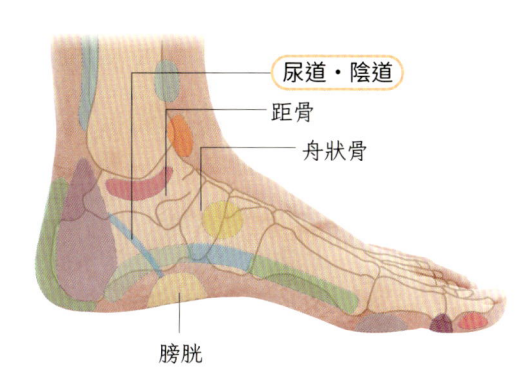

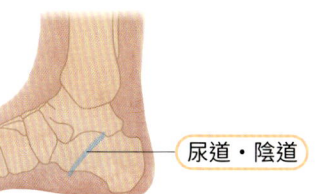

尿道・陰道
距骨
舟狀骨
膀胱

主　　治 陰道炎、排尿困難、尿道感染等。

定　　位 雙足跟內側，自膀胱反射區斜向後上方延伸至舟狀骨與距骨之間的帶狀區域。

特效按摩 以拇指指腹或指端施力，按壓3～5次。

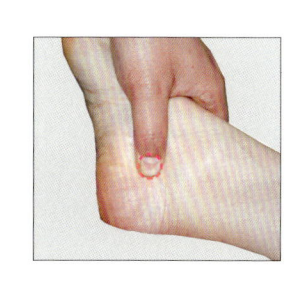

尿道・陰道

髖關節

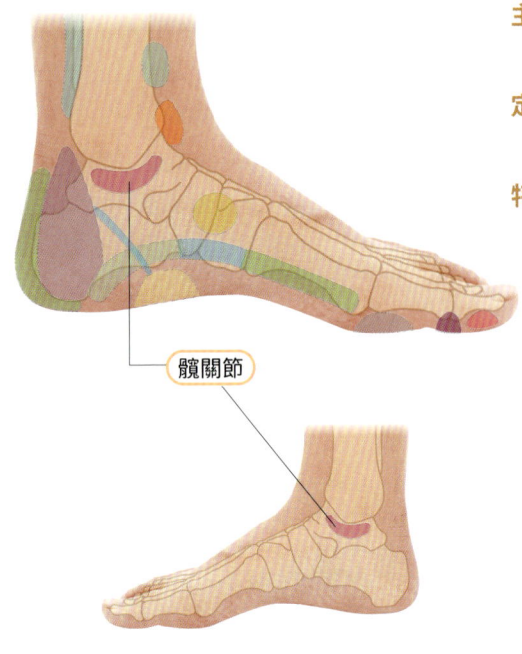

主　治 髖關節痛、坐骨神經痛、腰背痛。

定　位 雙足內踝的下緣呈弧形的帶狀區域。

特效按摩 以拇指指腹或指端施力，沿著內踝下緣，推按3～5次。

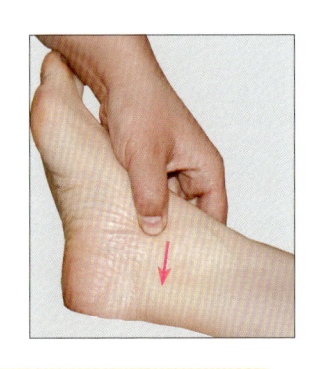

髖關節

直腸・肛門

直腸・肛門
脛骨

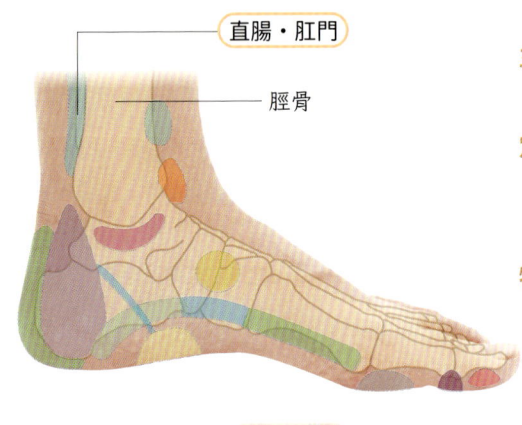

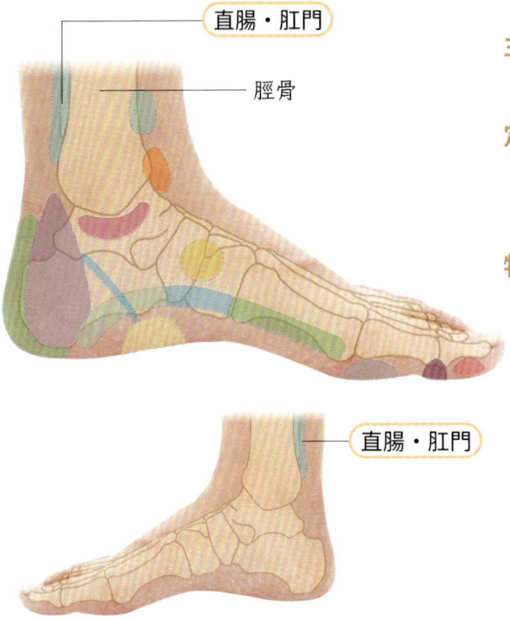

主　治 痔瘡、便祕、脫肛、直腸炎症、肛裂。

定　位 兩小腿內側，脛骨內側後方，內踝後方向上延伸四橫指的帶狀區域。

特效按摩 以拇指指腹或食指近側指間關節施力，按壓3～5次。

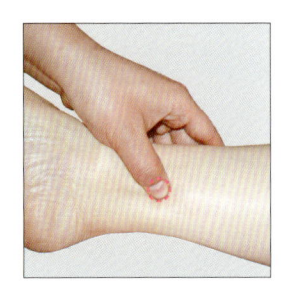

直腸・肛門

腹股溝

主　治　腹股溝疝氣、陽痿、早洩、不孕、不育、月經不調、閉經。

定　位　雙足脛骨內側略前方，內踝尖上方兩橫指的凹陷處。

特效按摩　以拇指指腹或指端施力，定點揉按3～5次。

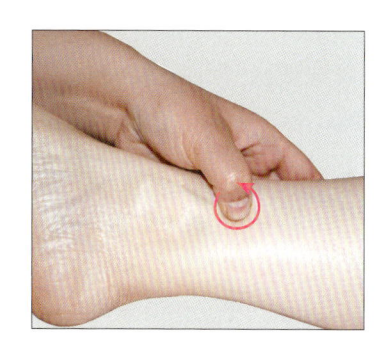

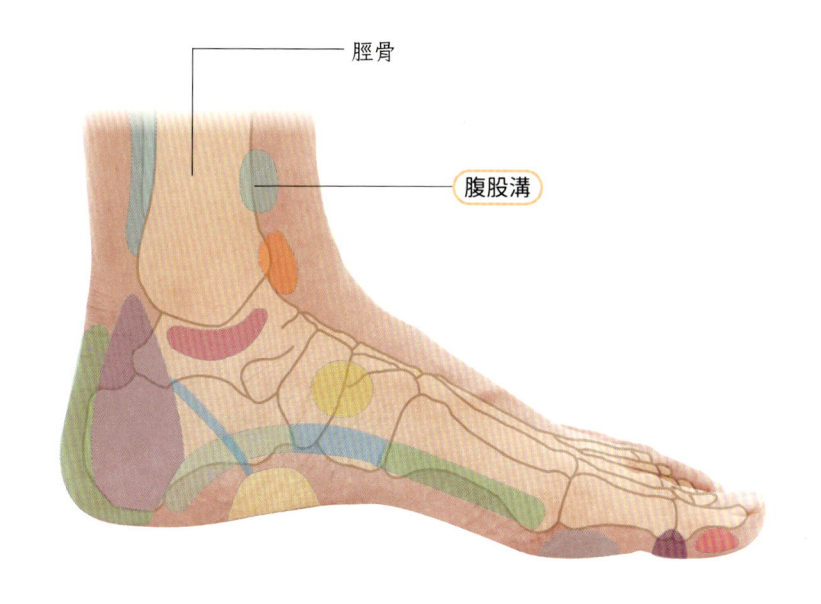

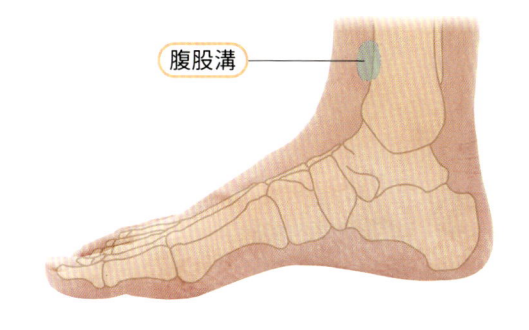

脛骨

腹股溝

腹股溝

③ 足外側反射區

生殖腺

主　治　性功能低下、不孕、更年期症候群、月經不調、痛經、陽痿、早洩及其他生殖系統病症。

定　位　雙足外踝後下方，跟腱前方的三角形區域。

特效按摩　以拇指指腹或食指側緣施力，按壓3～5次。

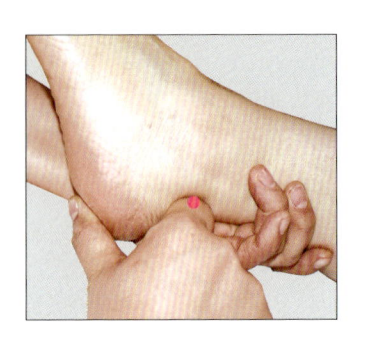

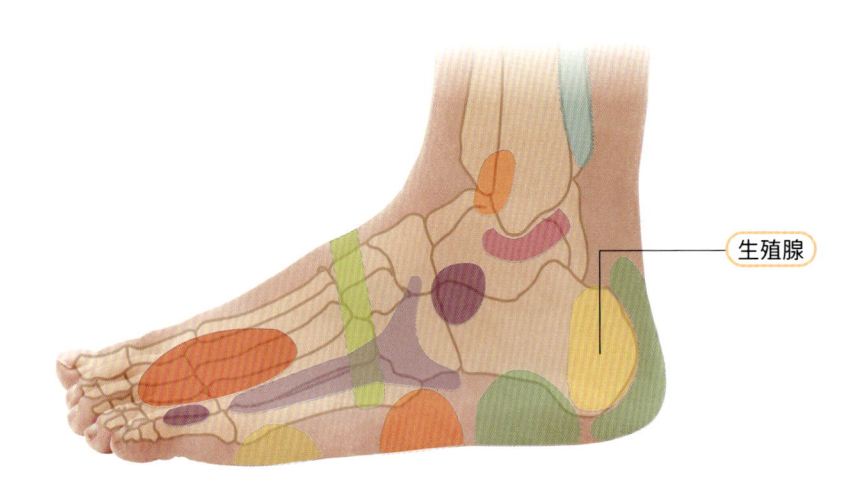

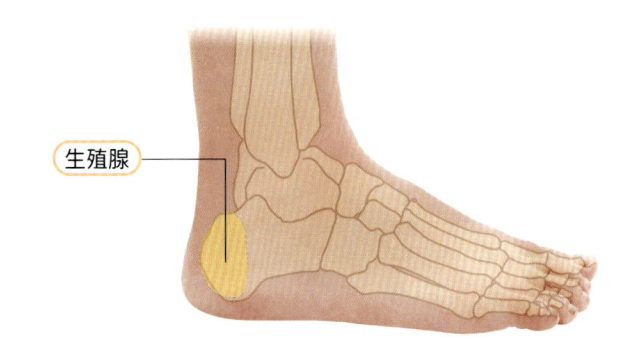

生殖腺

生殖腺

肘

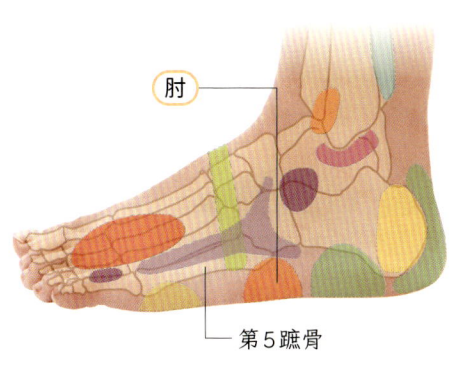

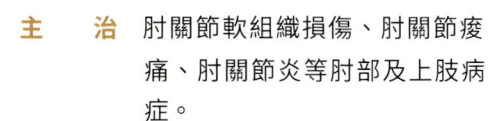

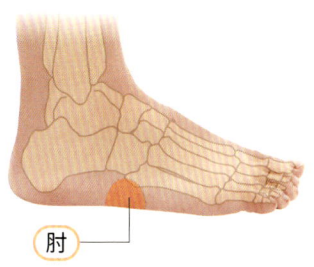

標示：肘、第5蹠骨

主　治	肘關節軟組織損傷、肘關節痠痛、肘關節炎等肘部及上肢病症。
定　位	雙足外側第5蹠骨粗隆前、後凹陷處。
特效按摩	以拇指指端，或食指、中指近側指間關節施力，按壓3～5次。

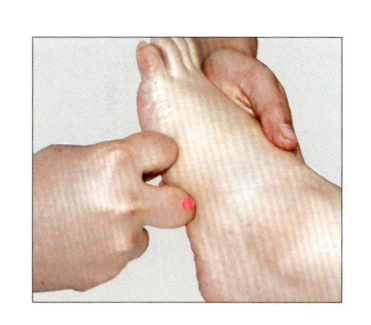

膝

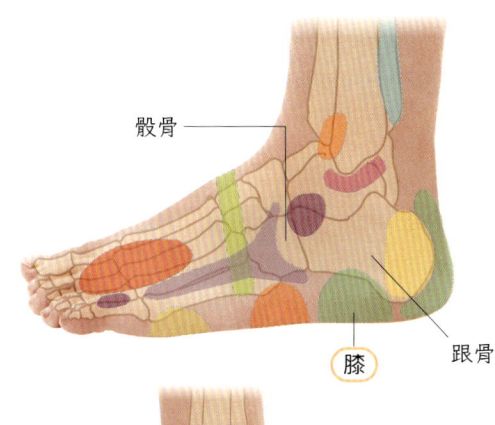

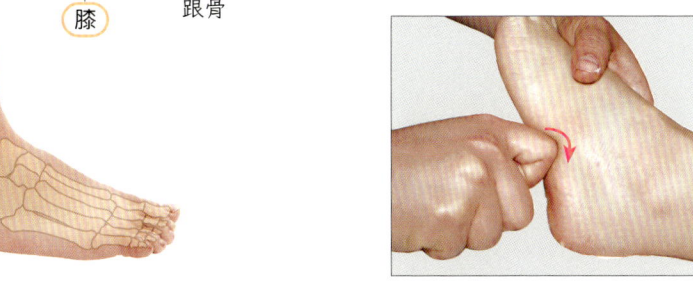

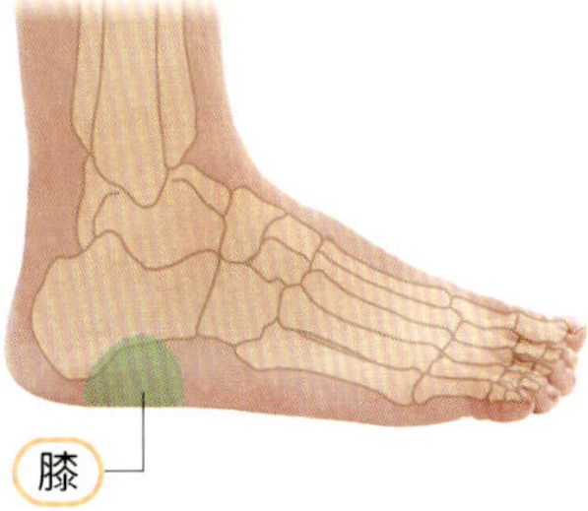

標示：殼骨、膝、跟骨

主　治	膝關節炎、膝關節痛等膝部及下肢病症。
定　位	雙足外踝下方，殼骨與跟骨前緣形成的凹陷處。
特效按摩	以拇指指端或食指近側指間關節，沿反射區半月形周邊，按壓3～5次。

149

肩

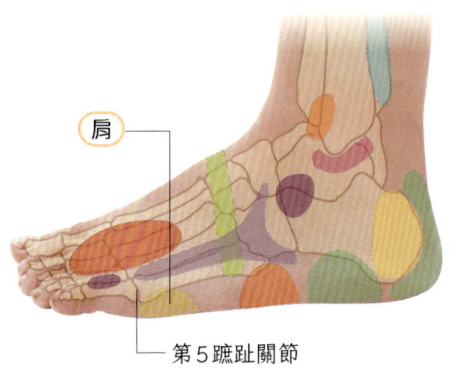

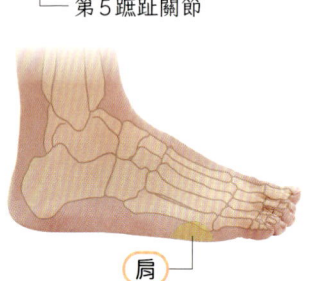

主　治 肩周炎、肩痠痛、手臂無力、手麻等肩部及上肢病症。

定　位 雙足第5蹠趾關節後方的凹陷處。

特效按摩 以拇指指端或食指近側指間關節，施力按壓3～5次。

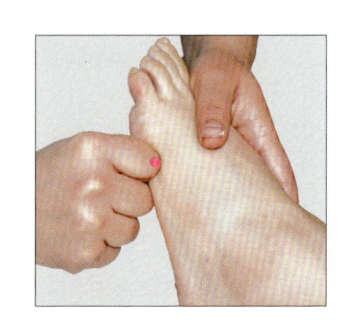

肩胛骨

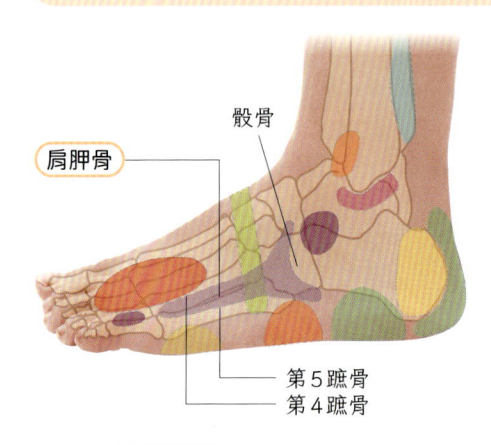

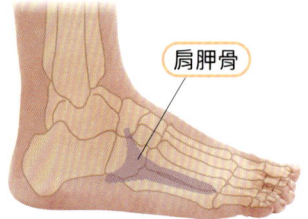

主　治 肩背痠痛、肩周炎、肩關節活動障礙等肩胛部病症。

定　位 雙足第4、5蹠骨間延伸到骰骨處、稍向兩側分開的帶狀區域。

特效按摩 以拇指指腹或指端施力，推按3～5次。

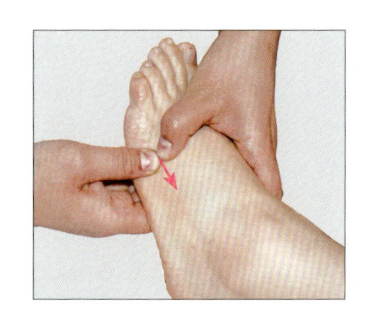

下腹部

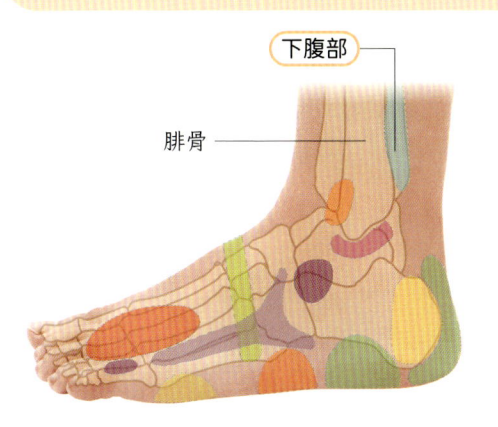

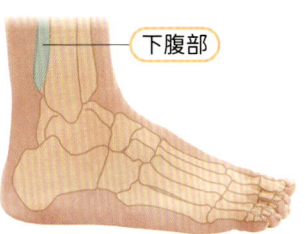

標示：下腹部、腓骨

主　治　婦科病症，如月經不規律、痛經等。

定　位　雙足腓骨外後方、向上延伸四橫指的帶狀區域。

特效按摩　以拇指指端，或食指、中指近側指間關節施力，按壓3～5次。

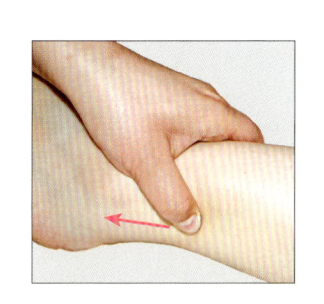

髖關節

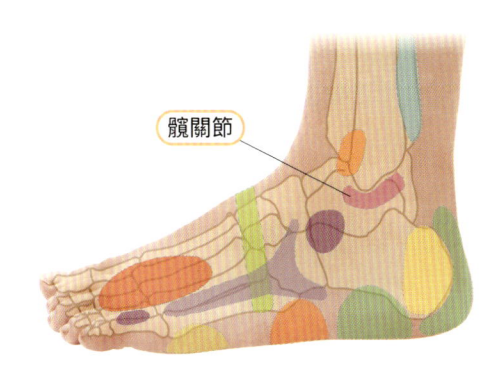

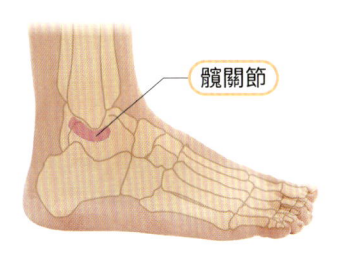

標示：髖關節

主　治　髖關節痛、坐骨神經痛、腰背痛等病症。

定　位　雙足外踝的下緣、呈弧形的區域。

特效按摩　以拇指指腹或指端施力，沿著外踝下緣，推按3～5次。

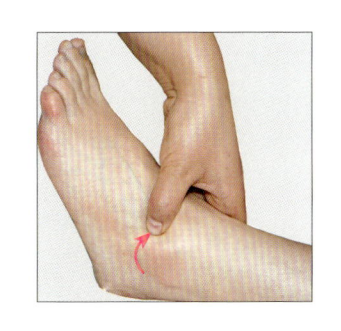

臀部・坐骨神經

主　　治　坐骨神經痛、腳麻。

定　　位　雙足外側腳跟後緣上行至外踝下的帶狀區域。

特效按摩　以拇指固定在腳跟部，食指彎曲呈鐮刀狀，以食指側緣施力，沿腳後跟由上而下刮壓至足跟外側緣，操作3～5次。

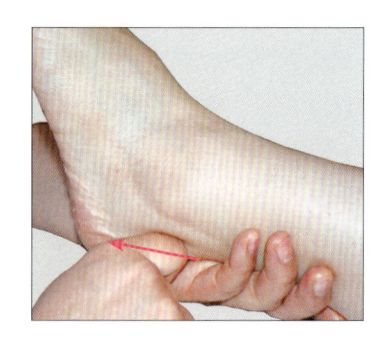

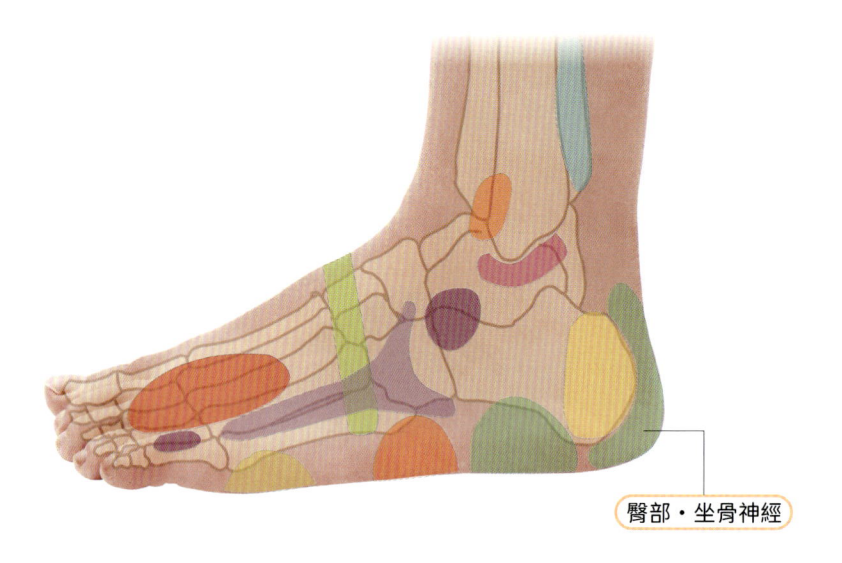

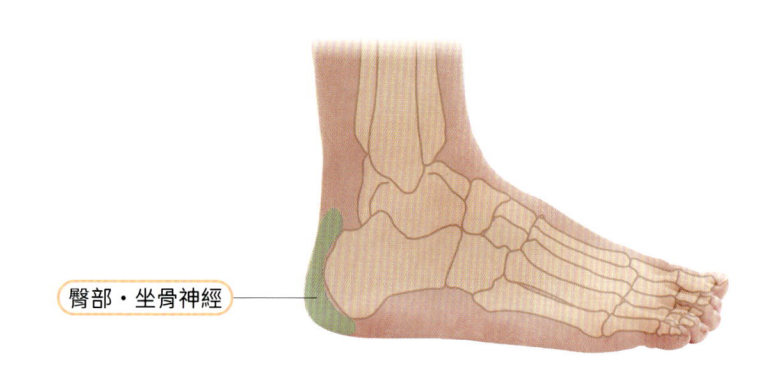

臀部・坐骨神經

臀部・坐骨神經

４ 足背反射區

上頜

主　治　牙痛、牙周病、牙齦炎、口腔潰瘍、味覺障礙、打鼾等。

定　位　雙足背拇趾趾間關節橫紋前方的橫帶狀區域。

特效按摩　以拇指指端或指間關節施力，按壓3～5次。

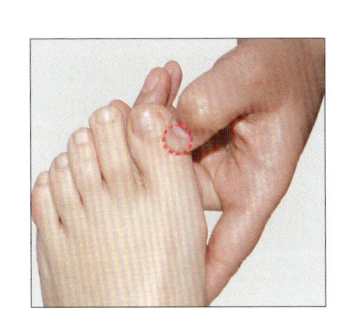

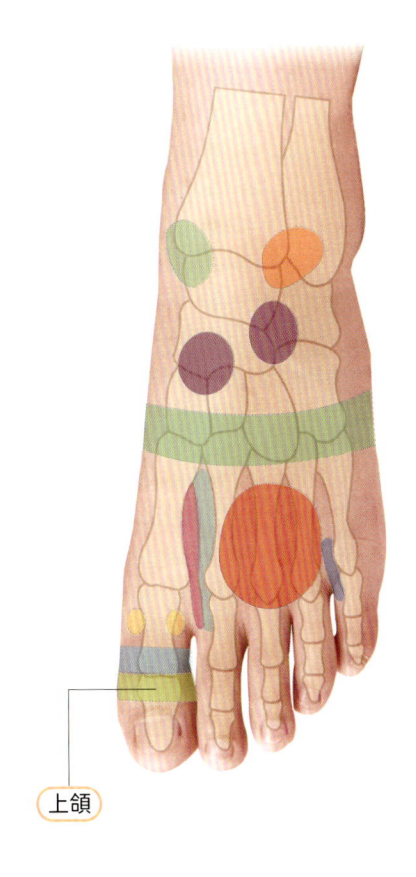

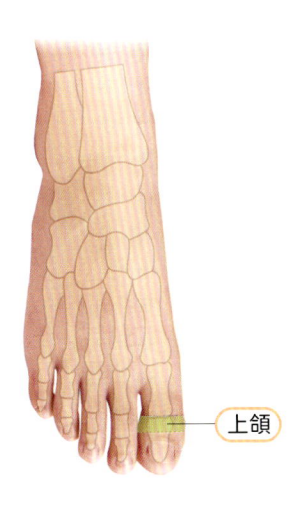

上頜

上頜

下頜

主　治　牙痛、牙周病、牙齦炎、口腔潰瘍、味覺障礙、打鼾等。

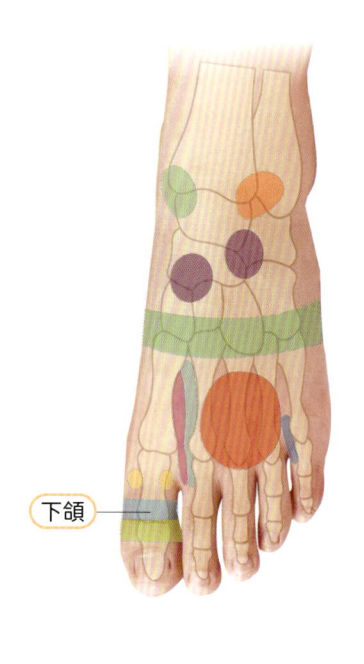

定　位　雙足背拇趾趾間關節橫紋後方的橫帶狀區域。

特效按摩　以拇指指端或食指近側指間關節施力，按壓3～5次。

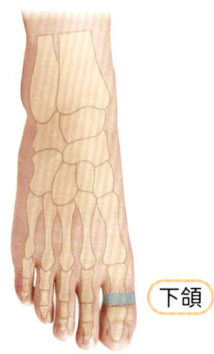

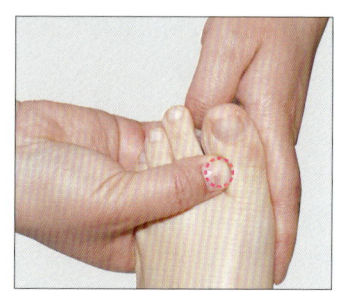

下頜

下頜

扁桃腺

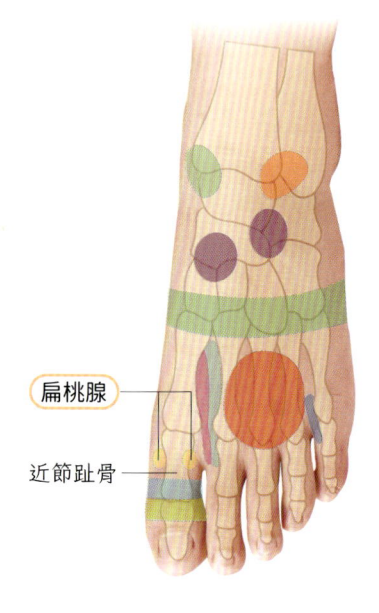

主　治　上呼吸道感染、扁桃腺發炎、抵抗力下降。

定　位　雙足背拇趾的近節趾骨處，伸拇長肌肌腱的左右兩側。

特效按摩　以拇指指端或食指近側指間關節定點，揉按3～5次。

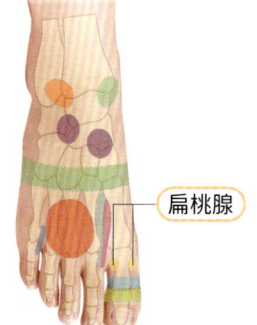

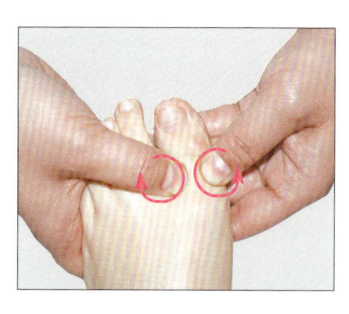

扁桃腺

近節趾骨

扁桃腺

喉・氣管・食道

主　治　咽喉、氣管及食道的各種炎症，各種原因引起的咳嗽、氣喘、聲音嘶啞等。

定　位　雙足背第1、2趾間縫至第1、2蹠骨底，偏向內側的帶狀區域。

特效按摩　以食指、中指指腹，按壓反射區3～5次。

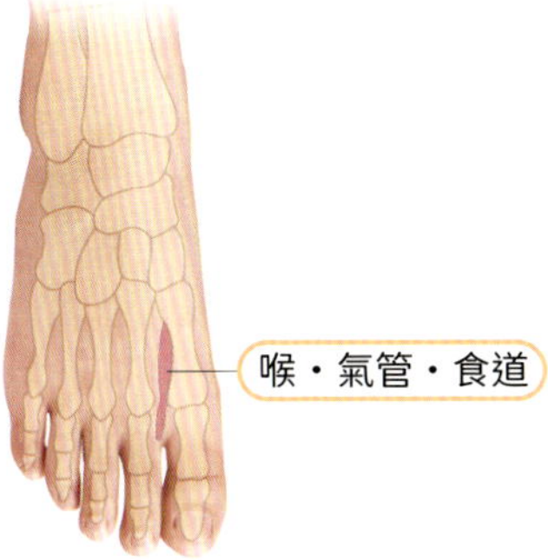

第2蹠骨底
第1蹠骨底
喉・氣管・食道
喉・氣管・食道

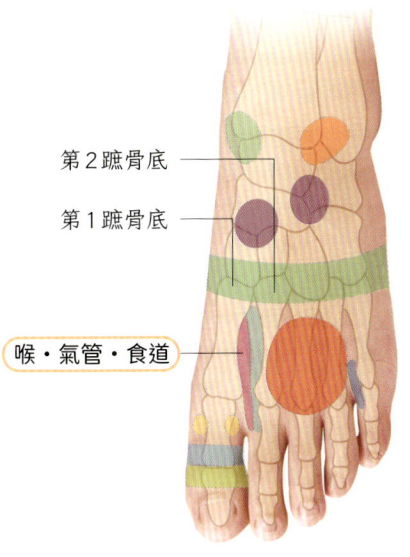

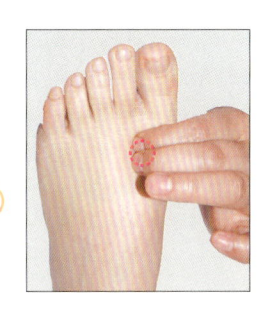

胸部淋巴結

主　治　上呼吸道感染及各種發燒，炎症，免疫功能低下，胸部、子宮腫瘤等。

定　位　雙足背第1、2趾間縫至第1、2蹠骨底，偏外側的帶狀區域。

特效按摩　以拇指指端或食指、中指指腹，按壓反射區3～5次。

第1蹠骨底
第2蹠骨底
胸部淋巴結
胸部淋巴結

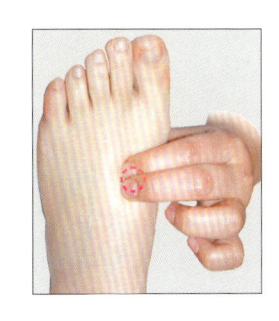

155

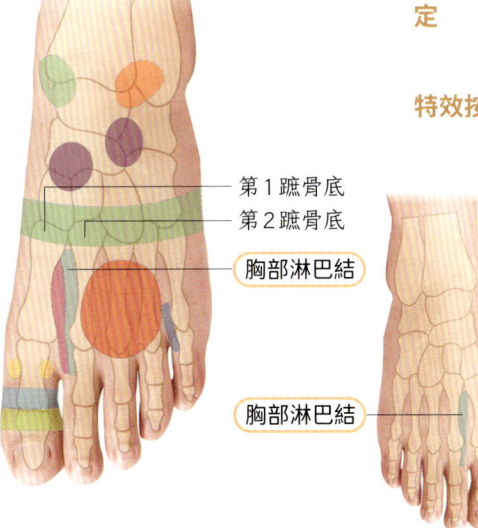

胸・乳房

主　治　乳腺炎、乳腺增生、乳腺腫瘤等。

定　位　雙足背第2、3、4近節趾骨至第2、3、4蹠骨底前所形成的圓形區域。

特效按摩　以雙手拇指指腹施力，推按約3～5次。

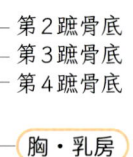

- 第2蹠骨底
- 第3蹠骨底
- 第4蹠骨底
- 胸・乳房
- 第4近節趾骨
- 第3近節趾骨
- 第2近節趾骨
- 胸・乳房

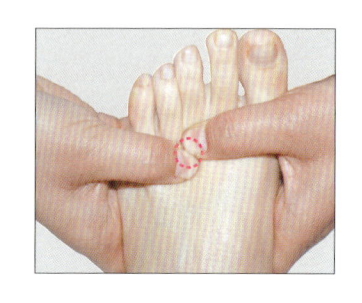

內耳迷路

主　治　眩暈、暈車、暈船、高血壓、低血壓、耳鳴等。

定　位　雙足背第4、5趾間縫至第4、5蹠趾關節間的凹陷處。

特效按摩　以拇指指端或食指、中指指腹，按壓反射區3～5次。

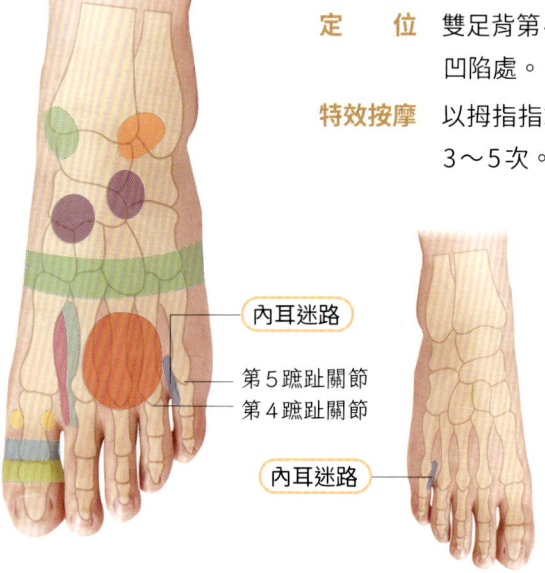

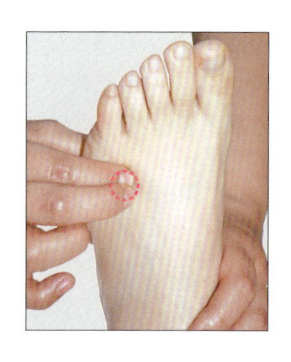

- 內耳迷路
- 第5蹠趾關節
- 第4蹠趾關節
- 內耳迷路

肋骨

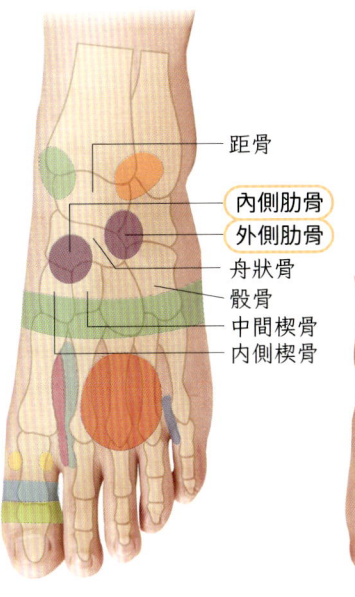

主　治　胸膜炎、肋骨的各種病症、肩周炎。
定　位　內側肋骨的反射區在雙足背內側楔骨、中間楔骨與舟狀骨間；外側肋骨反射區在骰骨、舟狀骨與距骨間。
特效按摩　以拇指指端或指腹施力，定點按3～5次。

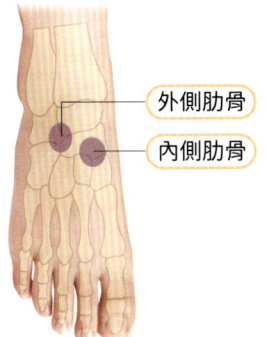

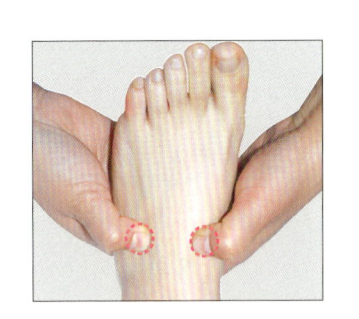

上身淋巴結

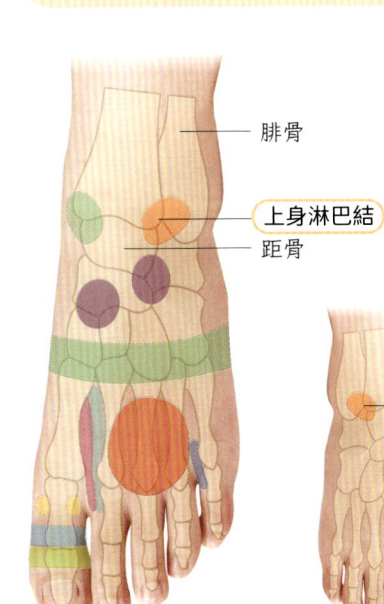

主　治　炎症、發燒、肌瘤、囊腫。
定　位　雙足背，外踝的前下方，腓骨與距骨所形成的凹陷處。
特效按摩　以拇指指端或以食指近側指間關節施力，定點按3～5次。

★刺激該反射區還有增強免疫、抗癌的功效。

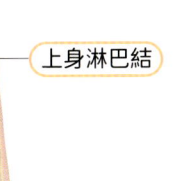

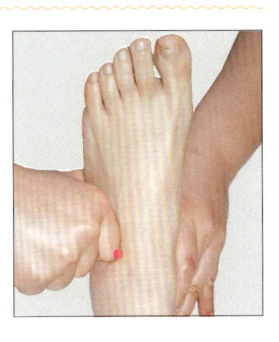

下身淋巴結

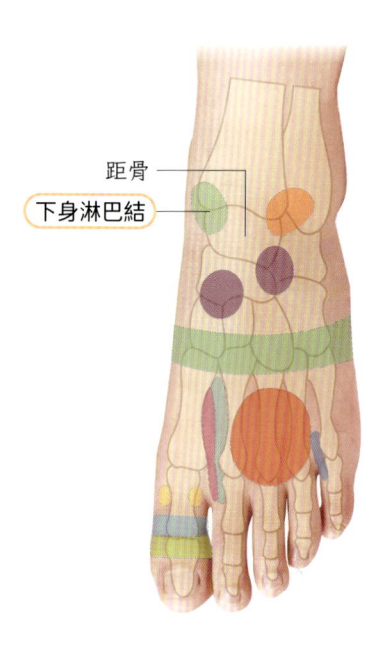

主　治　炎症、發燒、肌瘤、囊腫。

定　位　雙足背，距骨與內踝形成的凹陷處。

特效按摩　以拇指指端或以食指近側指間關節施力，定點按3～5次。

★刺激該反射區還有增強免疫、抗癌的功效。

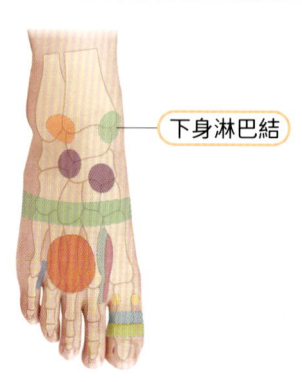

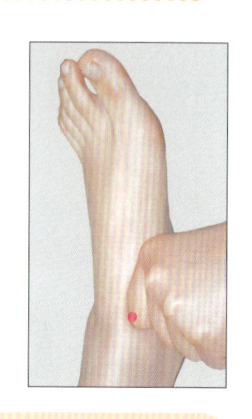

距骨
下身淋巴結
下身淋巴結

橫膈膜

主　治　橫膈肌痙攣、橫膈膜疝氣、腹脹、嘔吐、氣喘。

定　位　雙足背的中部，第1～5蹠骨底與楔骨、骰骨之間，橫跨足背的帶狀區域。

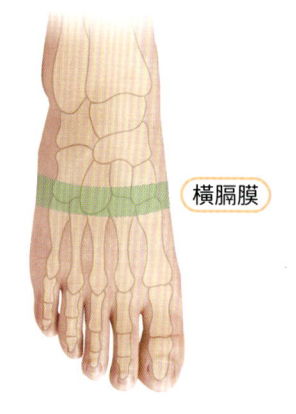

中間楔骨
內側楔骨
第1蹠骨底
第2蹠骨底
骰骨
橫膈膜
第5蹠骨底
第4蹠骨底
第3蹠骨底
橫膈膜

第四章

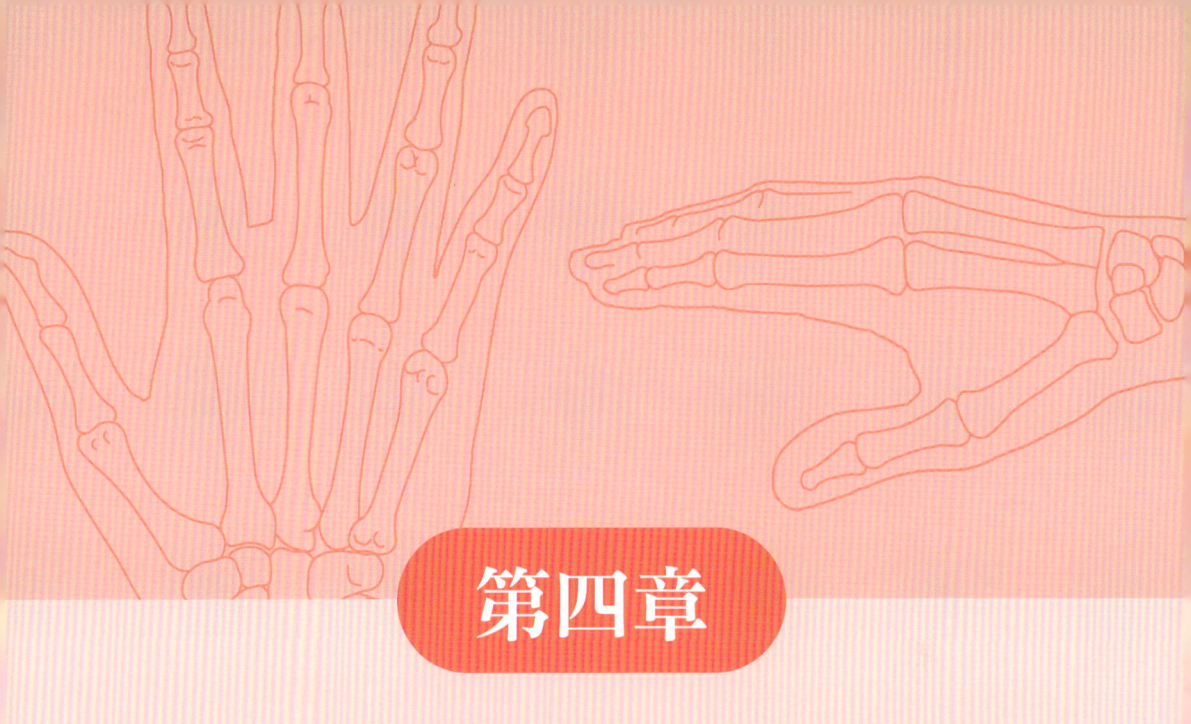

了解手部特效穴
——手部穴位保健康

一、十四經穴手部特效穴

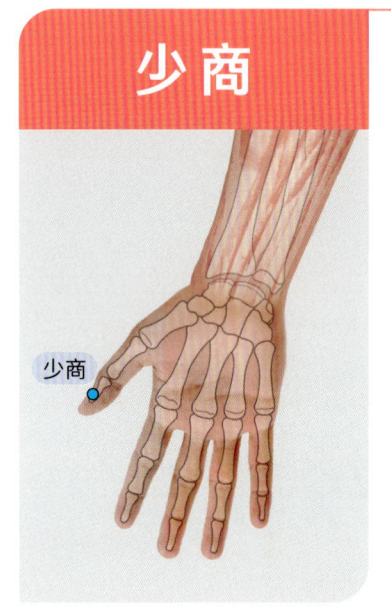

少商

◎**保健療疾功效**

少商為腦中風、休克急救穴。適用於咽喉腫痛、咳嗽、鼻出血、高燒、昏迷、指端麻木等，尤其對外感風寒及虛火引起的咽喉腫痛，有明顯的輔助調理功效。此外，本穴也可用於精神疾病。

定位
屬**手太陰肺經**穴。在手指，拇指末節橈側，指甲根角側上方0.1寸（指寸）。

按摩方法
用拇指指尖掐揉該穴位，力度可稍重，每分鐘30～50下。同法按揉對側少商穴。

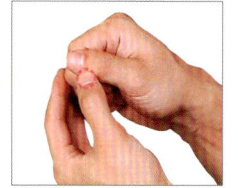

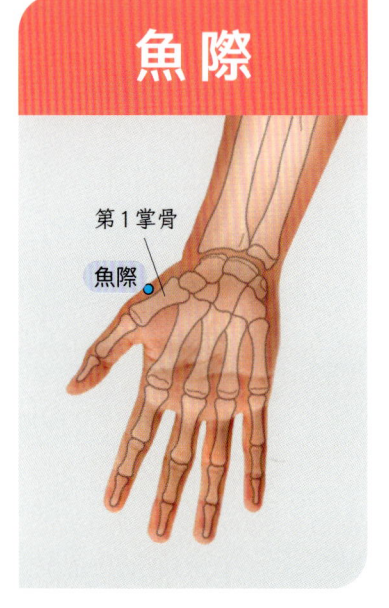

魚際

◎**保健療疾功效**

按壓魚際可緩解長期的身體疲勞和慢性疾病所造成的不適，對改善熱性咳嗽、喘促有一定的效果。

定　位
屬**手太陰肺經**穴。在第1掌指關節後凹陷處，約於第1掌骨中點橈側，赤白肉際處。

按摩方法
用拇指按揉魚際穴2分鐘，力度稍重。同法按揉對側魚際穴，每日2次。

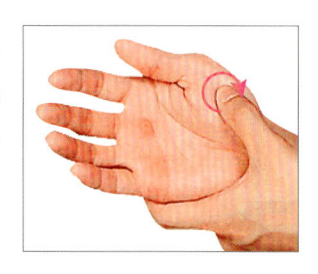

太淵

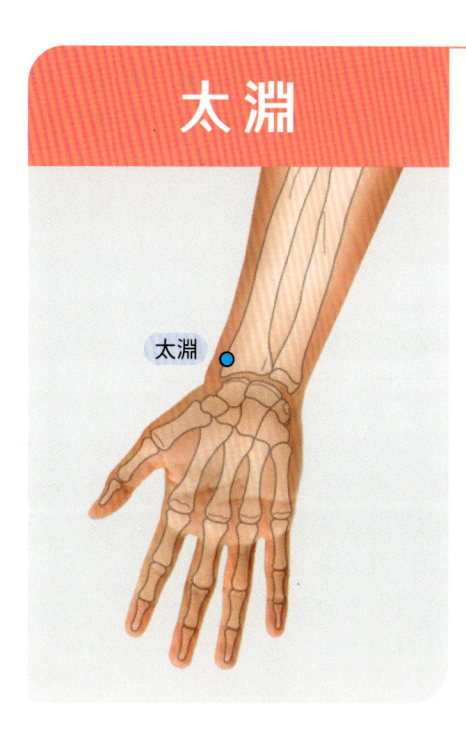

◎保健療疾功效

用於緩解咳嗽、氣喘、咯血、咽喉腫痛，對無脈症、呃逆、腕痛無力等也有不錯的效果。

定位

屬**手太陰肺經**穴。在腕掌側橫紋橈側，橈動脈搏動處。

按摩方法

用拇指按壓太淵穴，停留片刻後放鬆，反覆5～6下，力度稍重。同法按壓對側太淵穴，每日2次。

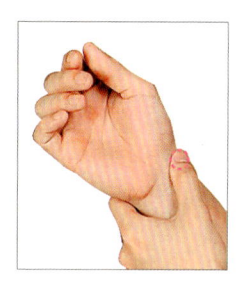

列缺

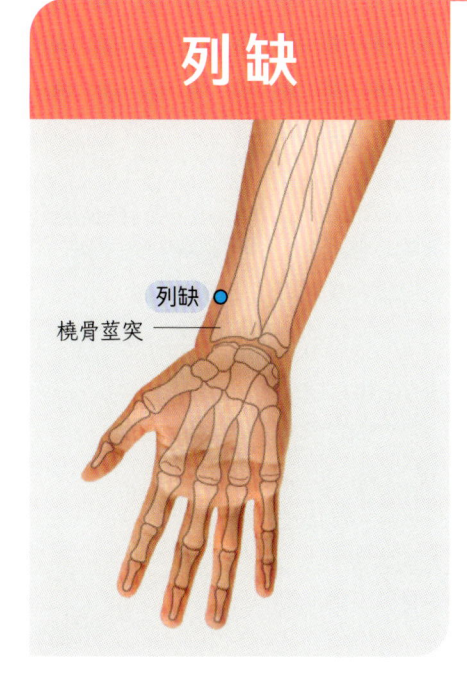

◎保健療疾功效

針刺此穴可使人神清氣爽，是中醫常用的四總穴之一。咳嗽、牙痛、慢性支氣管炎、半身不遂、手臂痠痛麻痺、頭頸痠痛及鼻病，可透過按摩列缺來減輕症狀。

定位

屬**手太陰肺經**穴。在前臂掌面橈側緣，橈骨莖突上方，腕橫紋上1.5寸，在伸拇短肌肌腱與外展拇長肌肌腱之間。

按摩方法

用拇指按揉列缺穴2分鐘，力度稍重。同法按揉對側列缺穴，每日2次。

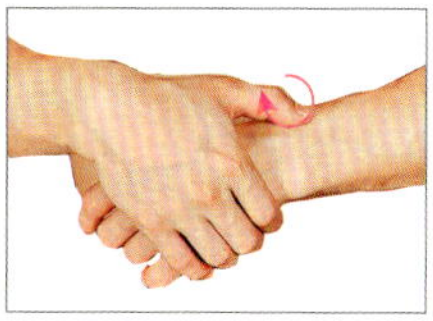

勞宮

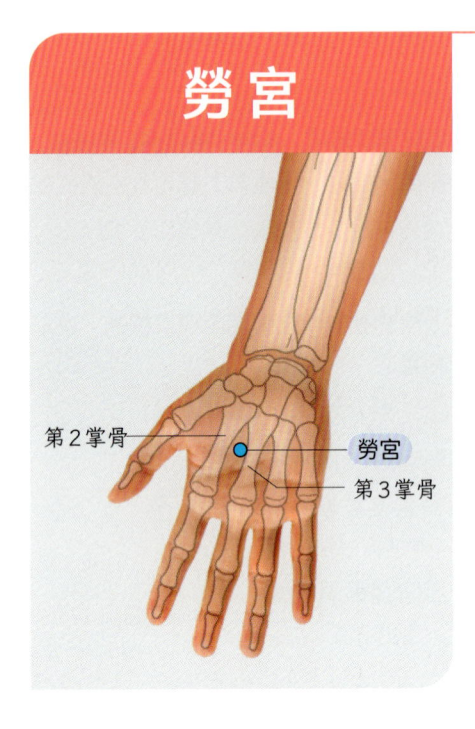

◎保健療疾功效

本穴對口腔潰瘍、口臭有顯著的改善效果，對胸痛、胃痛、手掌多汗、嘔吐有不錯的療效。

定位

屬**手厥陰心包經**穴。在手掌心，在第2、3掌骨之間偏於第3掌骨，握拳屈指時的中指尖處。

按摩方法

用拇指按揉勞宮穴2分鐘，力度稍重。同法按揉對側勞宮穴，每日2次。

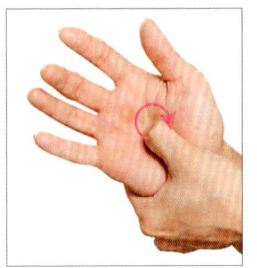

大陵

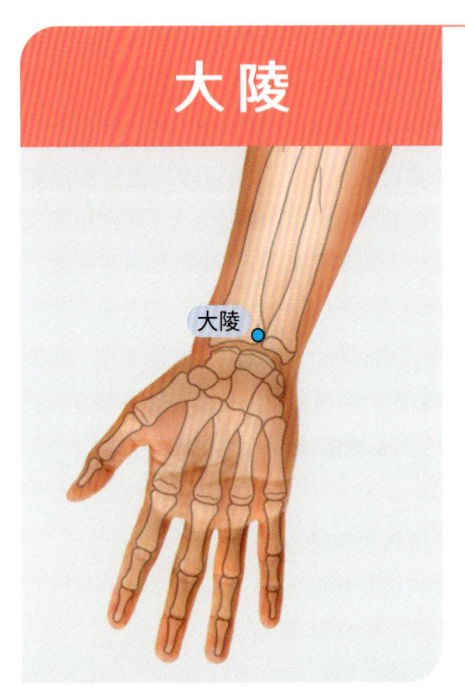

◎保健療疾功效

對情緒激動、煩躁等有緩解效果。本穴也能用於手臂或手腕疼痛、痠麻，頭痛。

定位

屬**手厥陰心包經**穴。在腕掌橫紋的中點處，當掌長肌腱與橈側腕屈肌腱之間。

按摩方法

用拇指稍用力按壓大陵穴，停留片刻後放鬆，反覆5～6下。同法按壓對側大陵穴，每日2次。

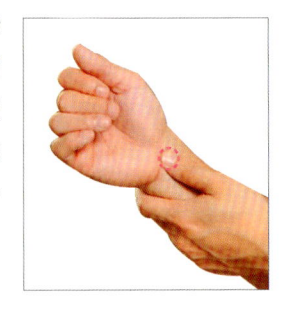

內關

標示：內關

◎保健療疾功效

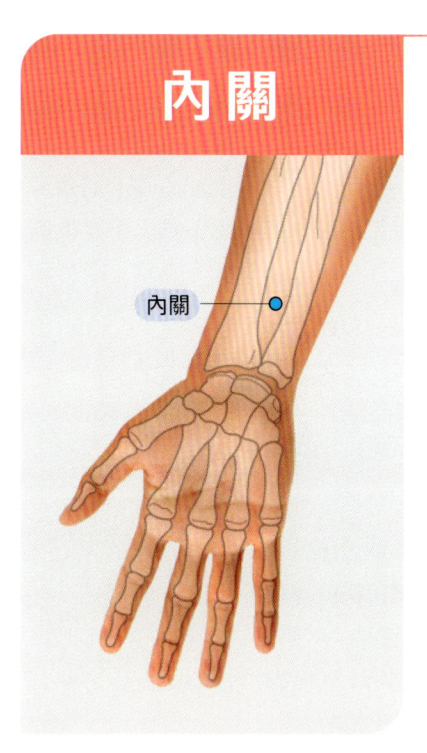

本穴能聯絡內臟，與血脈的暢通關係密切，具有緩解消化系統不適，改善口部、喉部疾病的功效。同時具有安定心神、調解血壓的作用。本穴主要用於風溼痛、嘔吐、暈車、失眠、胸悶、心絞痛、偏頭痛、胃痛、腹脹、腸鳴、失眠等。

定位

屬**手厥陰心包經**穴。在前臂掌側，腕橫紋上2寸（3橫指），兩條大筋（握拳，用力屈腕時明顯可見）之間。

按摩方法

用拇指稍用力按壓內關穴，停留片刻後放鬆，反覆5～6下。同法按壓對側內關穴，每日2次。

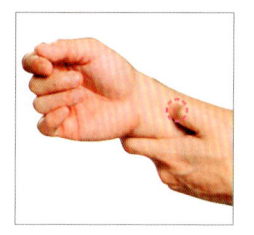

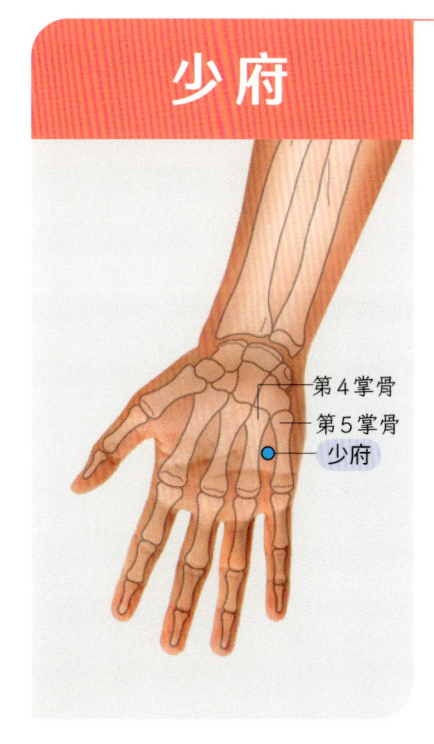

少府

標示：第4掌骨、第5掌骨、少府

◎保健療疾功效

主要用於心臟病症，如風溼性心臟病、心悸、心律不整、心絞痛等。此穴能通達心、腎，緩解兩經抑鬱之氣，所以可以調理女性的泌尿生殖系統病症，如小便困難、月經不調等。長期按壓此穴，還對前臂神經麻痛、手指痠痛，具有很好的改善作用。

定位

屬**手少陰心經**穴。在手掌面，第4、5掌骨之間。握拳時，在小指與無名指指端之間。

按摩方法

用拇指稍用力按壓少府穴，停留片刻後放鬆，反覆5～6下。同法按壓對側少府穴，每日2次。

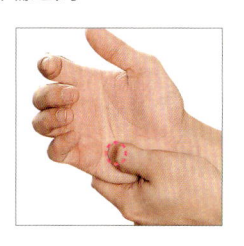

163

神門

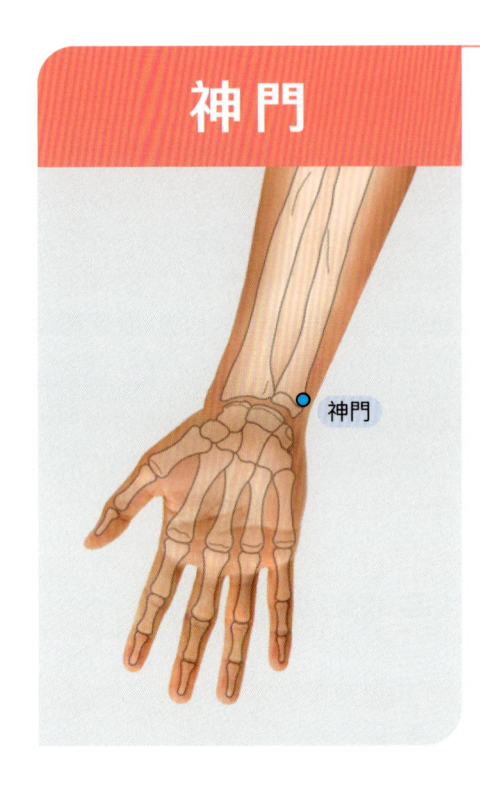

◎保健療疾功效

本穴可以用於心悸或心律不整,對於因焦慮、更年期症候群引起的心悸也有效。另外,也可用於改善食慾不振、手臂痠麻疼痛、關節痛、眼睛疲勞、失眠、疲勞困倦等。

定位

屬**手少陰心經**穴。在腕部,腕掌側橫紋尺側端,尺側腕屈肌腱的橈側凹陷處。

按摩方法

用拇指稍用力按壓神門穴,停留片刻後放鬆,反覆5～6下。同法按壓對側神門穴,每日2次。

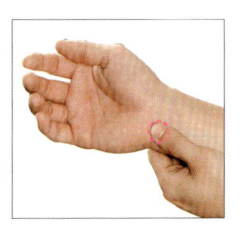

商陽

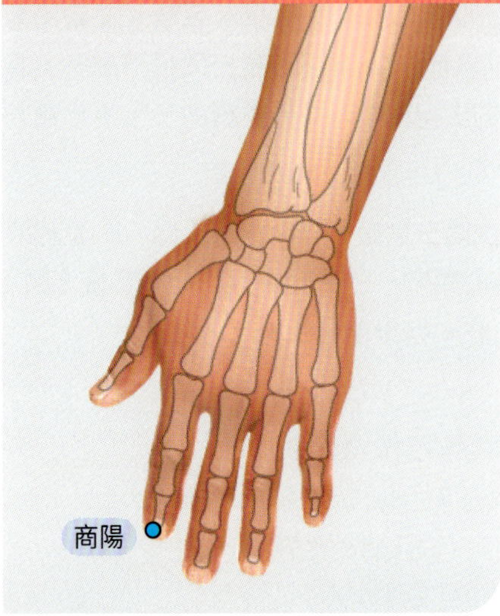

◎保健療疾功效

商陽穴可緩解牙齒疼痛,對於腹痛、上吐下瀉以及胸口疼痛,也有很好的緩解作用。

定位

屬**手陽明大腸經**穴。在手指,食指末節橈側,指甲根角側上方0.1寸(指寸)。

按摩方法

用拇指指尖掐揉該穴位,力度可稍重,每分鐘30～50下。同法按揉對側商陽穴。

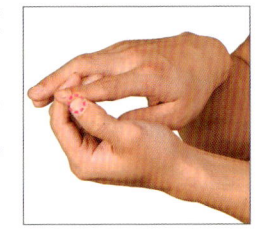

合谷

◎保健療疾功效

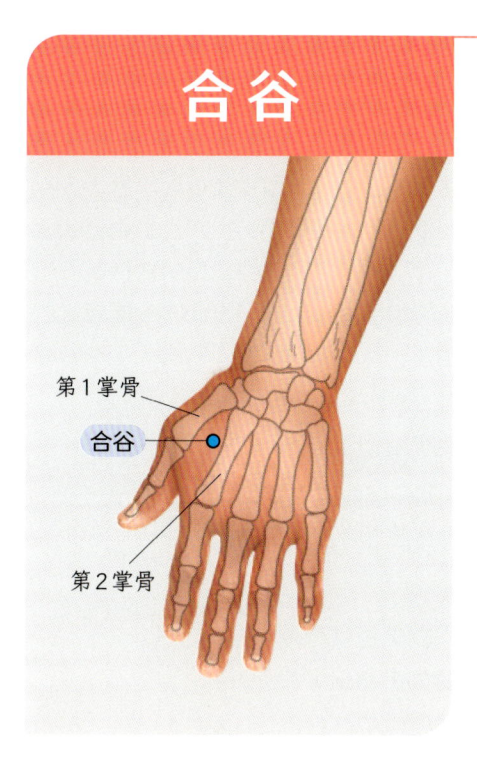

適用於面部五官的疾病，對頭痛、牙痛、感冒很有療效。牙痛一旦發作，及時按壓合谷穴，止痛效果立竿見影。本穴也可明顯緩解腸胃不適的各種症狀以及痛經，還可以消除青春痘，改善眼袋和皮膚粗糙。

定位

屬**手陽明大腸經**穴。在手背，第1、2掌骨間，於第2掌骨橈側的中點處。

按摩方法

用拇指用力按壓合谷穴，停留片刻後放鬆，反覆5～6下。同法按壓對側合谷穴，每日2次。

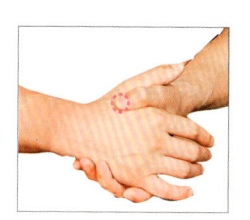

第1掌骨
合谷
第2掌骨

外關

◎保健療疾功效

主要用於緩解頭部、上肢、軀體疾患，重聽、偏頭痛、眼睛腫痛、耳鳴、牙痛、落枕、風溼疼痛等病症，都可以透過按摩本穴而得到改善。

定位

屬**手少陽三焦經**穴。在前臂背側，於陽池與肘尖的連線上，腕背橫紋上2寸，尺骨與橈骨之間。

按摩方法

用拇指稍用力按壓外關穴，停留片刻後放鬆，反覆5～6下。同法按壓對側外關穴，每日2次。

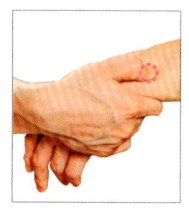

橈骨
尺骨
外關

了解手足反射區按摩 | 了解手部反射區 | 了解足部反射區 | 了解手部特效穴 | 了解足部特效穴

165

少澤

◎保健療疾功效

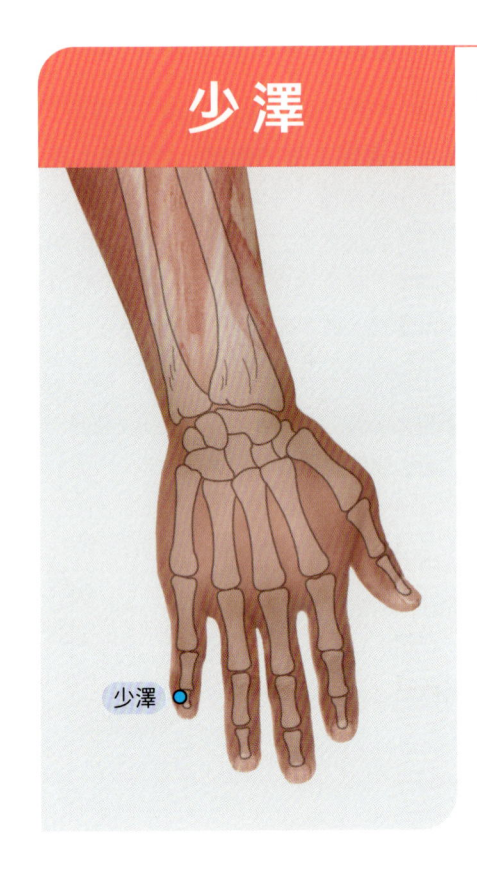

用於青光眼、白內障、心悸、胸悶、頸部痠痛等，也有助於改善產後乳汁過少、乳腺炎，還有豐胸的效果。本穴也是急救的要穴。在將不省人事的腦中風患者送往醫院的途中，用指甲稍微用力掐按此穴，能使氣血得以暢通，有助於昏迷患者甦醒。平時咽喉腫痛時，按壓本穴也可明顯改善症狀。

定位

屬**手太陽小腸經**穴。在手指，小指末節尺側，指甲根角側上方0.1寸（指寸）。

按摩方法

用拇指指尖掐揉少澤穴，力度可稍重，每分鐘30～50下。同法按揉對側少澤穴，每日2次。

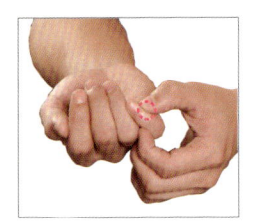

二、經外奇穴手部特效穴

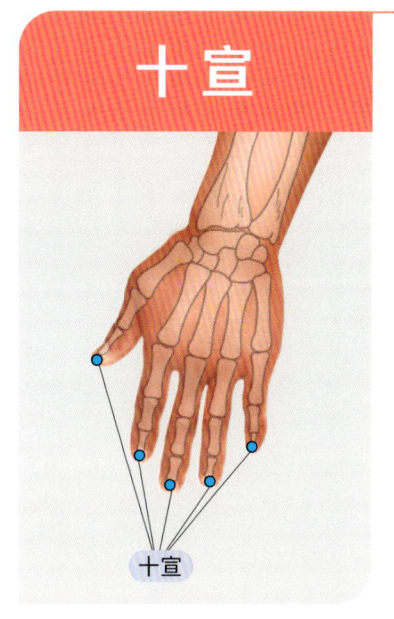

十宣

◎保健療疾功效
用於高燒、昏迷、暈厥、中暑、癲癇、小兒驚風、咽喉腫痛、指端麻木或疼痛。

定位
屬**經外奇穴**。在手十指尖端，距指甲游離緣0.1寸（指寸）處，左右共10穴。

按摩方法
先用拇指指甲掐按十宣穴30下，掐後再按揉30下，力度稍重。

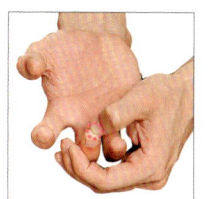

腰痛點

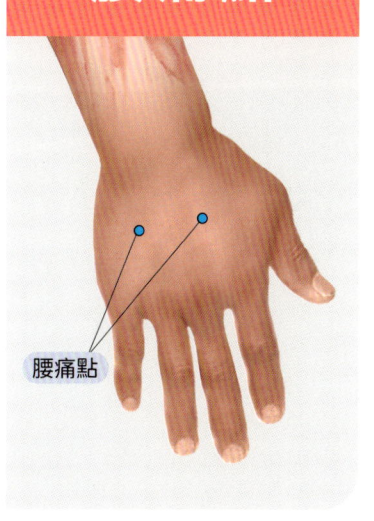

◎保健療疾功效
用於急性腰扭傷、頭痛、耳鳴以及手背紅腫疼痛等。

定位
屬**經外奇穴**。在手背，第2、3掌骨間及第4、5掌骨間，腕背側遠端橫紋與掌指關節的中點處，一手2穴。

按摩方法
用拇指點揉腰痛點2分鐘，力度適中，每日按2次。

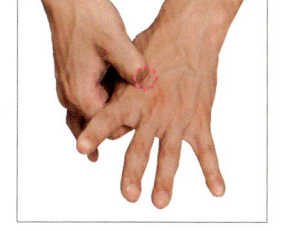

四縫

◎保健療疾功效

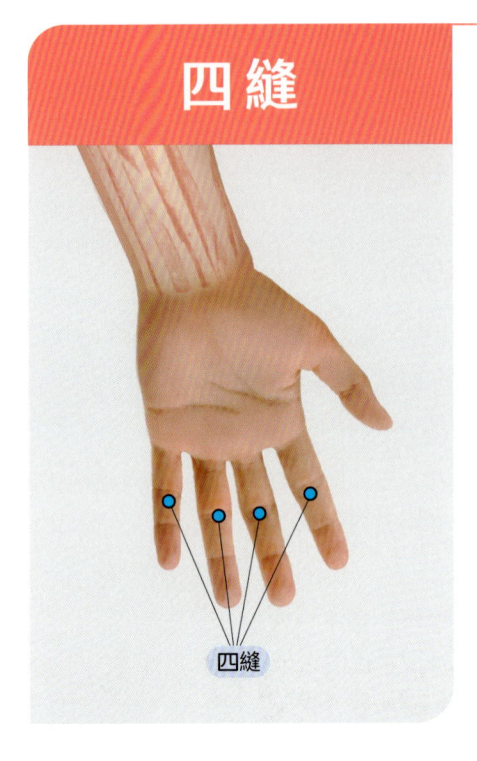

用於小兒疳積、小兒腹瀉、蛔蟲病、百日咳。

定位

屬**經外奇穴**。在手指，第2～5指掌面的近側指間關節橫紋的中央，一手4穴。

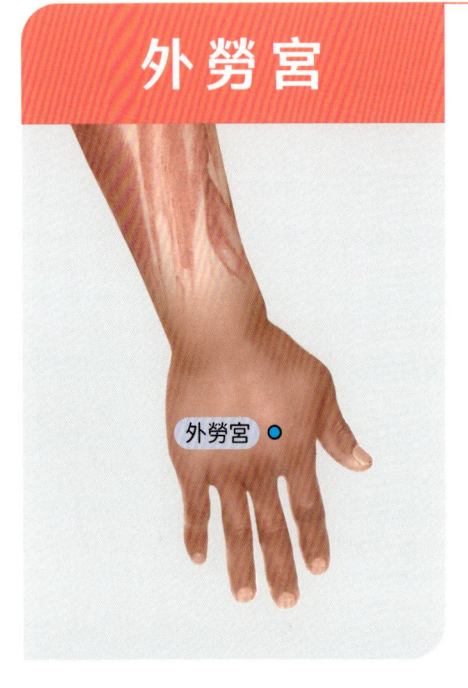

外勞宮

◎保健療疾功效

用於手指麻木、手指屈伸不利、落枕、小兒消化不良。

定位

屬**經外奇穴**。在手背，第2、3掌骨間，掌指關節後0.5寸（指寸）凹陷中。

第五章

了解足部特效穴
——足部穴位助療疾

一、十四經穴足部特效穴

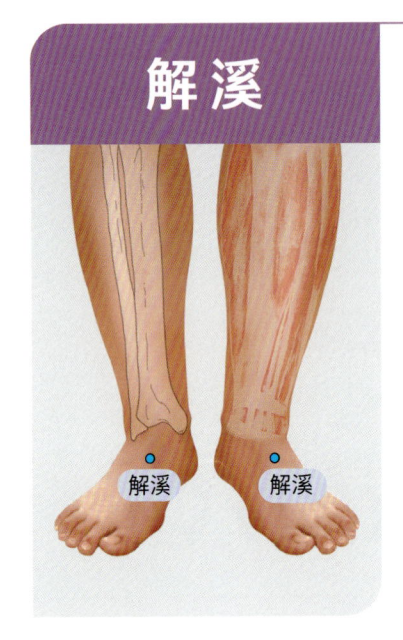

解溪

◎保健療疾功效

主要用於關節炎、下肢麻痺、眩暈、腹脹、便祕。

定位
屬**足陽明胃經**穴。在踝部，踝關節前面中央凹陷中，伸拇長肌腱與伸趾長肌腱之間。

按摩方法
用拇指按揉解溪穴2分鐘，力度稍重。同法按揉對側解溪穴，每日2次。

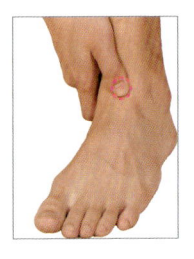

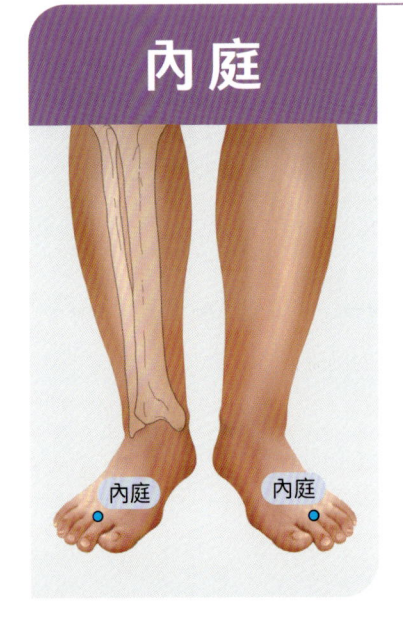

內庭

◎保健療疾功效

本穴對腳痛、膝蓋痠痛、腳麻特別有效，也可改善胃腸虛弱、腹脹、消化不良、牙齒疼痛等症狀。

定位
屬**足陽明胃經**穴。在足背，第2、3趾間，趾蹼緣後方赤白肉際處。

按摩方法
用拇指按揉內庭穴2分鐘，力度稍重。同法按揉對側內庭穴，每日2次。

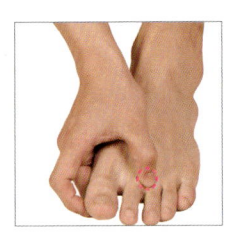

隱白

◎保健療疾功效

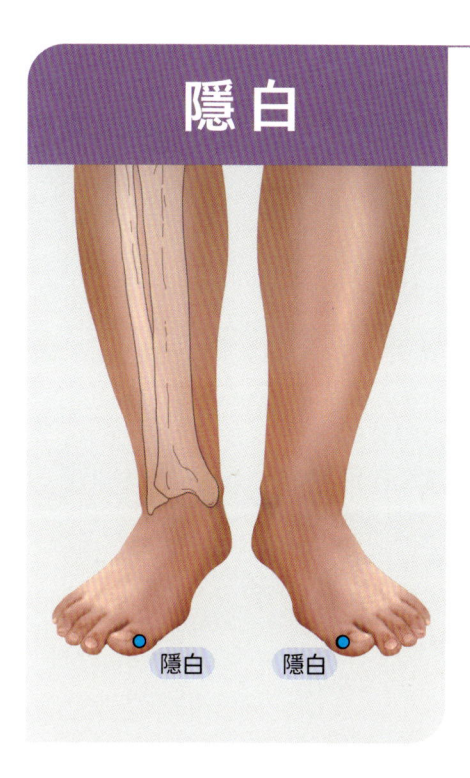

本穴可以改善心脾疼痛、食慾不振、月經過多或崩漏、尿血、便血、吐血、腹痛、多夢、暈厥、心胸痛等。此穴還常用於治療嘔吐、食慾不振、泄瀉、腹滿等。

定位

屬**足太陰脾經**穴。在足趾，大趾末節內側，趾甲根角側後方0.1寸（指寸）。

按摩方法

用拇指點按隱白穴2分鐘，可停留片刻後放鬆，反覆5～6下。同法按揉對側隱白穴，每日2次。

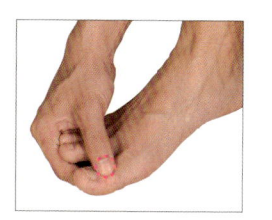

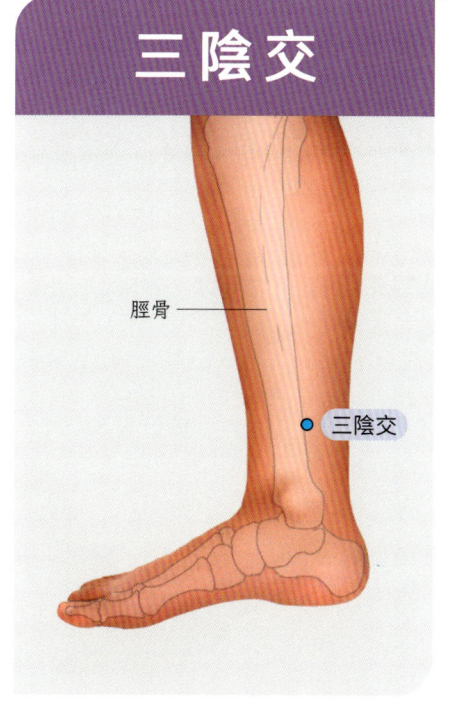

三陰交

◎保健療疾功效

三陰交主要用於調理腹瀉、腹脹、消化不良、胃腸虛弱等胃腸道病症及月經不調、白帶異常、閉經、子宮下垂、遺精、陽痿、尿道炎、遺尿等泌尿生殖系統病症。另外，還可促進睡眠，緩解腿部痠痛、下肢麻痺，提高內臟功能，調節激素分泌等。

定位

屬**足太陰脾經**穴。在小腿內側，於足內踝尖上3寸，脛骨內側緣後方。

按摩方法

用拇指用力按壓三陰交穴，停留片刻後放鬆，反覆5～6下。同法按壓對側三陰交穴，每日2次。

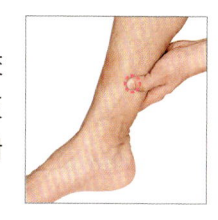

崑崙

◎保健療疾功效

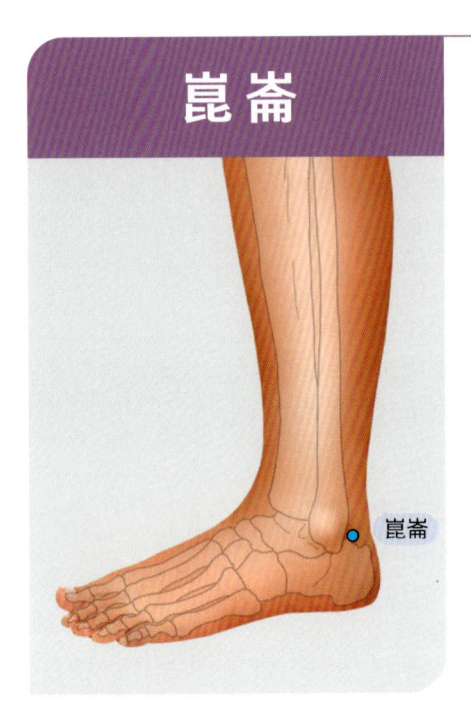

可用於頸肩僵硬、下肢浮腫、坐骨神經痛、腳踝疼痛、扭傷。

定位

屬**足太陽膀胱經**穴。在足部外踝後方，於外踝尖與跟腱之間的凹陷處。

按摩方法

用拇指和食指同時拿揉崑崙和太溪穴，力度稍重。同法拿揉對側崑崙和太溪穴，每日2次。

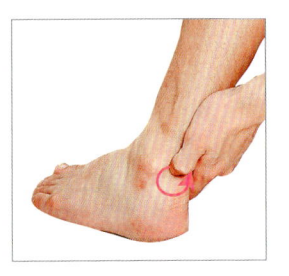

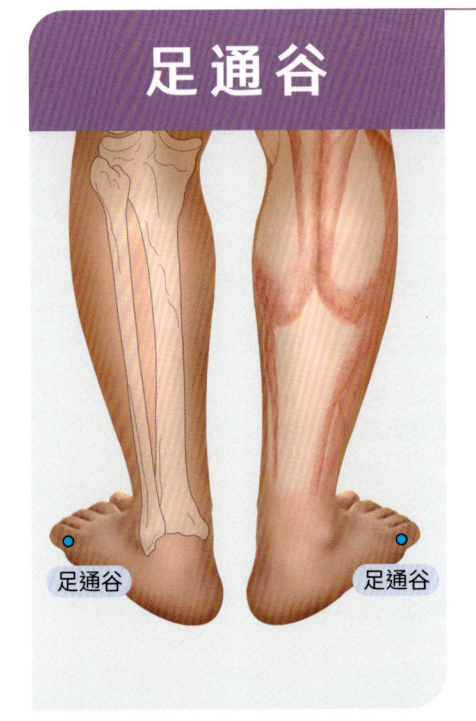

足通谷

◎保健療疾功效

此穴可有效緩解頭痛、精神病、氣喘、項強等病症，對鼻出血、目眩、慢性胃炎也有一定程度的緩解和改善功效。

定位

屬**足太陽膀胱經**穴。在蹠區，第5蹠趾關節的遠端，赤白肉際處。

按摩方法

用按摩棒點按足通谷穴，每分鐘30～50下，力度適中，每次2分鐘。同法點按對側足通谷穴，每天2次。

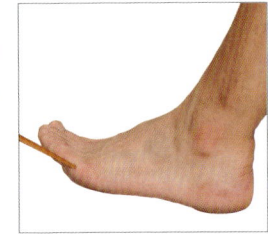

至陰

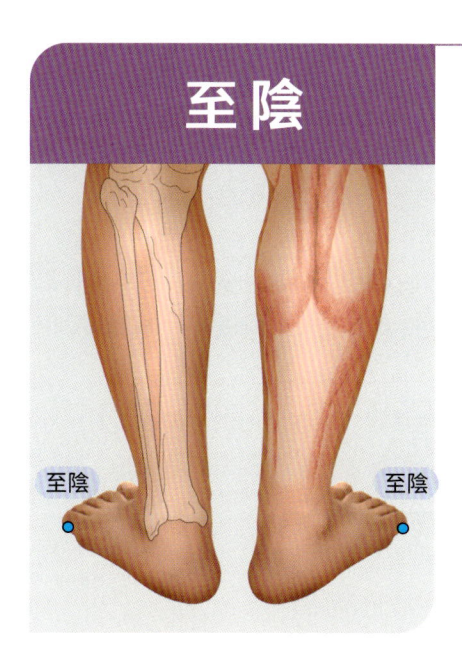

◎保健療疾功效

主要用於改善頸部疼痛、頭部沉重、胎位不正、頭痛、鼻塞、流鼻涕、排尿困難、側腹疼痛、便祕等。

定位

屬**足太陽膀胱經**穴。在足趾,小趾末節外側,趾甲根角側後方0.1寸(指寸)。

按摩方法

用拇指指尖掐揉至陰穴,力度可稍重,每分鐘30～50下。同法按揉對側至陰穴,每日2次。

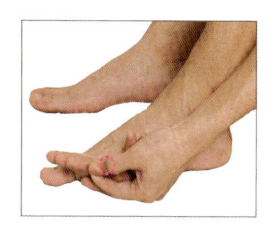

湧泉

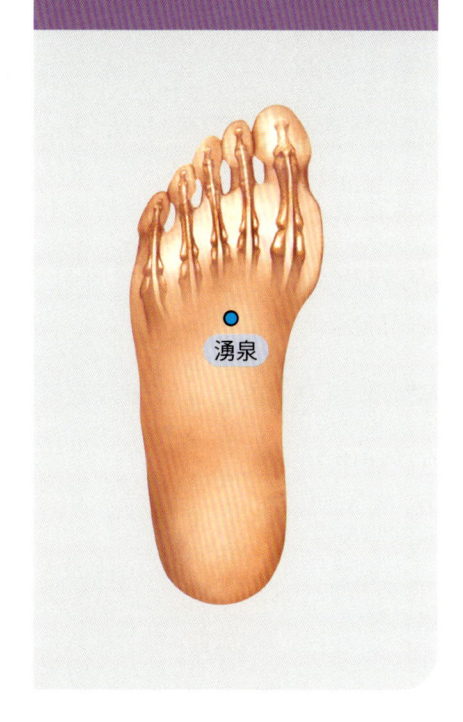

◎保健療疾功效

湧泉為運用範圍相當廣泛的穴位之一,具有增強體力、改善體質的效果。本穴可改善身體疲倦、腰部痠脹、月經失調等,還可緩解反胃、嘔吐、頭痛、煩躁、心悸、失眠等病症。另外,經常指壓湧泉穴能改善血液循環,可延緩衰老。

定位

屬**足少陰腎經**穴。在足底部,捲足時的足前部凹陷處,約在足底第2、3趾趾縫紋頭端與足跟連線的前1/3與後2/3交點上。

按摩方法

用拇指按揉湧泉穴2分鐘,力度稍重。同法按揉對側湧泉穴,每日2次。

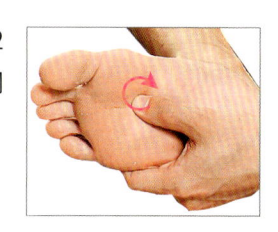

太溪

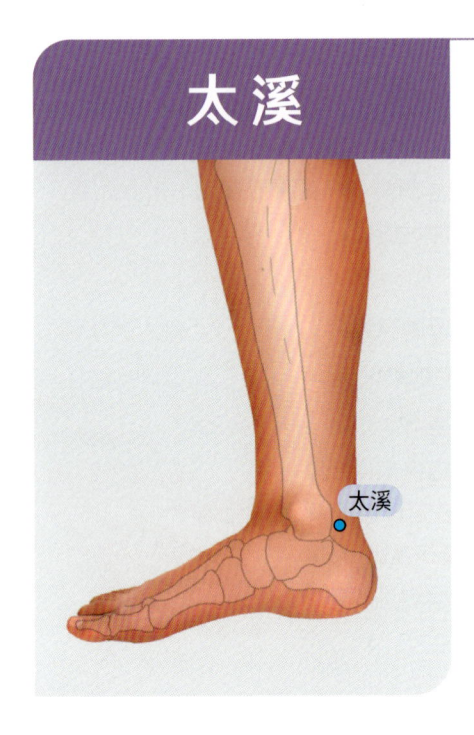

◎保健療疾功效

本穴有滋陰降火的功效，可以改善血液循環，可用於踝扭傷、小腿抽筋、腰痛、咽痛等病症，對眩暈、耳鳴、關節炎、風溼痛、月經不調、痛經、氣喘、膀胱炎等都頗具療效。此外，還能改善小腿曲線、纖細足踝。

定位

屬**足少陰腎經**穴。在足內側，內踝後方，於內踝尖與跟腱之間的凹陷處。

按摩方法

用拇指和食指同時拿揉太溪穴2分鐘，力度稍重。同法按揉對側太溪穴，每日2次。

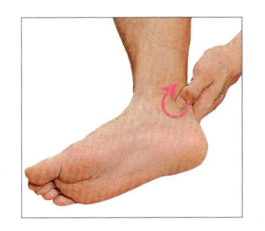

照海

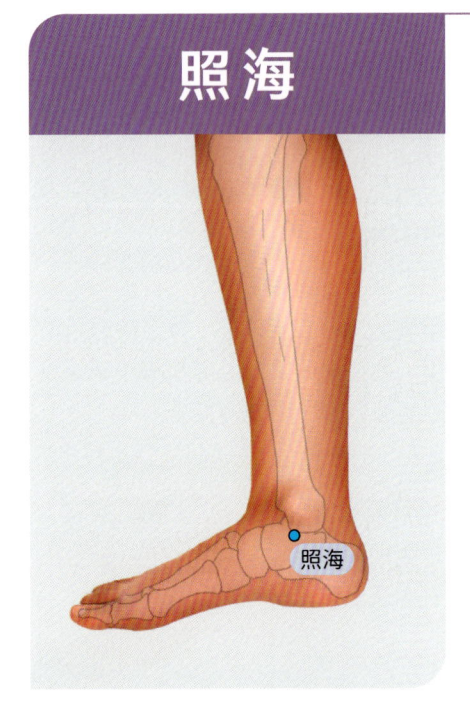

◎保健療疾功效

用於女性疾病有不錯的效果，月經不調、經期焦躁、易怒或各種不適症狀，都可以按壓照海穴來改善。此穴還可以緩解精神不佳、腰痛、下腹脹痛、噁心、虛寒證、足部關節炎等。

定位

屬**足少陰腎經**穴。在足內側，內踝尖下方凹陷處。

按摩方法

用拇指按揉照海穴2分鐘，力度稍重。同法按揉對側照海穴，每日2次。

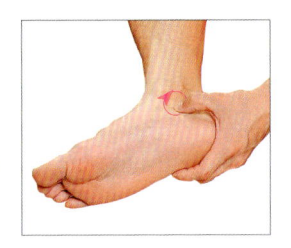

復溜

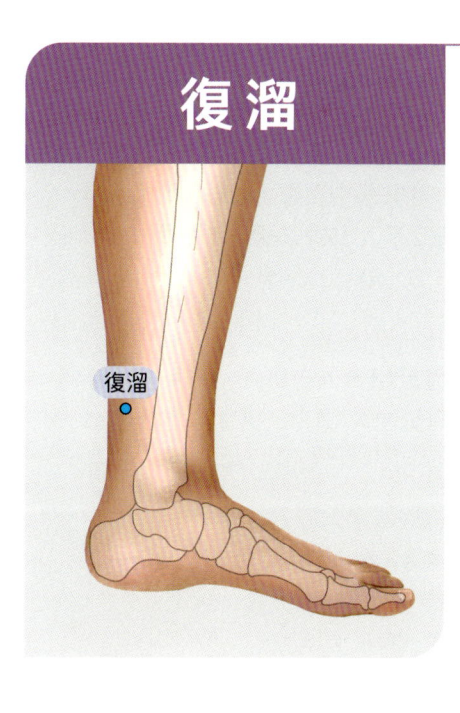

◎保健療疾功效

可以利水消腫,對水腫、下肢腫脹有改善作用,還可用於自汗、盜汗、體熱無汗、女性體質虛寒、下腹悶痛、痛經及不孕症、下肢痿痹、腰肌勞損等。

定位

屬**足少陰腎經**穴。在小腿內側,內踝尖直上2寸,跟腱的前緣。

按摩方法

用拇指按揉復溜穴2分鐘,力度稍重,同法按揉對側復溜穴,每日2次。

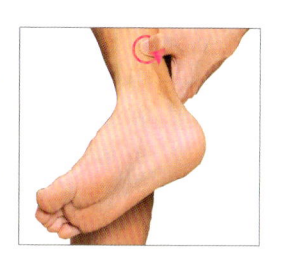

懸鐘

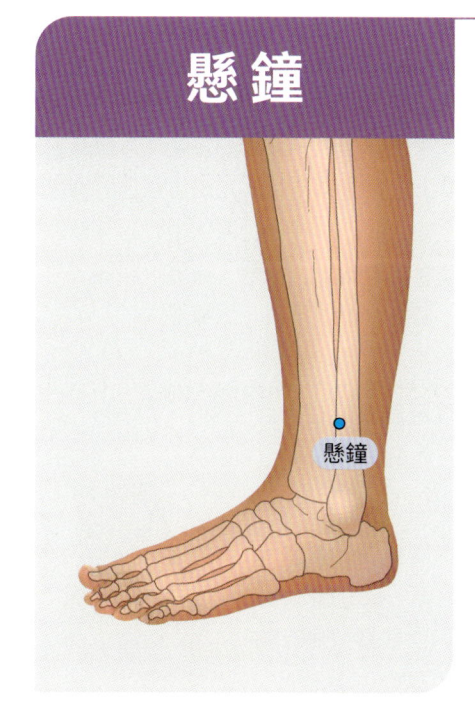

◎保健療疾功效

主要用於腰腿痛、坐骨神經痛、半身不遂、腳氣(維生素 B_1 缺乏症、頸項強痛、頸椎病、肩痛、胸脅疼痛。當頸肩右側僵硬疼痛時,可按摩左腳的懸鐘穴來緩解症狀。

定位

屬**足少陽膽經**穴。在小腿外側,外踝尖上3寸,腓骨前緣。

按摩方法

用拇指點按懸鐘穴2分鐘,同法按揉對側懸鐘穴。每日2次。

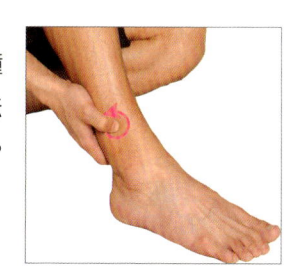

大敦

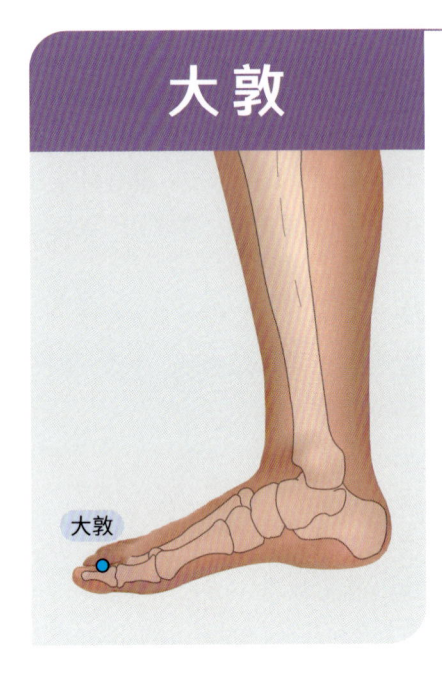

◎保健療疾功效
能改善疝氣、子宮脫垂、月經失調、陰部搔癢等,也是腦中風昏迷的急救穴位。此外,現代人壓力大,精神緊繃、精神不佳、焦躁不安等,也可以藉由指壓此穴獲得改善。

定位
屬**足厥陰肝經**穴。在足趾,大趾末節外側,趾甲根角側後方0.1寸（指寸）。

按摩方法
用拇指指端掐揉大敦穴,力度可稍重,每分鐘30～50下。同法按揉對側大敦穴,每日2次。

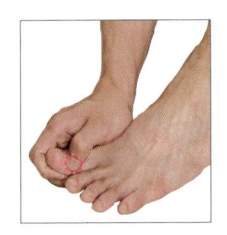

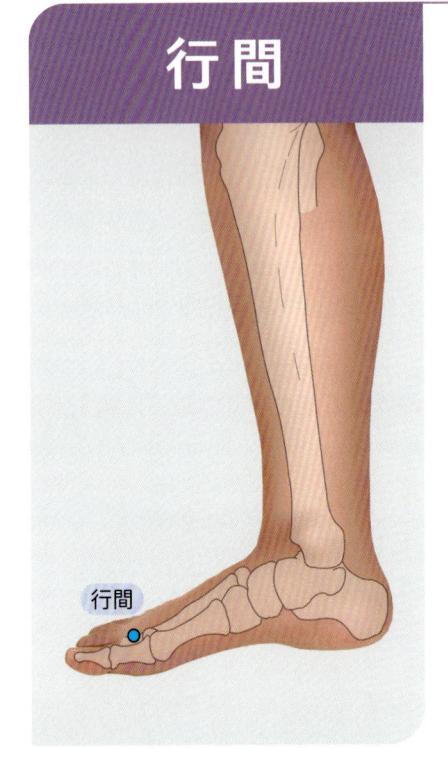

行間

◎保健療疾功效
是瀉肝火的要穴。如果經常感覺兩肋脹痛口苦,多是由於肝火旺,而牙痛、頰腫痛、口腔潰瘍、鼻出血等,多屬於心火旺盛,這些火雖不在肝上,但多按揉行間穴是可以清肝消火以降心火的。此外,按揉行間穴還可以有效改善目赤腫痛、青光眼、失眠、痛經、崩漏、月經不調、帶下、小便不利、尿痛等。

定位
屬**足厥陰肝經**穴。在足背,第1、2趾間,趾蹼緣後方赤白肉際處。

按摩方法
用拇指指端掐揉行間穴,力度可稍重,每分鐘30～50下。同法按揉對側行間穴,每日2次。

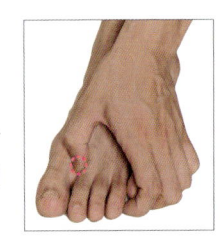

太衝

太衝

第1蹠骨

◎保健療疾功效

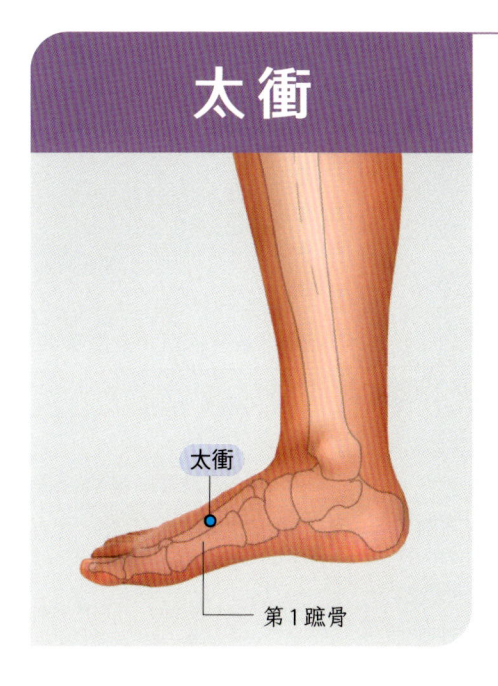

本穴是肝經的重要穴位，用於乳腺炎、頭痛失眠、眩暈、高血壓、痛經、肝炎等。

定位

屬**足厥陰肝經**穴。在足背側，於第1蹠骨間隙的後方凹陷處。

按摩方法

用拇指掐按太衝穴，停留片刻後放鬆，反覆5～6下。同法掐按對側太衝穴。每日2次。

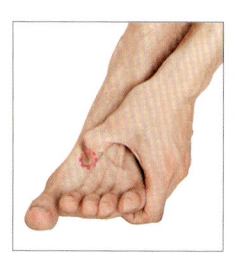

二、經外奇穴足部特效穴

八風

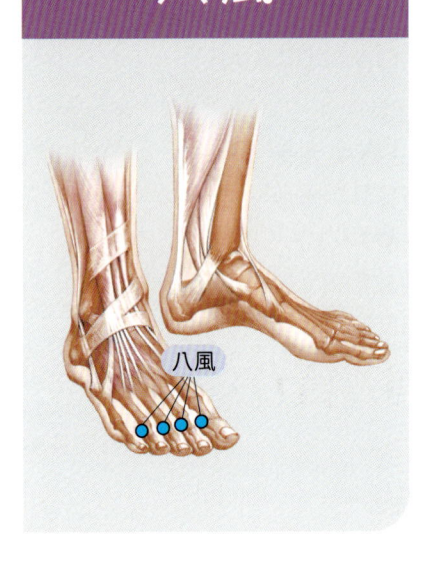

◎保健療疾功效

可用於趾痛、足跗腫痛、腳氣（維生素 B_1 缺乏症）、頭痛、月經不調、毒蛇咬傷。。

定位

屬**經外奇穴**。在足背，第1～5趾間，趾蹼緣後方赤白肉際處，左右共8穴。

按摩方法

用拇指指端掐揉八風穴，力度可稍重，每分鐘30～50下。同法按揉對側八風穴，每日2次。

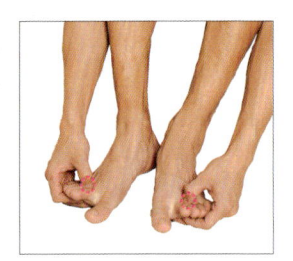

附錄

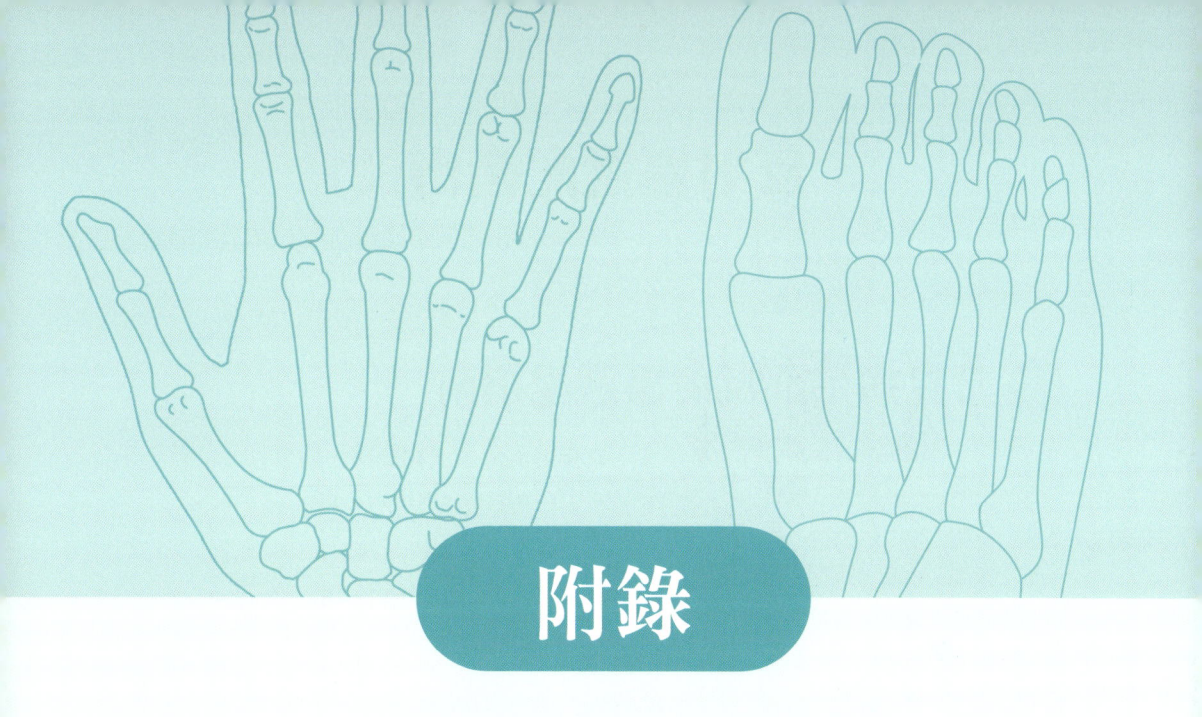

- 反射區選配指南
- 手足反射區

反射區選配指南

1 常見病足部反射區選配指南

頭痛：大腦、三叉神經、額竇、肝、心、脾反射區。
失眠：大腦、心、失眠點、胃、肝、脾、額竇反射區。
眩暈：大腦、小腦‧腦幹、內耳迷路、肝、脾、耳、心反射區。
帕金森氏症：額竇、小腦‧腦幹、肝、大腦、脾反射區。
顏面神經炎：額竇、三叉神經、肝、大腦反射區。
三叉神經痛：三叉神經、大腦、肝、上身淋巴結、下身淋巴結反射區。
顏面神經麻痺：三叉神經、大腦、肝、肺、眼、耳、鼻反射區。
肋間神經痛：腎、肝、脾、肋骨反射區。
感冒：腎上腺、脾、氣管、鼻、上身淋巴結反射區。
咳嗽：脾、腎上腺、肺‧支氣管、大腦、上身淋巴結反射區。
支氣管擴張：腎上腺、脾、肺‧支氣管、胸部淋巴腺反射區。
過敏性氣喘：腎上腺、脾、肺‧支氣管、肝、胸部淋巴腺、上身淋巴結、化痰點反射區。
肺炎：腎上腺、脾、肺‧支氣管、肝、胸部淋巴腺、上身淋巴結、化痰點反射區。
高血壓：心、胸、肝、脾、肺、腹腔神經叢、大腦、血壓點反射區。
竇性心動過速：大腦、心、肝、胸部反射區。
冠心病：心、胸、肝、大腦、肺、腦下垂體反射區。
心絞痛：腎上腺、肝、脾、心、血壓點反射區。
肺源性心臟病：腎上腺、大腦、肺‧支氣管、心、脾、上身淋巴結、下身淋巴結、胸部淋巴腺反射區。
風溼性心臟病：腎上腺、心、甲狀腺、副甲狀腺、上身淋巴結、下身淋巴結、胸部淋巴腺反射區。
血栓性靜脈炎：腎上腺、心、胃、甲狀腺反射區。
心血管神經症：腎上腺、心、腦下垂體反射區。
食慾不振：胃、脾、十二指腸、小腸、升結腸、橫結腸、降結腸、肝反射區。
胃痛：胃、十二指腸、脾、小腸、大腦反射區。
胃炎：大腦、脾、肝、胃、十二指腸、上身淋巴結反射區。

胃下垂：胃、胰、十二指腸、心反射區。

胃腸功能紊亂：脾、上身淋巴結、下身淋巴結反射區。

腹瀉：胃、十二指腸、升結腸、橫結腸、降結腸、脾、腹腔神經叢、大腦反射區。

便祕：肛門、乙狀結腸‧直腸、升結腸、橫結腸、降結腸、胃、脾反射區。

痔瘡：肛門、乙狀結腸‧直腸、肝、脾、腹腔神經叢、升結腸、橫結腸、降結腸反射區。

直腸脫垂（脫肛）：肛門、乙狀結腸‧直腸、肝、脾、大腦、腹腔神經叢、升結腸、橫結腸、降結腸反射區。

膽結石：肝、膽囊、脾、胰、下身淋巴結反射區。

胰腺炎：大腦、胰、十二指腸、脾反射區。

小兒營養不良：胃、十二指腸、脾、胰、大腦反射區。

高血脂症：脾、肝、胰、心、腹腔神經叢、橫結腸、降結腸、乙狀結腸‧直腸、小腸、大腦、腦下垂體反射區。

肥胖症：甲狀腺、腦下垂體、脾、肝、胰、心、腹腔神經叢、橫結腸、降結腸、乙狀結腸‧直腸、小腸、大腦反射區。

痛風：脾、胰、腦下垂體、肝、膝、肘、肩、髖關節反射區。

糖尿病：胰、十二指腸、腦下垂體、肝、脾、腹腔神經叢、心反射區。

單純性甲狀腺腫大：甲狀腺、副甲狀腺、腦下垂體、脾、肝反射區。

甲狀腺功能亢進症：甲狀腺、腦下垂體、腎上腺、副甲狀腺、心、脾反射區。

腦下垂體功能減退症：腦下垂體、腎上腺、甲狀腺、副甲狀腺反射區。

尿道炎：腎上腺、尿道、下身淋巴結反射區。

尿道結石：尿道、脾、下身淋巴結反射區。

尿滯留：尿道、下身淋巴結反射區。

痛經：子宮、尿道‧陰道、生殖腺、肝、脾、腹腔神經叢、腹股溝、下腹部、骶骨、尾骨、大腦、腦下垂體反射區。

月經不調：子宮、尿道‧陰道、生殖腺、肝、脾、腹腔神經叢、腹股溝、下腹部、大腦、腦下垂體反射區。

子宮脫垂：脾、大腦、腦下垂體、子宮、腹股溝、陰道、下腹部、上身淋巴結、下身淋巴結反射區。

子宮頸炎：子宮、尿道‧陰道、生殖腺、肝、脾、上身淋巴結、下身淋巴結、腹腔神經叢、腹股溝、下腹部反射區。

骨盆腔炎：腎上腺、腦下垂體、下腹部、脾、腹股溝、子宮、陰道、下身淋巴結反射區。

乳腺增生：腎上腺、腦下垂體、脾、肝、胸（乳房）、胸部淋巴腺反射區。

產後缺乳：腦下垂體、胸、大腦、脾、胸部淋巴腺、上身淋巴結反射區。

前列腺增生：前列腺、尿道、生殖腺、肝、脾、胸部淋巴腺、腹腔神經叢反射區。

陽痿：肝、脾、腦下垂體、前列腺、生殖腺反射區。
遺精：腎、腦下垂體、脾、前列腺、生殖腺反射區。
早洩：生殖腺、前列腺、尿道、肝、脾、心、大腦、腹股溝、骶骨反射區。
骨質增生：頸椎、腰椎、膝、肝、肩、肘、髖關節反射區。
頸椎病：頸椎、大腦、肝、肩、肘、斜方肌反射區。
落枕：頸椎、頸項、肝、斜方肌反射區。
肩周炎：肩、肩胛骨、上肢、肝、脾、頸項、斜方肌反射區。
肱骨外上髁炎（網球肘）：肘、上肢、肝反射區。
腰扭傷：腰椎、腰痛點、脾、肝反射區。
腰椎間盤突出：腰椎、下肢、肝、脾、髖關節、膝、坐骨神經反射區。
坐骨神經痛：坐骨神經、下肢、肝、脾、膝、髖關節、腹股溝反射區。
腰腿痛：脾、肝、上肢、下肢、頸椎、腰椎、骶骨、尾骨反射區。
踝關節扭傷：腎上腺、肝、脾反射區。
風溼性關節炎：上身淋巴結、下身淋巴結、肝、心、脾、肩、肘、膝、髖關節反射區。
類風溼關節炎：上肢、下肢、膝、肘、肩、肝、脾、上身淋巴結、下身淋巴結反射區。
慢性鼻炎：耳、腎上腺、鼻、脾、上身淋巴結反射區。
鼻竇炎：腎上腺、鼻、肺、肝、脾、心、甲狀腺、上身淋巴結、下身淋巴結反射區。
蕁麻疹：肝、脾、心、上身淋巴結、下身淋巴結、腹腔神經叢反射區。
皮膚搔癢症：肝、脾、心、上身淋巴結、下身淋巴結、腹腔神經叢反射區。
痤瘡：大腦、肝、脾、心、腦下垂體、生殖腺、前列腺或子宮反射區。
黃褐斑：生殖腺、腦下垂體、前列腺或子宮、脾、肝、心、大腦、眼反射區。
足癬：肝、脾、心、肺、胸膈、上身淋巴結、下身淋巴結反射區。
凍瘡：上肢、下肢、肝、脾、心、肺、胸、膈、上身淋巴結、下身淋巴結反射區。
斑禿：大腦、脾、肝、心、肺、生殖腺、前列腺或子宮、上身淋巴結、下身淋巴結反射區。
自汗、盜汗：肺、肝、脾、心、腹腔神經叢、大腦反射區。

② 常見病手部反射區選配指南

消化不良：腹腔神經叢、胃、胰、十二指腸、大腸（含升結腸、橫結腸、降結腸、乙狀結腸）、小腸、脾、肝。

胃痛：腹腔神經叢、胃、胰、十二指腸、大腸、小腸。

慢性胃炎：胃、十二指腸、頭、肝、膽。

膽囊炎、膽結石：腹腔神經叢、十二指腸、肝、膽、大腸、小腸、胰、膽囊。

糖尿病：腎上腺、腎、胃、大腸、小腸、胰、心、肝、甲狀腺、胸、上身淋巴結、下身淋巴結。

腹瀉：腹腔神經叢、胃、大腸、小腸、直腸。

便祕：副甲狀腺、胃、直腸、肛門、腹腔神經叢。

感冒：鼻、扁桃腺、氣管・支氣管、肺、副甲狀腺、頭頸淋巴結。

咳嗽：肺、氣管・支氣管、胸、上身淋巴結、下身淋巴結、鼻、副甲狀腺。

氣喘：甲狀腺、副甲狀腺、心、肺、氣管・支氣管。

肺炎：肺、咽喉、氣管・支氣管、上身淋巴結、下身淋巴結、副甲狀腺、肝、胃。

動脈硬化：腎上腺、甲狀腺、副甲狀腺、肝、膽。

高血壓：腎、頭、眼、心、胃、腦下垂體、甲狀腺、內耳迷路、頸椎。

貧血：腎、心、脾、胃、胰、十二指腸、小腸、大腸。

腎結石：腎、輸尿管、膀胱、尿道。

膀胱炎：腎、輸尿管、膀胱、尿道。

遺尿：腎、輸尿管、膀胱、尿道、前列腺、子宮。

甲狀腺功能亢進：腎上腺、腹腔神經叢、甲狀腺、副甲狀腺、腦下垂體。

肥胖症：腎上腺、腹腔神經叢、心、腦下垂體、甲狀腺、副甲狀腺。

更年期症候群：腎上腺、腹腔神經叢、頭、腦下垂體、頸項、生殖腺、甲狀腺、副甲狀腺。

月經不調：腦下垂體、甲狀腺、生殖腺、子宮、腹腔神經叢。

子宮肌瘤：腎上腺、子宮、腹股溝、副甲狀腺、上身淋巴結、下身淋巴結。

乳腺炎：腦下垂體、腎上腺、副甲狀腺、子宮、生殖腺、乳房、上身淋巴結、下身淋巴結。

頭痛：頭、頸項、眼、鼻、耳、上頜、下頜、腹腔神經叢、腦下垂體、甲狀腺。

腰痛：腎、腰椎、髖關節、肝、膽、副甲狀腺。

肩周炎：肩關節、頸椎、髖關節。

痤瘡：腎、腎上腺、輸尿管、胃、肝、膽、甲狀腺、副甲狀腺、腦下垂體、生殖腺。

落枕：頭、肩、斜方肌、脊柱、腹腔神經叢。

前列腺炎：腎上腺、輸尿管、膀胱、前列腺、生殖腺、腦下垂體、副甲狀腺、尿道。

咽炎：咽喉、食道、扁桃腺、氣管・支氣管。

手部反射區

左手掌反射區

右手掌反射區

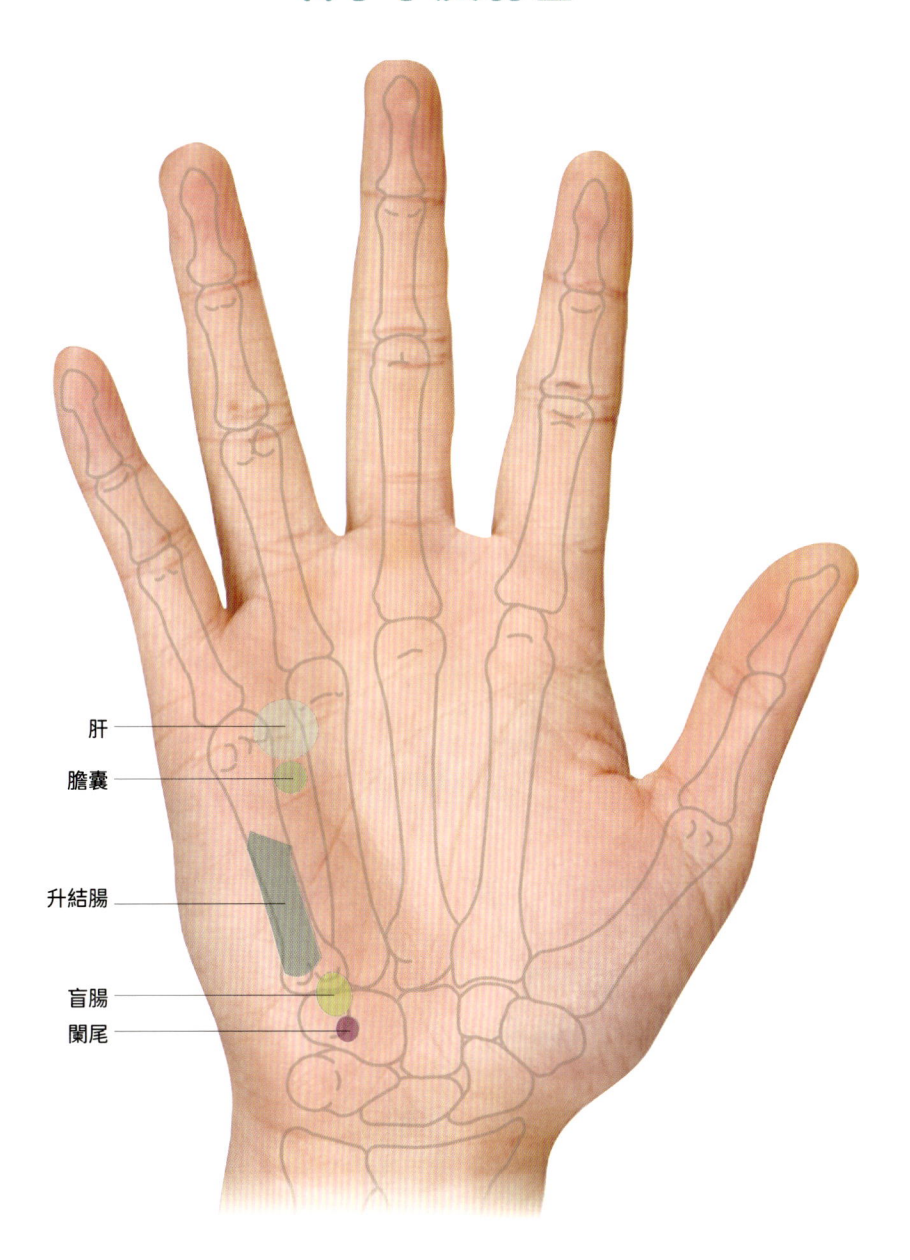

肝
膽囊
升結腸
盲腸
闌尾

除了下列左、右手掌分別有不同的反射區之外,其餘在雙手掌都有對應的反射區:

左手掌: 降結腸、乙狀結腸、直腸、肛門
右手掌: 肝、膽囊、升結腸、盲腸、闌尾

手背反射區

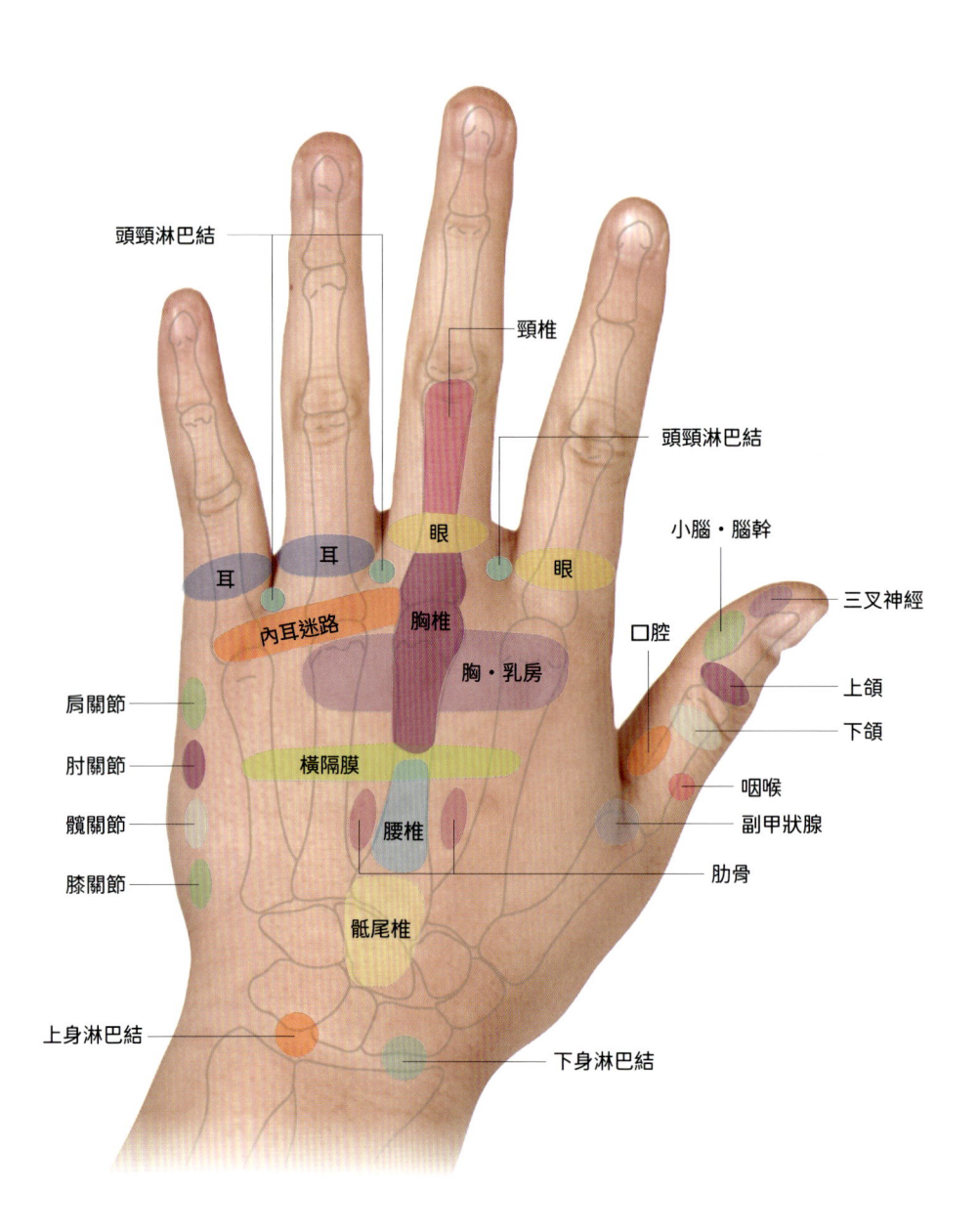

- 頭頸淋巴結
- 頸椎
- 頭頸淋巴結
- 眼
- 小腦・腦幹
- 耳
- 耳
- 眼
- 三叉神經
- 內耳迷路
- 胸椎
- 口腔
- 上頜
- 胸・乳房
- 下頜
- 肩關節
- 肘關節
- 橫隔膜
- 咽喉
- 髖關節
- 腰椎
- 副甲狀腺
- 膝關節
- 肋骨
- 骶尾椎
- 上身淋巴結
- 下身淋巴結

足部反射區

足背反射區

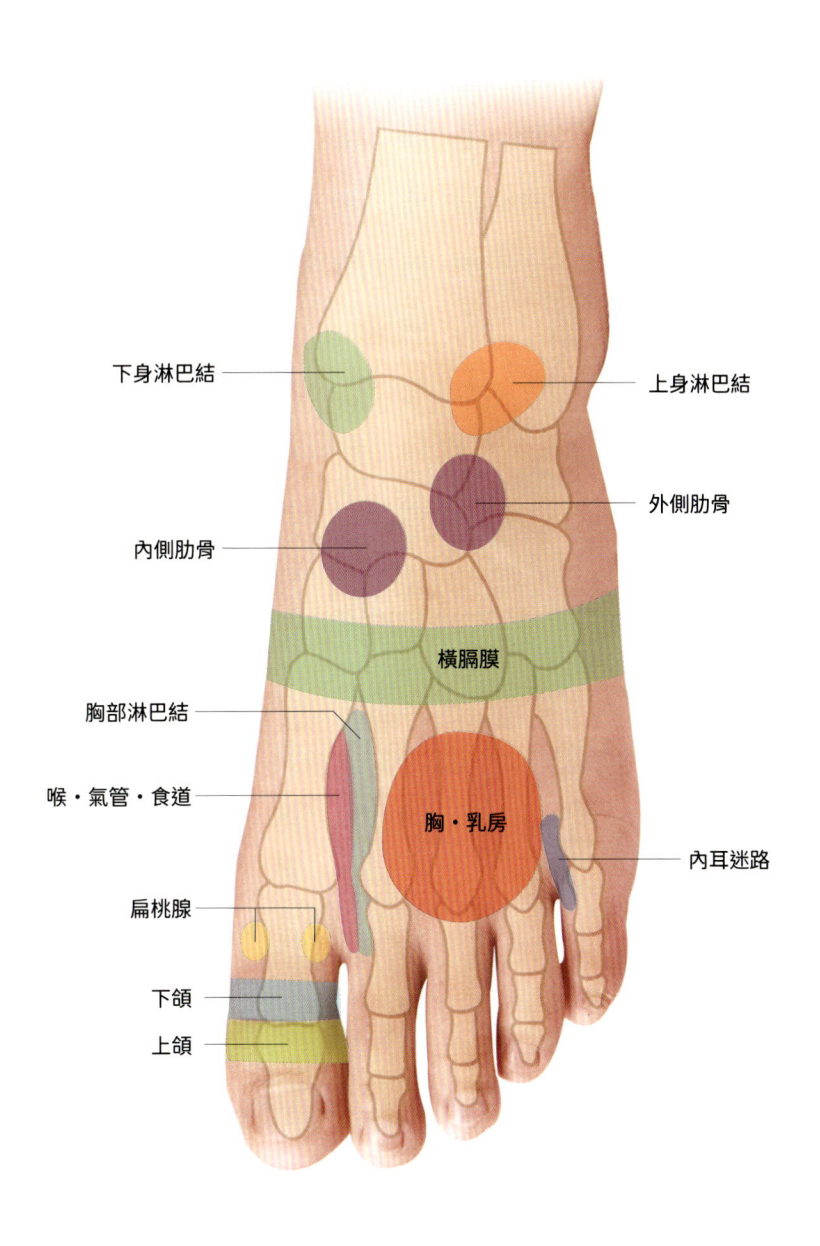

下身淋巴結
上身淋巴結
外側肋骨
內側肋骨
橫膈膜
胸部淋巴結
喉・氣管・食道
胸・乳房
內耳迷路
扁桃腺
下顎
上顎

右足底反射區

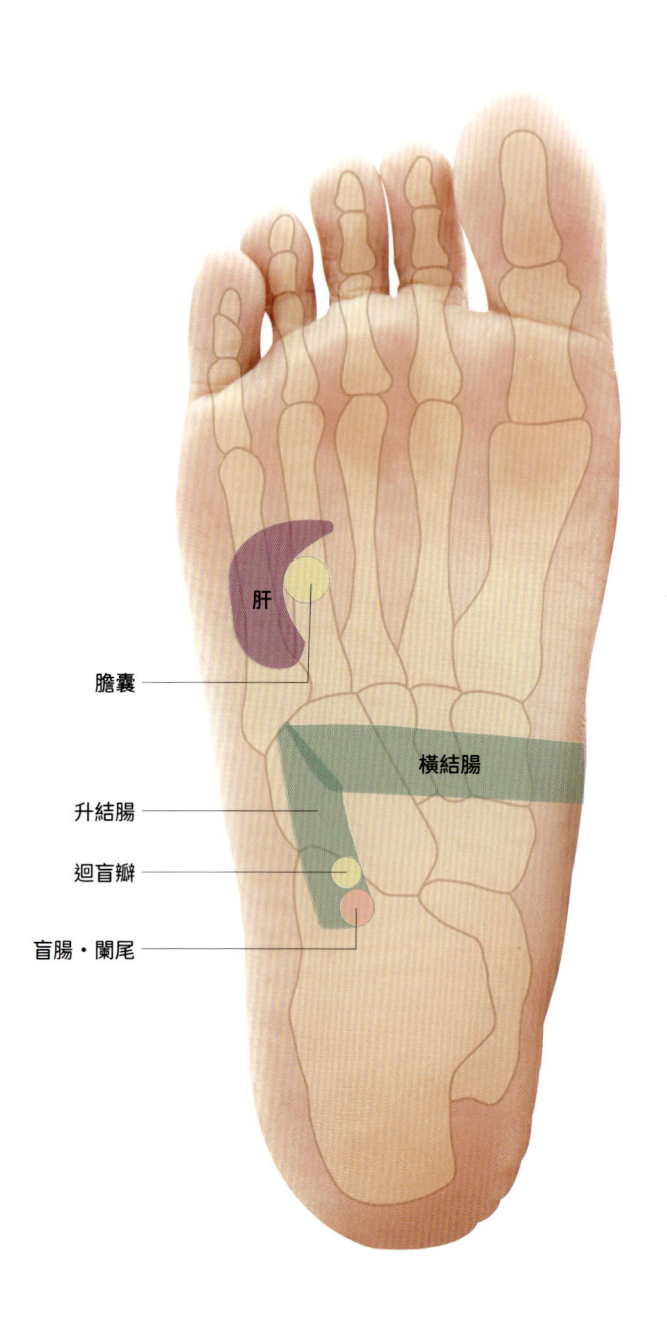

肝

膽囊

橫結腸

升結腸

迴盲瓣

盲腸・闌尾

除了下列左、右足底分別有不同的反射區之外,其餘在雙足底都有對應的反射區:
右足底:膽囊、升結腸、迴盲瓣、盲腸・闌尾

左足底反射區

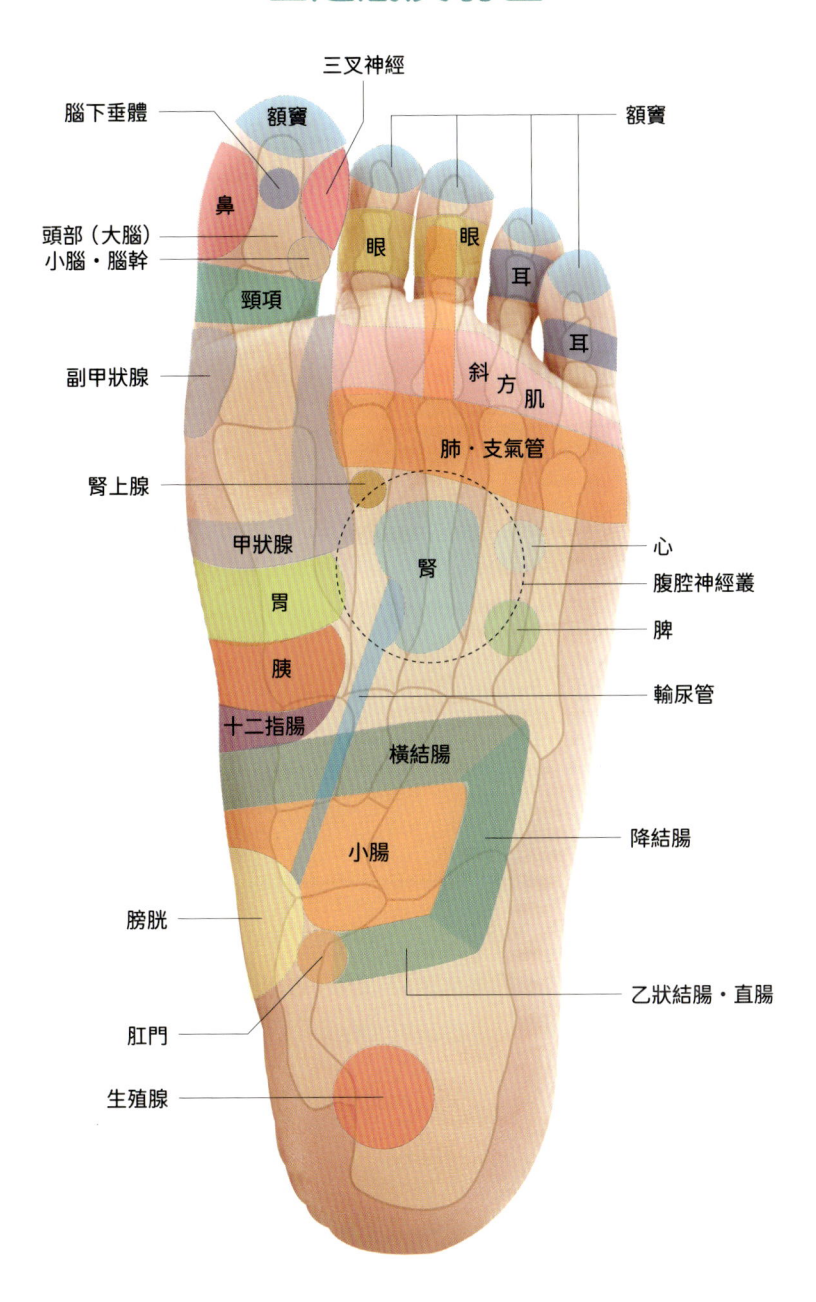

除了下列左、右足底分別有不同的反射區之外，其餘在雙足底都有對應的反射區：
左足底：降結腸、乙狀結腸・直腸、肛門

足內側反射區

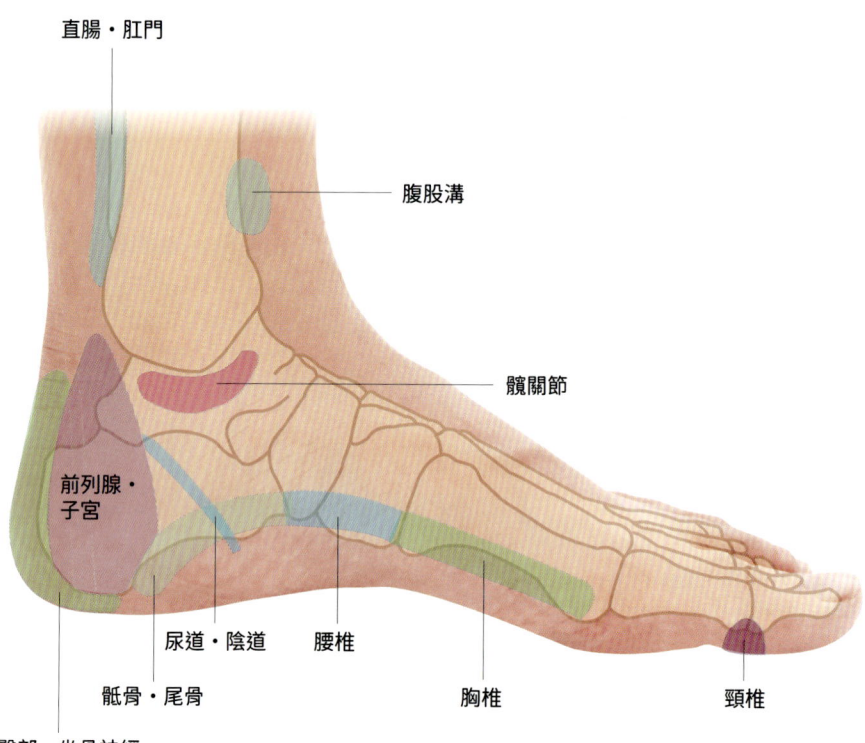

直腸・肛門
腹股溝
髖關節
前列腺・子宮
尿道・陰道
骶骨・尾骨
腰椎
胸椎
頸椎
臀部・坐骨神經

足外側反射區

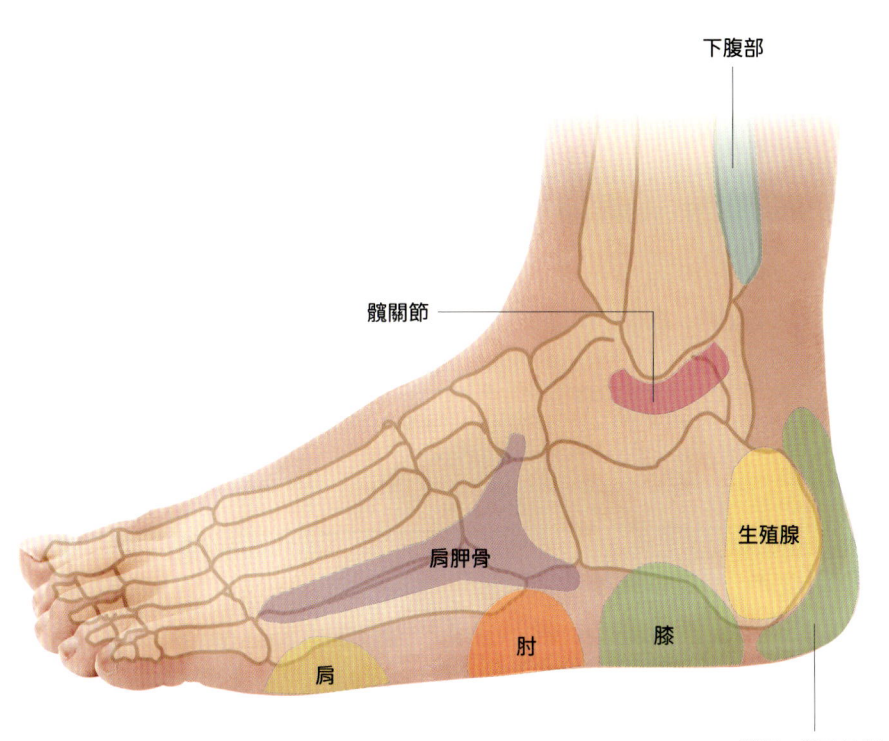

- 下腹部
- 髖關節
- 肩胛骨
- 生殖腺
- 肘
- 膝
- 肩
- 臀部・坐骨神經

國家圖書館出版品預行編目資料

手足按摩圖典：125個手足部反射區x33個手足部特效穴x45種常見健康問題/陳谷超, 郭修兵, 高玉偉編著. -- 初版. -- 臺中市：晨星出版有限公司, 2025.01
　面；　公分. -- (健康百科；74)

ISBN 978-626-420-019-6(平裝)

1.CST: 按摩 2.CST: 經穴 3.CST: 手 4.CST: 腳 5.CST: 健康法

413.92　　　　　　　　　　　　　　　　113018481

健康百科 74

手足按摩圖典
──125個手足部反射區×33個手足部特效穴×45種常見健康問題

作者	陳谷超、郭修兵、高玉偉 編著
主編	莊雅琦
執行編輯	洪絹
校對	洪絹、莊雅琦
網路編輯	林宛靜
封面設計	吳孟寰
美術編排	吳孟寰

可至線上填回函！

創辦人	陳銘民
發行所	晨星出版有限公司
	407台中市西屯區工業30路1號1樓
	TEL：04-23595820　FAX：04-23550581
	E-mail：service@morningstar.com.tw
	http://star.morningstar.com.tw
	行政院新聞局局版台業字第2500號
法律顧問	陳思成律師
初版	西元2025年01月01日

讀者服務專線	TEL：02-23672044 / 04-23595819#230
讀者傳真專線	FAX：02-23635741 / 04-23595493
讀者專用信箱	service@morningstar.com.tw
網路書店	http://www.morningstar.com.tw
郵政劃撥	15060393（知己圖書股份有限公司）
印刷	上好印刷股份有限公司

定價 499 元
ISBN 978-626-420-019-6

本書通過四川文智立心傳媒有限公司代理，經福建科學技術出版社有限責任公司授權，同意由晨星出版有限公司在港澳臺地區發行繁體中文紙版書及電子書。非經書面同意，不得以任何形式任意重制、轉載。

版權所有 翻印必究
（缺頁或破損的書，請寄回更換）